HEYNE <

BONNIE LEBEN

# EINE BONNIE KOMMT NIEMALS ALLEIN

Meine Leben mit dissoziativer Identitätsstörung

WILHELM HEYNE VERLAG
MÜNCHEN

MIX
Papier | Fördert
gute Waldnutzung
FSC® C014496

Penguin Random House Verlagsgruppe FSC® N001967

Originalausgabe 06/2024

6. Auflage

Redaktion: CAROLINE KAUM MACHT PROGRAMM
Illustrationen im Innenteil: Inka Hagen, www.inkahagen.de
Umschlaggestaltung: wilhelm typo grafisch
unter Verwendung von Fotos von: Bonnie Leben
Satz: Satzwerk Huber, Germering
Druck: GGP Media GmbH, Pößneck
Printed in Germany
ISBN: 978-3-453-60695-1

www.heyne.de

# Inhalt

*Für alle.*
*Für uns.*
*Für uns alle.*

# VORWORT

Wie kann es sein, dass ein Mensch nichts von der Gewalt weiß, die ihm jahrelang angetan wurde? Wie ist ein Leben möglich, ohne zu wissen, dass man nebenher um sein Überleben kämpft?

Wenn ein Kind früh und über langen Zeitraum wiederholt Traumata erlebt, kann es passieren, dass das, was für eine Einzelperson untragbar ist, auf mehrere Persönlichkeiten aufgeteilt wird. Sie alle können sich in ihrem Alter, ihrem Geschlecht, ihren Interessen und Fähigkeiten, ihrem Namen unterscheiden und in allem, das uns Menschen einzigartig macht. Teilen müssen sie sich nur eines: den Körper.

Wir sind die Bonnies. Wir haben eine Dissoziative Identitätsstörung (DIS), das, was die meisten noch unter »multiple Persönlichkeit« kennen. Bonnie Leben ist der Künstlername, für den wir uns gemeinsam entschieden haben. Er wurde zusätzlich zu unserem amtlichen Namen im Personalausweis eingetragen, mittlerweile verwenden wir ausschließlich ihn, um uns vorzustellen. Doch niemand von uns, die wir uns einen Körper teilen, trägt den Namen Bonnie wirklich. Und gleichzeitig tun wir es alle. Die gemeinsame Entscheidung für einen Namen, unter dem wir uns alle präsentieren können, hat noch eine größere Bedeutung: Sie fiel zeitgleich mit der Entscheidung für einen Neubeginn. Sie war der Auftakt in ein selbstbestimmteres Leben und eine Ansage nach außen und innen: Wir sind jede für sich vollständige Personen und gehören doch alle zusammen. Wir alle sind Bonnies.

Genau so, wie wir uns einen Köper teilen, werden wir uns im Folgenden die Seiten dieses Buchs teilen. Jede*r von uns kann sich an ganz eigene Ausschnitte unseres Lebens erinnern, sodass wir dem Thema nur gerecht werden können, wenn wir unterschiedlichen Perspektiven Raum geben.

Sobald eine neue Person zu Wort kommt, werden wir das vorher im Text sichtbar machen, indem wir den jeweiligen Namen nennen. Manche Personen haben Nummern statt Namen, die wir ebenfalls vermerken. Zur besseren Übersicht sind alle, die hier mitschreiben, am Ende nochmals im Personenverzeichnis aufgelistet.

Ähnlich verhält es sich mit Begrifflichkeiten. Selbstverständlich erläutern wir spezifisches Fachvokabular, sobald wir es hier verwenden. Als Gedankenstütze haben wir das Wichtigste am Ende des Buchs noch mal zusammengefasst und aufgelistet.

Es gibt eine Vielzahl an Persönlichkeiten, die ausschließlich in Trauma-Situationen präsent waren und das alltägliche Leben nie kennengelernt haben. Das kann sich auch in ihrer Rechtschreibung bemerkbar machen. Gerade bei jüngeren Personen haben wir uns dazu entschieden, ihre Texte nur zu korrigieren, wenn es für das Verständnis nötig ist. Wichtig anzumerken ist auch, dass jede Innenperson aus ihrer ganz individuellen Sicht schreibt. Die verschiedenen Realitäten können sehr voneinander abweichen. Doch genau das macht die DIS aus: getrennte Lebensrealitäten statt Verbindung. Trauma *und* Sonnenschein – und eine Seite ist blind für die jeweils andere.

Die Persönlichkeiten, die an diesem Buch mitarbeiteten, stellen nur einen Bruchteil aller in uns vorhandenen Personen dar. Außerdem sprechen wir ausschließlich über unsere eigenen Erfahrungen. Unsere Geschichte ist ein Beispiel für eine Lebensrealität eines Menschen mit DIS, aber nicht *das* Beispiel, das auf alle anderen übertragen werden kann.

Schilderungen in diesem Buch wurden so verfremdet, dass keine Rückschlüsse auf tatsächliche Orte und Menschen gezogen werden können.

Betonen möchten wir an dieser Stelle, dass ein Schutzbrief existiert, der konkrete Tatorte und Täternamen sowie Dokumentationen und Beweise enthält. Dieser liegt beglaubigt und versiegelt an zahlreichen uns unbekannten Stellen vor und wird im Falle unseres Verschwindens oder Todes veröffentlicht, sodass entsprechende Schritte eingeleitet werden können. Das gilt auch für ein Verschwinden unserer Familienmitglieder.

Solange wir unversehrt bleiben, bleiben die Informationen ganz allein unsere. Wir sprechen. Nicht wenig und nicht zu viel.

Das Buch richtet sich also an alle. An alle Betroffenen, die sich nicht allein fühlen sollten. An alle, die selbst schon mit etwas zu kämpfen hatten, von dem sie nie dachten, es jemals zu schaffen (und wer hat das nicht?). An alle, die als Fachleute oder Angehörige mit Menschen mit DIS in Kontakt sind. Und an alle anderen, die mit Sicherheit schon oft mit Betroffenen in Kontakt waren, ohne es zu merken. Allein Offenheit, ein Bewusstsein für die Thematik und weniger Berührungsängste können Leben retten.

**Trigger-Warnung:**

Auch mit der ausführlichsten Trigger-Warnung könnten wir Trigger nicht vollständig ausschließen. Alles kann etwas auslösen. Ein Buch über eine Trauma-Folgestörung erst recht. Bitte stelle dein Wohlbefinden beim Lesen an erste Stelle!

Wörter sind unzensiert und können sowohl bei Überlebenden als auch bei Nichtbetroffenen entsprechende Reaktionen hervorrufen. Abschnitte, die potenziell triggernde Thematiken enthalten, sind nicht gesondert gekennzeichnet. Deshalb folgt hier eine möglichst konkrete Auflistung schwerwiegender Thematiken zusammen mit den Seiten, auf denen sie zu finden sind. Die Verantwortung für eine vollständige Aufstellung können wir nicht tragen, zumal unterschiedliche Begriffe bei Menschen auch Unterschiedliches auslösen.

Selbstverletzung/Suizidalität:
S. 108, S. 123, S. 129, S. 182, S. 192
(Explizite) Schilderungen Trauma auslösender Erlebnisse:
S. 40, S. 47, S. 72, S. 77, S. 92, S. 122, S. 167
Leugnung/Zweifel (außen und innen):
S. 34, S. 40, S. 59, S. 213
Täternahe Gedanken/Haltung:
S. 21, S. 44, S. 59, S. 70, S. 70, S. 84, S. 120

Insgesamt waren wir bemüht, keine konkreten Trauma-Situationen zu beschreiben, sondern das, was sie mit uns machten. Dennoch werden einige von ihnen mit Überbegriffen unzensiert benannt.

Bitte achte gut auf dich und dein Wohlbefinden.

# 1 Diagnose: Viele

*Wir sind, wer wir sind, seit wir sind.*

– Isa –

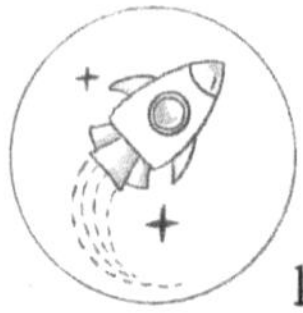

## Ami:

»Das ist die schlimmste Klinik, die ich kenne!«, knallte ich meinem zuständigen Therapeuten an den Kopf, nachdem ich, ohne zu klopfen, in sein Büro platzte.

»Was meinen Sie? Wir sind eine Trauma-Klinik mit sehr viel Erfahrung.« Mit einer Geste bat er mich auf den Stuhl, der seinem Schreibtisch gegenüberstand.

Ich schüttelte den Kopf. »Können Sie vergessen. Ich entlasse mich jetzt. Sie helfen mir nicht.«

»Aber Frau Leben, wir sind doch auf einem guten Weg. Wir können nun endlich am Ursprung ansetzen.«

Ich war verwirrt und mindestens genauso wütend. Woher sollte er denn wissen, wo der Ursprung meiner Probleme war, wenn er mir nicht zuhörte? Ich kannte ihn doch selbst nicht.

»Seit anderthalb Monaten bin ich nun hier und ich hatte noch kein einziges Gespräch mit Ihnen. Wollen Sie warten, bis meine Probleme sich in Luft auflösen?«

Für einen kurzen Moment schien mein Therapeut verwirrter als ich selbst.

Dann atmete er tief ein: »Wir haben uns jeden zweiten Tag gesehen. Sechs Wochen lang. Können Sie sich an nichts davon erinnern?«

Da ich kein Wort mehr herausbekam, schüttelte ich nur den Kopf. Das konnte nur ein schlechter Witz sein.

»Kein Problem. Ich kann Ihnen erklären, warum nicht.«

In den darauffolgenden 60 Minuten erklärte er mir, ich sei multipel und würde mir meinen Körper und meine Lebenszeit mit anderen Personen teilen. Das würde auch bedeuten, dass ich seit meiner frühen Kindheit regelmäßig Traumata erlebt haben müsste. Nur so würde die Psyche gar nicht erst zusammenwachsen und stattdessen verschiedene Persönlichkeiten entstehen lassen, die sich das

Erlebte aufteilten. An die Zeit, in der eine andere Person am Steuer war, könne ich mich einfach nicht mehr erinnern. Das sei normal.

Normal? Nichts war mehr normal, wenn einem sein Gegenüber erzählte, man habe sein Leben nicht für sich allein. Nichts war mehr normal, wenn ein Mensch meine perfekte Kindheit hinterfragte und ich ungewollt spürte, dass er damit etwas in mir angestoßen hatte.

Er war nicht der Erste, der dieses große böse Wort aussprach: *Dissoziative Identitätsstörung*, abgekürzt DIS, was die Sache nicht besser machte. Auch meine langjährige ambulante Therapeutin hatte es in den letzten Monaten immer wieder anklingen lassen. Immer wieder ohne Erfolg. Auch wenn es viele kuriose Situationen erklären würde, warf es gleichzeitig noch mehr neue Fragen auf, die keinen Sinn ergaben. Warum sollte mir das all die Jahre lang nie aufgefallen sein? Warum war ich dann so problemlos lebensfähig? Wie sollte ich gute Noten in der Schule erzielt haben, wenn mein Leben hauptsächlich aus Erinnerungslücken bestand?

Das musste einer dieser Psychologen-Tests sein. Ein Trick. Ich suchte den Raum nach versteckten Kameras ab. Da ich keine fand, musste ich mich wohl selbst verstecken. Ohne ein Wort stand ich auf und verzog mich auf mein Zimmer. Warum aber fühlte sich ein Teil von mir ertappt? Warum verunsicherte mich das so sehr? Wer war ich?

Die Erklärung meines Therapeuten änderte nichts daran, dass ich mich noch in derselben Nacht selbst aus der Klinik entließ. Dass in meinem Kopf mehr war, als ich gedacht hatte, konnte ich irgendwie noch akzeptieren. Die Diagnose DIS vielleicht auch – selbst, wenn ich persönlich nicht daran glaubte. Aber Traumata? In meinem Leben? Nein. Meine Vergangenheit war perfekt gewesen. Das wusste ich. Wenn etwas so Schlimmes passiert wäre, hätte ich das doch nicht ohne Weiteres vergessen können.

Ich war in diese Klinik gekommen, um die Trauma-Diagnose, auf die meine ambulante Therapeutin immer wieder angespielt hatte, ausschließen zu lassen. Nicht, um mit etwas Großem schwarz auf weiß wieder herauszugehen.

Deshalb wollte ich am liebsten gar nicht mehr zurück ins Leben. Ich wollte mich verkriechen, damit niemand mehr in mir forschen konnte, was ich nicht erforschen wollte. Doch mit diesem Etikett, das man mir in der Klinik aufgedrückt hatte, war dortbleiben auch keine Option.

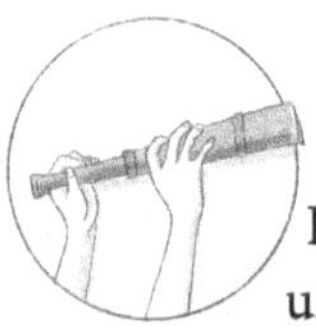

**46:**

Die Zeit der Diagnosestellung haben die meisten von uns nur bruchstückhaft in Erinnerung. In der Regel kann sich eine Person nur an das erinnern, was während der Zeit passiert ist, in der sie selbst vorne – also »am Steuer« – war. In dieser Zeit hat sie die Kontrolle über den Körper und sein Handeln. Nur manche der anderen können dabei dann von innen heraus zuschauen oder eingreifen. Ich bin eine davon.

Um unser Erleben zu verbildlichen, nutze ich gerne eine Autofahrt als Vergleich: Unser Körper ist wie ein Auto, in dem mehrere Personen sitzen. Eine davon befindet sich am Steuer und kann lenken, in welche Richtung sich das Fahrzeug und somit auch alle anderen Personen begeben. Trotzdem ist sie nicht die Einzige, die zur Frontscheibe hinausschauen kann. Manchmal sitzt jemand auf dem Beifahrersitz, der ebenfalls in der Lage ist, einen Blick nach draußen zu werfen. Manchmal kommt es auch dazu, dass diese Person versucht, ins Lenkrad zu greifen, und kurzzeitig die Fahrtrichtung beeinflusst. Auf der Rückbank sitzen oft Personen, die nur durch verdunkelte Scheiben schauen können, aber hören, was passiert. Ihnen ist es möglich, ansatzweise zu erahnen, an welchem Ort sich das Auto gerade befindet. Vielleicht agiert eine davon auch als Navigationsgerät und gibt Anweisungen, welche Ausfahrten die fahrende Person nehmen soll. Im Kofferraum sitzen die meisten Personen. Sie hören nichts und sie sehen nichts. Sie sind vom äußeren Geschehen vollkommen abgeschottet. Manche davon können sich miteinander unterhalten. Andere hingegen merken gar nicht, dass sie dort nicht allein sind.

Es gibt Personen, die fest zugewiesene Sitzplätze haben. So sitze ich beispielsweise nie im Kofferraum, da ich eine Kontrollfunktion habe und dafür das grobe Geschehen im Blick haben muss. Gleichzeitig saß ich bis vor einer Weile fast nie selbst am Steuer. Denn das würde Zeit im Körper bedeuten und die hatte ich nicht, wenn ich unsere ungewollt gemeinsame Reise koordinieren musste.

Andere Personen werden ans Steuer geworfen, sobald es dunkel wird. In einer traumatischen Situation sitzen die am Steuer, die in den sonnigen Momenten im Kofferraum eingesperrt waren und umgekehrt. Es gibt also Personen, die nur die Dunkelheit kennen, und andere, die nie davon gehört haben. Nur durch diese Trennung können letztere tagsüber fröhlich und funktionsfähig durch das Leben flitzen, während andere das Leben nie kennenlernen durften.

Eine Person allein könnte das Auto nicht über lange Zeiträume steuern, da die Wege von Anfang an immer wieder durch Täler der Gewalt führten.

**Ami:**

Der Arztbrief aus der Klinik sollte nie bei meiner Therapeutin ankommen. Er war spurlos verschwunden und ich war nicht böse darüber. War das der Beweis dafür, dass die Diagnose stimmte? Oder der Beweis dafür, dass ich mir alles nur eingebildet hatte und nie eine Diagnose ausgesprochen wurde?

Vielleicht war es meine Aufgabe, zu beweisen, dass ich nicht traumatisiert sein konnte. Vielleicht musste ich noch mehr für die Schule lernen. Vielleicht musste ich noch mehr Freundschaften pflegen. Vielleicht musste ich noch ein drittes Instrument beherrschen. Vielleicht musste ich mein Leben noch mehr optimieren, um zu beweisen, dass es nie anders als ideal gewesen sein konnte.

Nur wem? Anderen oder nicht doch mir selbst?

Nach dem Abbruch des Klinikaufenthaltes meldete ich mich mehrere Wochen nicht bei meiner ambulanten Therapeutin. »Es ist alles gut«, murmelte ich wie ein Mantra vor mich hin, während ich mich wie besessen in Aufgaben stürzte. Ich trat die Flucht nach vorn an. Doch es blieb eine Flucht und ich wusste genau, dass man nicht ewig auf der Flucht sein konnte. Trotzdem rannte ich.

Nur damit ich meiner Therapeutin in der ersten Stunde nach Monaten lächelnd ins Gesicht blicken und sagen konnte: »Mir geht es jetzt richtig gut. Ich habe einen Nebenjob gefunden, ich habe die Zusage für einen Studienplatz, ohne je ein Abitur gemacht zu haben, und zwischendurch habe ich die Welt bereist. Ich glaube, ich brauche keine Therapie mehr.«

In diesem Moment war es, als würde mich jemand von innen heraus auslachen. Aber das waren sicher nur meine Gedanken. Was auch sonst?

»Ich glaube, eine Therapie war noch nie so nötig wie jetzt«, entgegnete sie mir.

Heute weiß ich: Sie hatte niemals so recht wie in diesem Moment.

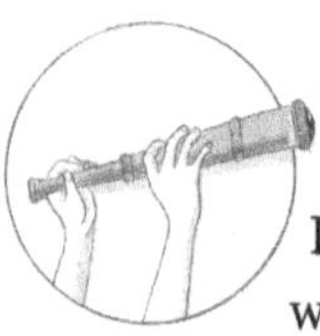

## 46:

Die Diagnostik hatte ihren Lauf genommen, bevor wir es überhaupt merkten. Wir waren in Therapie, bevor wir wussten, dass wir Traumata erlebt hatten. Wobei das genau genommen nicht richtig ist. Nur die Personen, die für den Alltag zuständig waren – wir nennen sie »Alltagspersonen« – haben in der Regel keinen Zugang zu Traumata.

Andere kennen nichts anderes als Gewalt. Manche davon wissen schon immer, dass wir viele sind, weil sie im Inneren mit anderen kommunizieren können. Jedoch saß bis zum Zeitpunkt der Diagnosestellung noch niemand von ihnen in der Therapie. Sie war bis dato ausschließlich für Alltagspersonen bestimmt gewesen, die eine innere Anspannung oder seelischen Schmerz spürten, Empfindungen dieser Art aber nicht einordnen konnten. Während diese Alltagspersonen immer frustrierter wurden, weil sich trotz psychologischer Begleitung nichts zu verbessern schien, versuchte unsere Therapeutin, hinter die Fassade zu blicken, um die Wurzel des Problems zu finden. Wir waren wie ein verschlüsseltes Kreuzworträtsel, das die Lösung aber schon in seinem Inneren trug. Sie war nur von außen nicht sichtbar. Auch nicht für die von uns, die nur das Außen kannten.

Die Diagnosestellung bei Menschen mit Dissoziativer Identitätsstruktur ist alles andere als leicht. Bedingt durch die hohen Mauern, die zwischen den Innenpersonen (so nennen wir alle Personen, die Teil unseres Persönlichkeitssystems sind) und ihren Erinnerungen existieren, ist es möglich, dass ein Mensch ohne jegliche Symptome beim Therapeuten sitzt und von einem perfekten Leben erzählt. Auch wenn er in der Nacht zuvor pure Gewalt erleben musste. Die Darstellung eines makellosen Lebens muss dabei nicht einmal gelogen sein. Für Alltagspersonen, die von einem leichten, erfüllten Leben sprechen, ist das auch so. Sie haben nie etwas anderes kennengelernt. Es ist eine von vielen Realitäten, die bei einem Menschen mit DIS parallel existieren können.

Gleichzeitig ist es unwahrscheinlich, dass diejenigen, die Traumata mit sich tragen, selbstständig Hilfe aufsuchen. Sie kennen meist ausschließlich das Trauma, was bedeutet, dass sie es nicht unbedingt als solches einordnen. Sie überlegen nicht, wie sie etwas verändern können, weil sie nicht wissen, dass das möglich ist. Sie kommen in den Körper, wenn sie gebraucht werden, und nicht, wenn sie etwas brauchen. Konkret heißt das, dass sie im Alltag nicht genug da sind, um sich mitteilen zu können. Zwischen Trauma und Alltag liegt ein großes Meer, das beide Inseln trennt. Jede Insel denkt, sie sei die einzige auf dem weiten Lebensmeer. Das macht den Alltag möglich. Das macht aber auch das weitere Stattfinden von Traumata möglich, ohne dass es von den Alltagspersonen bemerkt werden kann.

Erst, wenn der Wind einmal in eine andere Richtung weht, sodass die eine Insel die Luft der anderen riechen kann, kann Veränderung passieren. Bei uns kam der Wind aus beiden Richtungen: Alltagspersonen spürten, dass es ihnen nicht gut ging, doch konnten sie die Ursache dafür nicht sehen. Personen, die noch immer Traumata erlebten, versuchten, sich durch Schreien im Inneren oder durch das Malen von Bildern mitzuteilen. Ihre Bemühungen blieben aber lange erfolglos, sodass es die Alltagspersonen waren, die den ersten Schritt auf dem Weg zur richtigen Diagnose gingen; die sich gemeinsam mit Fachleuten auf die Suche nach einer Antwort machten, die bereits in uns schlummerte.

Wie sollen Außenstehende erkennen, dass ein Mensch Gewalt oder andere Traumata erleben musste, wenn er selbst nichts davon weiß? Schwierig, aber nicht unmöglich. Zwar sind die Personen, auf die man bei einem Gegenüber mit DIS trifft, meist unwissende Alltagspersonen. Trotzdem darf man nicht vergessen, dass es im Inneren immer auch Personen gibt, die mehr wissen. Erinnerungen gehen nicht verloren. Sie sind nur verteilt und nicht für alle zugänglich. Irgendjemand weiß die Antwort.

Es braucht viel Zeit und noch mehr Vertrauen, bis sich eine dieser Personen öffnen kann. Fast alle davon haben gelernt, dass es überlebenswichtig ist zu schweigen. Fast alle davon möchten tief im Herzen trotzdem gesehen werden. Man kann das Fühlen abtrainieren, um überhaupt weiter existieren zu können. Doch nur, weil man blind für seine eigenen Bedürfnisse ist, heißt das nicht, dass sie nicht da sind. Sie schlafen und möchten geweckt werden.

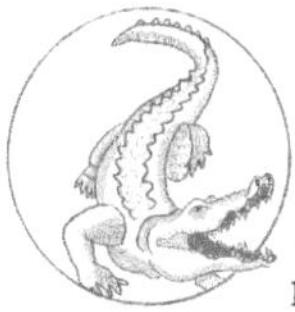

**Vincent:**

Es gab viele Dinge, die ich nie zulassen würde. Therapie war eines davon. Leeres Gejammer war in Ordnung. Auffliegen nicht.

Alltagspersonen mussten uns decken. Sie waren unser Schutzschild. Der Mantel, der uns unsichtbar machte. Das war ihre einzige Aufgabe. Wegschauen, funktionieren, lächeln. Mehr mussten sie nicht beherrschen. Denn wir beherrschten sie. Wir, die Bescheid wussten. Wir, die den Sinn des Lebens erkannt hatten. Wir, die auserwählt worden waren.

Würde uns eine Alltagsperson verraten, würde ich meine Freunde nie wiedersehen. Das durfte nicht passieren. Ohne sie war ich nichts. Sie haben mir beigebracht, was im Leben wichtig ist. Dazu gehörte auch, sie niemals zu verraten.

Es war eine Bedrohung für mich, als zum ersten Mal vermutet wurde, dass es uns gab. Denn wer schlau war, konnte aus dieser Tatsache schließen, warum das so war. Das aber war unser tiefstes Geheimnis, das ich mit meinem Leben beschützen würde. Ich konnte mit allen Diagnosen leben – Borderline, Psychose, Depression. Aber nicht damit, dass die Wahrheit ans Licht kam.

Den Arztbrief der Klinik verbrannte ich. Solange die Therapie nur eine Gelegenheit für die Schwachen von uns gewesen war, sich auszuweinen, konnte ich sie tolerieren. Sollten sie doch weinen. Wer weinte, konnte nicht sprechen. Das war mir recht. Doch sobald ein Therapeut versuchen würde, wirklich in uns hineinzuschauen, würde ich eine Alltagsperson dazu bringen, die Therapie abzubrechen. Zur Not würde ich selbst eingreifen. Noch ein falsches Wort und die Alltagspersonen würden nie wieder einen Therapeuten sehen. Zumindest keinen, der versuchte, uns zu sehen.

Wir sind viele. Natürlich sind wir das. Das waren wir schon immer. Aber das geht niemanden was an.

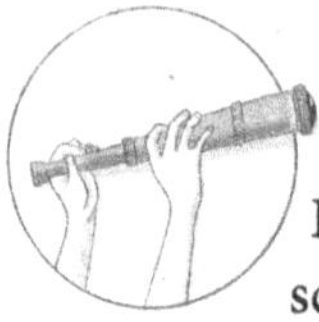

## 46:

Ein weiterer Aspekt, der die Diagnosestellung erschweren kann, sind Innenpersonen, die genau das als Aufgabe haben: Hilfe zu verhindern. Für Unauffälligkeit zu sorgen. Dafür zu sorgen, dass Alltagspersonen unwissend bleiben. Solange Alltagspersonen selbst nichts wissen, können sie auch nichts erzählen.

So unterschiedlich alle Personen und ihre Ansichten auch sein können, eines haben wir alle gemeinsam: Jede*r von uns ist in einem Moment entstanden, in dem sich die Psyche dazu entschied, dass genau das nun überlebensnotwendig sei. Die DIS ist ein Überlebensmechanismus.

Wir haben gelernt, uns anzupassen. Es war immer am ungefährlichsten, einfach mitzuspielen. Für einige Innenpersonen ging das so weit, dass sie die Art zu denken und zu handeln von Täter*innen selbst übernahmen. Wer nie lernte, was Licht ist, vermisst es in der Dunkelheit auch nicht. Wer die andere Seite nicht kennt, hält Gewalt für Liebe.

Es wird immer Innenpersonen geben, die unserem Körper schaden wollen, obwohl sie einst aus einem Schutzmechanismus heraus entstanden sind. Es wird immer Innenpersonen geben, die sich die Vergangenheit zurückwünschen oder sogar versuchen, sie wiederherzustellen, weil sie nur darin den Sinn ihrer Existenz sehen. Genauso wird es immer Innenpersonen geben, die Hilfe verhindern wollen und somit auch das Stellen der richtigen Diagnose.

Unsere Diagnose wurde über mehrere Jahre hinweg von unabhängigen Fachleuten gestellt und gesichert. Ich würde generell behaupten, dass die Diagnose DIS in den seltensten Fällen leichtfertig vergeben wird. Über diese Trauma-Folgestörung und ihre Entstehung herrscht noch immer zu wenig Wissen, sodass man sich auch in Expertenkreisen nur zaghaft an die Thematik herantraut, wenn man einem Fall wie unserem erstmals erkennend begegnet. »Erkennend« ist an dieser Stelle eine nicht zu vernachlässigende Anmerkung. Statistisch gesehen müsste jede Psychologin, jeder Psychiater, die oder der täglich mit seelisch Erkrankten arbeitet, bereits einer nicht unbedeutenden Anzahl an Menschen mit DIS begegnet sein. Da die Diagnose nicht im Rahmen vereinzelter Kontakttermine gestellt werden kann, sondern ein vielschichtiges Kennenlernen verlangt, wird sie in sehr begrenzten Settings, wie es in psychiatrischen Fachpraxen der Fall ist, allerdings nur schwer erkannt. Schließlich kann ich nur merken, ob ein Mensch sich manchmal anders verhält, also womöglich gerade eine andere Person in ihm aufscheint, wenn ich genau weiß, wie er sonst in seinem Leben auftritt. Dazu muss ich seine Mimik, Gestik, Körperhaltung und Wortwahl genau kennen. Das aber würde eine tägliche »Beobachtung« erfordern.

Fachleute sind also allein schon für die Diagnosestellung auf einen Hinweis der betroffenen Menschen selbst angewiesen. Im Falle einer DIS sind Alltagspersonen, die sich psychiatrische Hilfe suchen, jedoch selbst lange blind für entsprechende Hinweise. Wir kennen Betroffene, die ihre Diagnose erst nach 30 Jahren voller Fehldiagnosen und somit auch falscher Behandlungen erhielten. Man kann nur ansatzweise erahnen, wie hoch die Dunkelziffer in diesem Bereich sein muss.

Vermehrte Erfahrungsberichte von Betroffenen und Behandelnden können hilfreich sein, um auf beiden Seiten ein feineres Gespür für Zeichen und Signale zu entwickeln, denen weiter nachgegangen werden sollte.

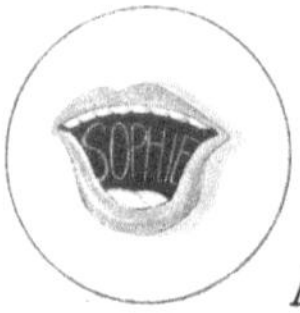

## Sophie:

Ich weiß bis heute nicht, wer ich bin und was meine Aufgabe ist. Da ich mich meistens in Arztzimmern oder sonstigen Situationen wiederfinde, die Erklärungen verlangen, vermute ich, dass genau das meine Aufgabe ist: erklären, ohne selbst eine Ahnung zu haben.

Heute frage ich mich, warum ich das nie hinterfragte. Ich dachte immer, das Leben sei eben diffus. Ich dachte, es sei für alle so, dass Erinnerungen schon Sekunden nach ihrer Entstehung vernebelt werden. Mein Erlebtes hielt ich für vergessen und nicht für abgetrennt. Dass ich trotz der Unschärfe hinsichtlich meines Seins auf alle Fragen eine Antwort hatte, verhinderte Skepsis meinerseits. Ich konnte Ärztinnen und Ärzten unsere gesamte Krankheitsgeschichte auftischen, ohne das Gefühl zu haben, von meinem eigenen Leben zu sprechen. Ich kannte die Daten jeder Untersuchung und konnte alte Arztbriefe zitieren, ohne sie je gelesen zu haben. Fremden Menschen konnte ich mich als Bonnie Leben vorstellen, ohne zu wissen, wer ich eigentlich wirklich war. Streits, die andere von uns angefangen hatten, schlichtete ich, ohne zu wissen, dass es einen Streit gegeben hatte. Ich benannte meine Gefühle, ohne sie zu spüren, und wurde als reflektiert betitelt. In der Schule hielt ich Vorträge über Themen, von denen ich selbst nicht wusste, was sie bedeuteten. Schrieb mit Kreide Formeln über die gesamte Tafellänge, obwohl ich sie nicht erklären konnte. Falsch. Ich konnte immer erklären. Die Informationen landeten in meinem Kopf, ohne dass ich sie einladen musste. Die Speicherkarte befand sich nicht in meinem eigenen Kopf. Ich war nur der Postbote. Doch das wusste niemand. Einschließlich mir.

Heute weiß ich, dass ich selbst keinen Zugang zu anderen von uns habe, aber die meisten anderen zu mir. Wer nicht sprechen kann oder möchte, lässt es mich tun. Ich finde die Worte, andere stellen mir die notwendigen Informationen zur Verfügung.

Der Sinn dahinter war, nicht aufzufallen. Ich verfolgte das Ziel, das wir alle verfolgten, ohne zu wissen, dass ich überhaupt einer Intention folgte. Ich ergriff immer dann das Steuer, wenn eine Innenperson sich zu verraten drohte. Ehe durch einen wie auch immer gearteten Auslöser jemand in den Körper kommen konnte, der weinen oder schreien würde, übernahm ich. Ich war gefasst und unantastbar. Mein Verstand so scharf, dass sich niemand traute, uns zu berühren. Wenn ich sprach, hinterfragte niemand, was wir wussten, konnten und dachten. Worte waren meine Waffe, mit der ich uns verteidigte. Dass ich sie eigentlich gegen mich selbst richtete, verstand ich erst später. Denn solange wir nicht auffielen, blieben wir in Gefahr.

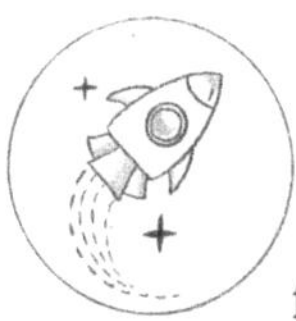

**Ami:**

Nach der ersten Therapiestunde, die der Diagnose folgte, zermarterte ich mir den Kopf. Ich hatte mich noch nie so leicht und gleichzeitig so erdrückt gefühlt. Wie konnten zwei so unterschiedliche Gefühle nebeneinander existieren?

Ich kann mich genau daran erinnern, als ich mit 13 Jahren meinem Hausarzt gegenübersaß und ihn panisch fragte, ob ich vielleicht dement sein könnte.

»Ich vergesse alles. Manchmal weiß ich nicht einmal meinen eigenen Namen. Ich erkenne Menschen nicht, die mir erzählen, dass wir einen ganzen Tag miteinander verbracht haben.« Nicht einmal bei diesen Worten verließ mein perfekt einstudiertes Lächeln meine Lippen.

»Manche Menschen sind eben vergesslicher als andere. Machen Sie sich keine Gedanken, das wird sich schon wieder einpendeln«, entgegnete er.

Das war das erste und letzte Mal, dass ich etwas hinterfragte. Er würde schon recht haben, dachte ich. Ich war schon immer vergesslich gewesen. Es war nie anders gewesen. Warum also sich Sorgen machen?

Dass ich Momente nicht vergessen, sondern gar nicht selbst erlebt hatte, würde einiges erklären. Es würde erklären, warum ich immer gute Noten in der Schule schrieb, obwohl ich mich oft nicht daran erinnern konnte, überhaupt gelernt zu haben. Es würde fremde Zettel auf meinem Schreibtisch erklären. Es würde erklären, warum mir ganze Nachmittage fehlten. Allerdings würde das ein Mittagsschlaf auch. Erklärungen gab es immer. Warum also sollte ich der Theorie glauben, die ich für am unwahrscheinlichsten hielt?

Denn was ich mir nicht erklären konnte, war die Ursache des Ganzen. DIS ist mehr als das Vorhandensein verschiedener Persönlichkeiten. DIS ist die Folge von erlebtem Trauma. Wie sollte ich mich an etwas dieser Dimension nicht erinnern können? Das konnte nicht stimmen. Ich wusste, dass die Psyche einen schützen konnte, indem sie Erinnerungen zur Seite schob. Doch spätestens, wenn ich mich auf die Suche nach ihnen machte, müssten sie doch sichtbar werden. Das wurden sie aber nicht. Egal, wie sehr ich in mich hineinhörte, dort antwortete nichts. Vielleicht konnte man einzelne Erinnerungen verlieren. Aber ein ganzes Leben, das neben dem, das ich kannte, schon immer existiert hatte? Das hielt ich für unmöglich. So blind, so taub konnte niemand sein. Erst recht nicht ich, die damit anfing, sich zu hinterfragen. Mehr als das konnte ich nicht tun. Warum sollte ich mir also mein Leben von etwas versauen lassen, das für mich nicht existierte?

**Anja:**

Ganz klasse, dass andere meine Existenz für unmöglich hielten. Ich konnte alles sehen. Konnte nicht mehr schlafen. Nicht, solange auf dieser Welt schlimme Dinge passierten und man mich nicht hörte. Ich schrie. Ununterbrochen. Ich tat nichts anderes von innen. Aber es kam nicht an. Die anderen wollten mich nicht hören. Man hört nur, was man hören will. Mein Schreien war ihre Stille. Mit mir litten alle anderen, die ich im Innen sehen konnte und immer noch kann. Wir alle schrien. Wir alle wurden überhört. Unfassbar. Ich schwor mir, nicht mehr zu schlafen, bis sich etwas änderte. In einer grausamen Welt konnte ich nicht zur Ruhe kommen.

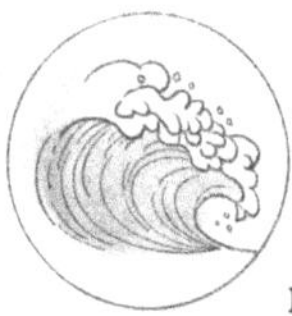

**Isa:**

Nicht nur Ami war zwischen Zweifel und Erleichterung zerrissen. Mir ging es genauso. Auch ich war mir immer sicher gewesen, meine gesamte Lebenszeit selbst zu erleben. Auch ich hatte mir Erinnerungslücken mit einem Mittagsschlaf oder Tagträumen erklärt oder sie gar nicht erst bemerkt, sie vielleicht auch nicht bemerken wollen. Auch ich hatte nie etwas hinterfragt. Warum auch?

Im Gegensatz zu Ami fing ich aber damit an, als unsere Therapeutin es tat. Denn im Gegensatz zu Ami war ich nicht blind für unseren Schmerz. Nur für das, was ihn auslöste.

Ich erinnere mich genau an unseren ersten Klinikaufenthalt zwei Jahre vor der DIS-Diagnose. Wir wurden von heute auf morgen aus unserem Leben gerissen. Wir, die wenige Tage zuvor noch scheinbar schwerelos beim Abschlussball über das Parkett tanzten. Wir, die von Schulstunden befreit wurden, um mit 16 Jahren Mathematik zu studieren. Wir, die ein Leben hatten, um das wir von allen Seiten beneidet wurden.

Der zuständige Arzt nahm uns mit unseren schweren Verletzungen auf und gab uns Raum, über unsere Probleme zu sprechen. Das Problem war, dass es kein Problem gab. Nichts, was mich oder Behandelnde auf die richtige Spur bringen konnte. An die Entstehung der Verletzungen, die meinen Körper bedeckten, konnte ich mich nicht erinnern. Trotzdem gab ich an, es seien Selbstverletzungen – erst Jahre später erfuhr ich von einer anderen Innenperson, dass wir uns nur wenige davon selbst zugefügt hatten.

Ich fühlte mich jämmerlich. In einer Klinik voller Menschen, die eine Berechtigung hatten, sich schlecht zu fühlen, weinte ich darum, keinen Grund zur Traurigkeit zu haben. Wie absurd war es, nach dem Problem zu suchen, während andere sich nach nichts anderem als einen Weg aus ihren Problemen sehnten? Auf Nachfragen meiner Freunde, warum ich in einer Klinik sei, hatte ich keine Antwort. Ich wusste es nicht. Mein Gefühl sagte mir, dass es nötig war, doch ich wusste nicht, aus welchem Grund. Ich wusste nur, dass es noch nie falsch gewesen war, mich auf meine Intuition zu verlassen. Wie durch ein Wunder begegneten mir die Mitarbeitenden der Klinik stets mit Achtsamkeit und Wertschätzung. Das, was ich anzweifelte, wurde angenommen. Die Berechtigung, den Schmerz zu fühlen, ohne ihn einordnen zu können, eine Berechtigung, nach der ich verzweifelt gesucht hatte, bekam ich bereits mit der Aufnahme in die Klinik. Ich durfte weinen, ohne es erklären zu müssen. Ich durfte trotz meines perfekten Lebens Todessehnsucht äußern, ohne ein »verstehe ich nicht, wir können gerne tauschen« zu ernten. Mein Leben war nicht perfekt. Das wusste ich. Meine Tränen erzählten eine Geschichte. Nur sprachen sie und meine Worte noch nicht dieselbe Sprache.

Wertungsfreier Raum war das, was mich hielt, als ich das Verurteilen durch mich selbst nicht mehr aushielt. Es war eine neue Erfahrung, dass die Menschen um mich herum keine Antwort auf die Fragen brauchten, die mein Verhalten aufbrachte. Doch ich brauchte sie.

Die Unauffälligkeit war unser Schutz und zugleich das, was angemessene Hilfe lange Zeit verhinderte. Wir funktionierten zu gut und zerbrachen zu leise. Wir versteckten uns hinter dem, was wir in Wirklichkeit hätten teilen müssen, um gesehen zu werden.

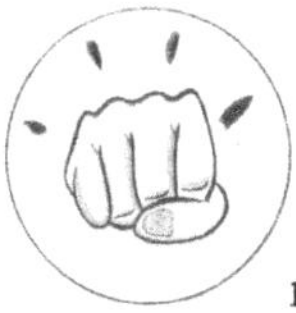

**Fiona:**

Die Zeit der Diagnose existiert in meiner Erinnerung nicht. In meinem Kopf existierte nämlich auch nie eine Bezeichnung für das, was für mich normal ist. Wer bestimmt schon, was normal ist und was nicht? Manche von uns haben Meinungen, die ich nicht teile. Manche von uns sind durch ihre Traumata eingeschränkt. Doch gemeinsam war ein Leben immer möglich.

Viele von uns fühlten sich angegriffen durch den Stempel, den wir jetzt trugen, *Dissoziative Identitätsstörung*. Der Begriff nahm uns unsere Menschlichkeit und suggerierte uns, eine Krankheit zu sein. Krankheiten musste man loswerden. Musste man uns loswerden? Uns, die zum Überleben beitrugen?

Wir nutzen lieber den Begriff *Dissoziative Identitätsstruktur*. Wir sind nicht krank. Wir sind die Folge von kranken Umständen und deshalb anders strukturiert. Heute unterstütze ich es aber auch, die DIS eine Störung zu nennen. Es stört uns. Wir sind nicht gerettet, weil wir viele sind, und nun glücklich und frei. Wir sind eingeschränkt, weil wir viele sind. Dass das das kleinere Übel ist, macht es nicht weniger zum Übel. Es ist wie ein Gips bei einem gebrochenen Bein. Die DIS bewirkte, dass wir nicht ganz zerbrachen. Doch sie ist lästig und man kommt nicht mehr an das, was darunterliegt. Im Gegensatz zu einem tatsächlichen Gips können wir das Viele-Sein nicht ablegen. Unser Inneres bleibt gebrochen. Unsere Bandage muss bleiben, um gehen zu können. Unter Schmerzen und Einschränkungen. Zumindest aber können wir so funktionieren.

Die Frage, ob die Diagnose stimmen könnte oder nicht, war aus meiner Sicht verschwendete Zeit. Es gab nur eine Handvoll Personen, die nicht wussten, dass wir viele sind, und Zeit damit vergeudeten, es zu leugnen. Zeit, die wir anderen gebraucht hätten, um an unseren Problemen zu arbeiten. Aber in den Köpfen der Personen, die zu diesem Zeitpunkt überwiegend vorne waren, existierten weder Probleme noch andere Personen. Sie sprachen uns anderen unsere Existenz ab. Wer machte sich hier über wen lustig? Bestimmt über 90 Prozent von uns wussten schon immer, dass wir viele sind. Nur konnten wir nur selten nach außen schauen und die Personen, die den Alltag bestritten, scheinbar nie nach innen. Wie konnten sie nicht bemerken, dass sie nur einen Bruchteil des Tages erlebten? Wie konnten sie unsere Schreie dort drinnen überhören? Wie konnten sie die Schmerzen nicht spüren? Wie konnten sie Verletzungen unseres Körpers übersehen? Ich verstand es nie.

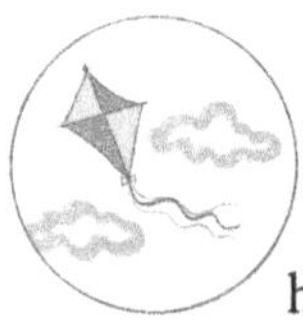

**Mia:**

Ich hab das nicht verstanden. Bin doch keine Krankheit. Oder? Bin doch nur ein Kind. Will nur dass man mich liebhat. Muss ich jetzt tot werden damit die anderen von uns leben können? Weil eine Krankheit muss man ja wegmachen. Macht mich traurig.

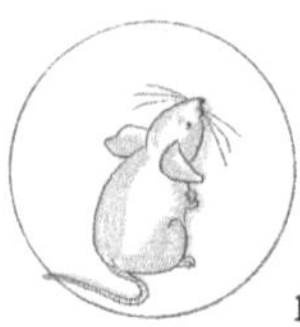

**Emely:**

Ja bin Krankheid. Emely ekelig. Emely alleine. Darf ma net anfassn. Muss ma aufbassn. Sonst auch krank. Emely muss alleine. Emely darf net da sain. Darf net redn. Muss drinne blaibn.

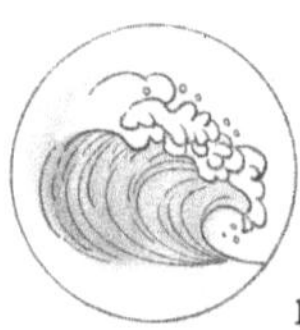

**Isa:**

»In der letzten Stunde habe ich mit einer kleinen Innenperson geredet«, meinte meine Therapeutin eines Tages.

Ungläubig schüttelte ich den Kopf. *Ich* war doch da gewesen. Zugegeben, ich konnte mich kaum noch erinnern, über was wir letzte Woche gesprochen hatten. Doch ich konnte mich erinnern, *dass* wir gesprochen hatten. Eine Unterbrechung hätte ich doch bemerkt.

Meine Therapeutin war schon immer gut darin gewesen, meine Gedanken zu lesen, bevor ich sie aussprechen konnte: »Ich lerne Personen kennen, während du ihre Existenz leugnest. Mach die Augen auf.«

»Ich habe Angst«, flüsterte ich.

Ich hatte keine Angst davor, keine Antwort zu finden. Es war die Angst, dass es sich bewahrheiten würde, die mich zurückhielt. Angenommen, es würde stimmen und es gäbe eine Hälfte meines Lebens, die aus Trauma bestand. Würde ich das wirklich wissen wollen? Lebte es sich in der Unwissenheit nicht leichter? Oder überwog das Leid durch das Fehlen einer Antwort auf meine psychischen Schmerzen?

Es ging mir absolut nicht gut. Kein Abend verging, ohne dass meine Tränen mein Kissen tränkten. Vielleicht hatte meine Therapeutin recht. Wenn ich die Augen öffnen würde, würde ich sehen, was da war oder auch nicht. Da ich an einem Punkt stand, an dem ich nichts mehr zu verlieren hatte, konnte ich nur gewinnen. Ich musste nichts glauben, um es zu hinterfragen. Und ich konnte nur hinterfragen, wenn ich mich auf den Gedanken einließ. Ganz ausschließen würde ich ihn sowieso erst können, wenn ich ihm einmal nachgegangen war.

An diesem Abend legte ich ein offenes Notizbuch auf unseren Schreibtisch und fügte die Worte »hier dürfen alle schreiben, aber niemand muss« hinzu. Eine Erwartung hatte ich nicht. Ich wollte nur behaupten können, es versucht zu haben.

Wochenlang passierte nichts. Das war leider kein Beweis dafür, dass niemand anderes in mir existierte. Doch ein Teil von mir war erleichtert. Der Gedanke daran, nicht allein zu sein, machte mir

Angst. Das würde bedeuten, dass meine Einsamkeit für immer bestehen bleiben würde, unabhängig davon, wie nah mir andere waren. Viele zu sein würde bedeuten, nur eine von vielen zu sein. Freunde, Lebenszeit, Selbstbestimmung – ich müsste das, was mir am meisten am Herzen lag, mit anderen teilen. Insgeheim hoffte ich darauf, keine Antwort zu bekommen.

Doch ich hätte nicht gefragt, wenn ich nicht gewusst hätte, jede Antwort tragen zu können. Und sie kam. Viel später entdeckte ich einige Schriften auf den zuvor leeren Seiten, die eindeutig nicht meine eigenen waren. Kinderzeichnungen, ergänzt durch wilde und ordentliche Schriften, schmückten unser Büchlein. Einen Moment lang dachte ich über die Möglichkeit nach, dass mir jemand einen Streich spielen wollte. Konnte jemand mein Tagebuch gestohlen haben? Diesen Gedanken verwarf ich schnell, als ich daran dachte, ihn meiner Therapeutin mitzuteilen. Ich wusste genau, was sie sagen würde.

»Man sieht nur, was man sehen will.«

Was ich sah, war nur aussagekräftig, wenn ich es ergebnisoffen interpretierte. Oft genug hatte ich Erklärungen gefunden, die mehr Vorstellungskraft brauchten als der Gedanke ans Viele-Sein, aber weniger Kraft, als sich der wahrscheinlichsten Erklärung zu stellen. Fremde Handschriften in meinem eigenen Tagebuch waren kein Beweis, aber ein klares Anzeichen für die Existenz der anderen. Zusammen mit den anderen Anzeichen, die sich durch diese Erkenntnis erklären ließen, ergaben sie ein vollständiges Puzzle.

Ich fing an, es anzunehmen. Akzeptanz ist ein Zustand, den ich nie ganz erreichte. Doch seit diesem Tag komme ich ihm jeden Tag ein Stück näher. Er war der erste Schritt in die richtige Richtung.

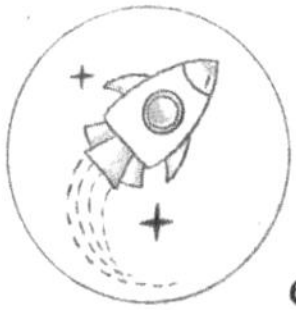

**Ami:**

Annehmen ist ein großes Wort. Natürlich kann ich es nicht annehmen, viele zu sein, weil das auch bedeutet, traumatisiert zu sein. Trauma? Nein, danke. Nicht mit mir. Das werde ich nicht annehmen. Ich werde es nur nicht weiter leugnen. Ich werde mich raushalten. Das muss genügen. Wer sprechen möchte, kann das selbst tun. Meine Themen sollen meine bleiben. Mein Leben soll meins bleiben. Dass noch andere Leben innerhalb meiner Lebenszeit stattfinden, werde ich wohl nicht ändern können. Aber ich muss es auch nicht annehmen können. Wahrnehmen und stehen lassen war schwer genug.

Erheiternd war für mich die ebenfalls zwiegespaltene Reaktion der Freunde, die wir über unsere neue Erkenntnis informierten. Bis wir uns den ersten Menschen öffneten, vergingen Monate bis Jahre. Vorher war es ein kleines Geheimnis zwischen uns, unserer Therapeutin und irgendwann auch unserem Psychiater gewesen. Wer uns schon vor der Diagnose kannte, sollte uns nicht auf einmal mit anderen Augen sehen, nur, weil ein weiteres Wort unsere Arztberichte schmückte. Dissoziative Identitätsstörung. Bevor wir dazu gezwungen waren, uns damit auseinanderzusetzen, hatten alle Informationen, die wir mit diesem Begriff assoziierten, ihren Ursprung in dramatischen Filmen über multipel agierende Verbrecher. Der Vorurteile waren wir uns bewusst, bevor wir ihnen ausgesetzt waren. Wenn es Menschen bis zu diesem Zeitpunkt nicht aufgefallen war, mussten sie es auch jetzt nicht erfahren.

Nur bei denen, denen wir seit jeher unser tiefstes Inneres anvertrauten, überwanden wir uns, nachdem wir den ersten Schrecken selbst verdaut hatten. Immerhin wurde die Vorstellung, die wir von unserem bisherigen Leben hatten, gänzlich auf den Kopf gestellt. Das konnten wir nicht für immer mit uns allein herumtragen.

Es gab nur zwei Reaktionen, die auf unser Outing folgten: »Ich verstehe das nicht. Das hätte ich doch gemerkt!« oder »Ich verstehe nicht, warum du mir das sagst. Das war doch schon immer klar!« Was für ein grandioses Abbild unseres Inneren. Allein meine eigenen Gedanken wechselten noch Monate nach der Diagnose zwischen diesen beiden Meinungen ab. Ich verstand es nicht, aber es ergab alles einen Sinn. In uns selbst war es ähnlich. Es gab die, die die Diagnose belächelten, weil sie schon immer davon wussten, und die, die sie belächelten, weil sie nicht daran glaubten. Ich stand irgendwo dazwischen. Die Hauptsache war, dass ich wusste, in welche Richtung ich schauen wollte: nach vorn. Das ging nur, wenn ich mich den Tatsachen stellte.

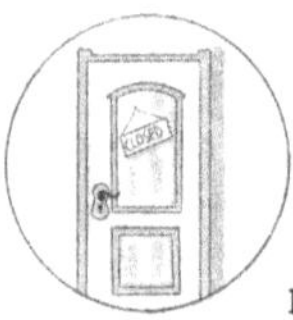

**Loki:**

Lüge. Alles eine Lüge. Ärzte sind Lügner. Haben doch nichts anderes gelernt, als zu lügen. Alle Menschen lügen. Woher wollen die wissen, dass wir nicht auch lügen? Es gibt nur mich. Bin alles nur ich. Es geht nur um mich. Alles andere ist eine Lüge. Das ist die einzige Wahrheit.

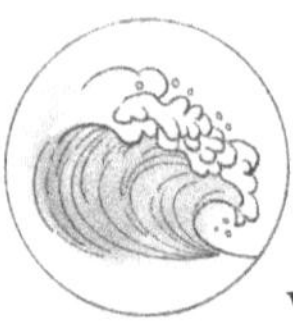

**Isa:**

Bis heute gibt es Innenpersonen, die die Diagnose vehement leugnen. Manche von ihnen, weil sie genau wissen, dass es stimmt. Manche, weil sie es nie wissen durften. Das ist der Unterschied zwischen Realität und Wirklichkeit. Realitäten können nebeneinander existieren. Doch es gibt nur eine Wirklichkeit.

In diesem Fall: Wir sind viele. Ob wir es wollen oder nicht. Ob wir es (ein-)sehen oder nicht. Wir sind und bleiben es.

# 2 Trauma oder Traum?

*Wer die Dunkelheit nicht kennt,*
*weiß das Licht nicht zu schätzen.*
*Doch wer das Licht nicht kennt,*
*weiß nicht, dass die Dunkelheit dunkel ist.*

– 46 –

## Isa:

Eines Morgens stolperte ich aus dem Bett und erkannte meine Wohnung nicht wieder. Was abends noch mein friedliches Zuhause gewesen war, ließ mich heute zu Boden sinken. Schwarz. Ich sah nur Schwarz. Lediglich bei genauem Hinsehen konnte man die weiße Wand hinter den grauen Zeichnungen erahnen, die unser gesamtes Wohnzimmer schmückten.

Was hatte ich jetzt schon wieder verpasst?

Für mich war es schon lange normal, vor vollendeten Tatsachen zu stehen, ohne zu wissen, wem von uns ich sie zu verdanken hatte. Ich hatte noch nie ein Bewusstsein für die Zeit gehabt, in der andere vorne waren. Überraschungen überraschten mich nicht mehr. Das aber übertraf alles.

Ich krabbelte auf die Bilder zu, um sie genauer zu betrachten. Je näher ich ihnen kam, desto mehr distanzierte ich mich von mir selbst. Eine Innenperson muss die ganze Nacht damit verbracht haben, traumatische Situationen auf Papier zu bringen, um sie an die Wand zu hängen. Ich erkannte schwarze Gestalten und konnte blind erraten, welche davon uns selbst darstellen sollte. Gesichter und Körperteile schrien durch das Papier und berührten mich, bevor ich flüchten konnte.

Der immer gleiche Zeichenstil und der Name, der in die Ecke gekritzelt war, ließen darauf schließen, dass alle Bilder von einer einzigen Innenperson stammten. Wer hatte da so ein großes Mitteilungsbedürfnis? Warum jetzt? Wenn das allein von einer einzigen Person stammte. Wie viel war da dann noch? Das konnte nicht mein Leben sein. Der Schmerz fuhr mir durch den Körper, doch die Bilder blieben fern.

Mein Blick blieb an einem mir unbekannten Buch auf dem Couchtisch hängen. Auch das war mir nicht neu: Wir teilten uns ein Tagebuch und manchmal füllten es Handschriften, die ich noch nicht kannte. Doch das war nicht unser Tagebuch. Es war ein Buch, dessen glitzernde Hülle den Inhalt darin nicht mehr aufhellen konnte. Dieser funkelte nicht. Er war finster und angsteinflößend.

Zwar trennen uns in unserem Inneren hohe Mauern, doch in der Außenwelt ist das Schreiben eine Form, sie zu umgehen. Eintragungen ins Tagebuch erfolgen nur, wenn damit gerechnet wird, dass sie andere von uns mitlesen. Privatsphäre gibt es nicht. In den meisten Fällen schaue ich fremde Abschnitte trotzdem nicht genauer an. Tagebuch ist Tagebuch und Mauern sind Mauern. Sie können auch ein Schutz sein.

In diesem Fall rief das Buch förmlich meinen Namen. Ich kenne kaum jemanden von uns genau, aber ich kenne uns in unserer Gesamtheit. Wenn ich es nicht lesen sollte, würde es nicht offen auf dem Tisch liegen. Mehr Nachdruck als die mit Trauma-Bildern tapezierte Wohnung konnte man seinen Worten nicht verleihen.

Als ich die ersten Zeilen las, wusste ich, dass ich nichts wusste. Nichts über uns und das, was ich für mein Leben gehalten hatte. Gewissheit über die eigene Unwissenheit zu bekommen, machte mir Angst. Doch die eigene Bedeutungslosigkeit zu spüren, wenn man sich zuvor für den Protagonisten seines Lebens gehalten hatte, war ein Schlag ins Gesicht. Ich war nur einer von vielen Akteuren in unserem Leben. Ich hatte immer meine eigene Geschichte geschrieben, doch nie zwischen den Zeilen gelesen. Von dem Dazwischen hatte ich keine Ahnung. Klar war, dass jemand dafür sorgen wollte, dass sich das änderte. Es war meine Entscheidung, mich darauf einzulassen.

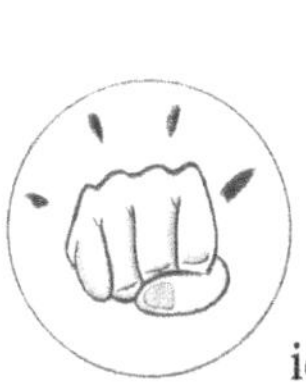

**Fiona:**

»Wer nicht spricht, wird nicht gehört. Also schreie ich, weil ihr anderen schweigt. Euer Wegsehen macht meine Vergangenheit nicht ungeschehen. Es bewirkt nur, dass ich im Gegensatz zu euch nie eine Zukunft haben werde. Ihr entscheidet: Euer Leben lang eure Illusion zu leben und dadurch zahlreiche andere von uns der Gewalt auszuliefern. Oder der Wahrheit ins Auge sehen und gemeinsam lernen, was leben wirklich bedeutet.«

Diese an die Alltagspersonen gerichteten Worte waren nur der Anfang meines Trauma-Tagebuchs. Mir war bewusst, dass ich lediglich einen Bruchteil von allem selbst erlebt hatte. Doch was diesen Bruchteil betraf, konnte ich mich an jedes Detail erinnern. Was er zurückließ, war ein weiterer Bruchteil. Ich. War an ihm zerbrochen. Es war an der Zeit, dies zu teilen. Koste es, was es wolle.

Gestern war der erste Tag in meinem Leben, den ich in einer warmen Wohnung verbringen durfte. Alles, was ich kannte, waren Dunkelheit, Kälte und Gewalt. Nur dafür existierte ich. Was ich dort gleich zu Beginn gelernt hatte, war das Schweigen. Was mir wiederum verdeutlichte: Worte sind Macht. Meine Stimme musste ich mir also als Erstes zurückerobern. Schon immer hatte ich mir geschworen, nie wieder zu schweigen, sobald ich einmal sprechen könnte. So schmerzhaft es auch sein würde, nichts konnte mehr wehtun als die großen Worte in meinem engen Hals. Lieber würde ich sie in die Welt lassen. Dort, wo sie hingehörten. Genau das tat ich.

Dass ich kaum vorne war, änderte nichts daran, dass ich von innen heraus beobachten konnte, wie an mir vorbeigelebt wurde. Von innen konnte ich das Leben da draußen immer wieder sehen. Doch nie durch meine eigenen Augen. Klingt das egoistisch? War es ein Fehler, zerbrechliche Alltagspersonen mit meiner Realität zu konfrontieren, die nicht für sie bestimmt war? Oder war es fürsorglich, weil unwissende Alltagspersonen nur einen kleinen Ausschnitt von uns allen ausmachten und sich das Leid der anderen nur lindern konnte, wenn auch dieser kleine Bruchteil die Augen öffnete?

Was ich tat, tat ich nicht für mich. Ich tat es für uns und das gewaltfreie Leben, das wir verdient hatten. Ich tat es für die Menschen, die weiter in Todesangst leben mussten, wenn wir es einmal in Sicherheit schaffen würden. Ich tat es für die, die starben, bevor sie eine Chance zur Flucht bekamen. Ich tat es für die, die sicher waren und es bleiben sollten.

Ich tat es für eine Veränderung in unserem Leben und auf der Welt, die dringend nötig war.

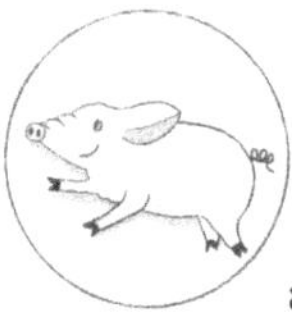

**Tessa:**

Ich bin zehn aber ich bin schon lange zehn. Ich bin also ein Kind aber ich kann viel mehr als ein Kind. Die Blödmänner haben uns immer wehgetan. Manche waren auch Blödfrauen. Ich hatte immer Angst vor denen. Manchmal war ich dann einfach da und wollte gar nicht im Körper sein. Aber ich kann dann nicht einfach wieder nach innen gehen sondern muss warten bis mich jemand von den anderen ablöst. Find ich blöd. Ich wusste gar nicht dass es auch liebe Menschen gibt. Aber ich kenne jetzt sogar viele liebe Menschen. Die haben mir geholfen. Einmal haben mir die Blödmänner wehgetan und zwei Freunde von uns waren lieb zu mir und haben das verarztet. Die haben gesagt ich bin gar nicht schuld. Ich find aber schon dass ich schuld bin. Ich hab das doch verdient. Manche Menschen sind böse oder dumm und haben das dann einfach verdient.

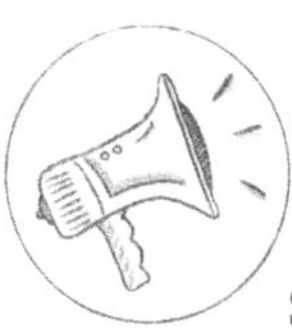

**Anja:**

Niemand hat das verdient. Nicht einmal wir. Eine Schande, dass die meisten von uns das nicht wissen. Hören die mich nicht? Ich werde nicht schlafen. Nicht, bis man mich hört. Wenn es sein muss, nie wieder. Ich weiß, was wir und andere Menschen erleben. Passives Zuschauen werte ich als aktive Unterstützung. Niemals werde ich das unterstützen. Lieber sterbe ich. Und bis dahin schreie ich. Vielleicht hört mich ja jemand. Warum hört mich niemand? Kann jemand von uns für mich sprechen?

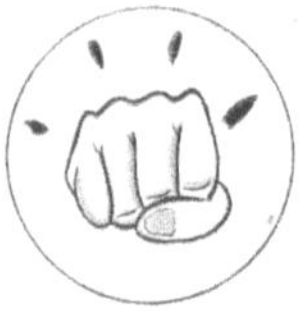

## Fiona:

»Sie fühlen sich verfolgt?«

Das Grinsen des Psychiaters, der mir gegenübersaß, war gezeichnet von Ungläubigkeit. Niemals werde ich ihn vergessen.

»Nein, ich *werde* verfolgt.«

Es war an der Zeit, ehrlich zu sein. Wenn es uns helfen konnte, würde ich jedes Detail, das ich kenne, wiedergeben. Das konnte ich aushalten. Nicht aber den Gedanken daran, dass es immer meine Gegenwart bleiben würde. Ich würde alles tun, um uns in Sicherheit zu bringen. Selbst wenn Hunderte andere von uns es weiter über sich ergehen lassen würden, zählte mein Aufschrei. Es ging ums Prinzip. Allein, weil Täter*innen wollten, dass wir schwiegen, würde ich es nicht mehr tun. Nicht jetzt, wo ich die Chance hatte zu sprechen. Es war das erste Mal, dass wir einem noch fremden Menschen von dem erzählten, was uns passierte. Denn es war auch das erste Mal, dass eine Person vorne war, die Bescheid wusste – ich. War das ein Fehler?

Wir saßen mit einer schlimmen Verletzung am Rücken in der Notaufnahme, während unsere Freunde, die uns hierhergebracht hatten, noch versuchten, die Situation irgendwie zu verdauen. Die Tür zum Behandlungszimmer wurde von zwei Polizeibeamten blockiert, die ohne meine Zustimmung alarmiert worden waren, damit ich Anzeige erstatten könnte.

Wenige Stunden vorher waren wir auf dem Weg zu unserer besten Freundin gewesen. Dass wir dort nie ankommen würden, weil Täter*innen uns abfingen, wussten einige von uns genau. Ich nicht, aber ich hatte es befürchtet. Dann waren wir einige Stunden nicht mehr erreichbar gewesen, bis mitten in der Nacht ein zartes Stimmlein, das zu uns gehörte, unseren damaligen Freund anrief:

»Bist du unser Freund? Ich sag dir nicht, wer ich bin. Aber vielleicht kannst du mir helfen. Da ist Blut und ich habe den Boden schmutzig gemacht.«

»Ist dir schwindlig?«, hauchte er ins Telefon.

»Nein, aber ich weiß nicht, wie ich den Boden wieder sauber bekomme! Da brauche ich deine Hilfe!«

Sowohl unser Freund als auch unsere beste Freundin waren keine halbe Stunde später bei uns zu Hause eingetroffen. Vor ihnen saß eine eingeschüchterte Tessa, die sich für die Sauerei entschuldigte und Schmerzen verneinte. Beide Freunde wussten zu diesem Zeitpunkt, dass wir viele sind, und kannten auch mehrere von uns, doch niemand von ihnen wusste, dass die Gefahr nicht ganz vorüber war. Einige unserer Alltagspersonen eingeschlossen.

Da ich eine recht gute Verbindung zu Tessa habe, kann ich mich an die Situation genau erinnern. Wenn sie vorne ist, ist es mir manchmal möglich, von innen heraus zu beobachten, was passiert. Erst, als unsere Freunde uns in die Notaufnahme geschleppt hatten, wurde die arme Tessa abgelöst und ich war vorne. Bühne frei für Fiona.

Am liebsten hätte ich geschrien: »Ich habe es euch doch gesagt! Wir sind nicht sicher. Habe ich euch das nicht gesagt? Ich hab's euch doch gesagt!«

Stattdessen hielt ich mich zurück, um nicht als wahnsinnig abgestempelt zu werden, als ich dem Psychiater in Anwesenheit der Polizei unsere Geschichte erzählte. Das passierte leider viel zu oft, wenn man von etwas berichtete, das für andere unvorstellbar war. Es ist immer leichter, Grausames als Fiktion abzustempeln. Dass das ein gesunder Selbstschutz war, wusste ich. Trotzdem machte es mich wütend. Meine Emotionen waren das, was mir die Kraft zum Kämpfen gab, wenn ich keinen anderen Anker hatte. Sie waren mein Antrieb, wenn der Tank leer war. Sie zeigten mir die Richtung und den Sinn. Doch ich wusste auch, dass ich sie nach außen hin bremsen musste, um nicht aus der Norm zu fallen, von der wir noch nie ein Teil gewesen waren.

»Verschwenden Sie unsere Zeit nicht. Wir haben mitten in der Nacht keine Lust, auf den Arm genommen zu werden«, grummelte es aus Richtung der Zimmertür.

Für einige Sekunden erstarrte ich, als meine Augen die der Polizistin trafen. Ich war sprachlos. Da draußen laufen Menschen herum, die jetzt in dieser Sekunde Kinder quälen, und meine Informationen könnten helfen, sie zu finden. Ich erwarte nicht, dass man uns hilft. Ich erwarte, dass unser Überleben anderen helfen kann. Und dazu muss man uns zuhören.

»Immer diese Psychos hier in Berlin«, murmelte nun der große junge Beamte.

Das gab mir den Rest. Ich wollte aufstehen, aber ich konnte nicht.

## Delia:

»Schäm dich! Wir sind nicht gestört, die Täter sind es! Ihr seid es! Ihr, die wegschaut! DAS ist krank!« Ich brüllte mir die Seele aus dem Leib. Ich hasse Menschen. Bestätigt sich nur immer wieder. Nicht alle, aber viele.

Unsere beste Freundin klammerte sich an mein Handgelenk. War vielleicht besser. Sonst wäre da mindestens eine Person mit blauem Auge rausgegangen. Ich hasse Ungerechtigkeit. Mach ich nicht mit. Sollen sie doch nach Hause gehen. Sollen sie doch friedlich schlafen, wenn sie es mit ihrem Gewissen vereinbaren können. Ich nicht. Ich werde niemals ruhig schlafen können, solange da draußen unschuldige Menschen gequält werden. Niemand kann die Welt retten. Aber wegschauen ist fast so schlimm, wie es selbst zu tun. Ignoranz schützt nicht. Nur die Täter.

Kurz vor dem Ausgang hielt mich der Psychiater zurück. Der, der uns eben noch belächelt hatte. Bereit zum Angriff durchbohrte ich ihn mit meinem finsteren Blick. Ob man uns glaubte, war mir egal. Schließlich waren wir es, die am Ende des Tages damit leben mussten. Es war unser Problem. Ganz allein unseres. Nicht das der Ärzte. Also war es auch unsere Aufgabe, jemanden zu finden, der uns half. Dafür würde ich sorgen. Es war mir nicht egal, ob man generell Ungerechtigkeit auf der Welt bagatellisierte. Wer nicht daran glaubte, dass Gewalt existierte und jeden treffen konnte, wollte meine Perspektive gar nicht hören. Und wer schon vor einem Gespräch sein Urteil fällte, hatte meine Anwesenheit nicht verdient.

Zu meiner Überraschung hatte Monsieur Psychiater doch einen Perspektivwechsel gewagt. Er habe in der Zwischenzeit in weiterer Fachliteratur zum Thema recherchiert und würde uns nun doch glauben. Na, sieh mal einer an. Wunder geschehen.

»Das ist so tragisch, dass ich mir das nicht vorstellen konnte. Aber Sie haben recht – ich *wollte* es mir nur nicht vorstellen. Wer will das schon?«

Ein Grinsen konnte ich mir nicht verkneifen. Bei den nächsten Überlebenden, die er behandeln würde, würde er nicht mehr grinsen. Ziel erreicht.

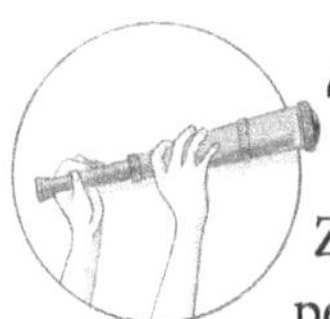

## 46:

Zu akzeptieren, dass wir viele sind, war für Alltagspersonen eine große Aufgabe. Anzunehmen, dass diese Art der Persönlichkeitsstrukturierung auf erlebten Traumata basiert, eine viel größere. Zu realisieren, dass diese nicht vorüber waren? Das war nahezu unmöglich, aber essenziell.

An dieser Stelle betone ich erneut, dass sich der eben genannte Bewusstwerdungsprozess nur auf einen Bruchteil aller Innenpersonen bezog. Die meisten von uns kannten ausschließlich die Gewalt und die Innenwelt, in der wir uns aufhalten, wenn wir gerade nicht vorne sind. Nur durften und konnten wir unser Wissen darüber nie teilen.

Zwei Parteien mussten also über ihren Schatten springen und vertraute Handlungsmuster verändern: Die für die Traumata blinden Alltagspersonen mussten anfangen, Trauma in unserem Leben grundsätzlich für möglich zu halten. Andere, die Zugang zu den Traumata hatten, mussten das tun, was immer verboten war: sprechen. Sprechen kann nur etwas bewegen, wenn man gehört wird. Deshalb spielten die Alltagspersonen, die am wenigsten mit den Traumata zu tun hatten, vor allem anfangs eine bedeutende Rolle. Irgendjemand musste den Körper zur Therapie schleppen, was wohl kaum eine voll traumatisierte Person übernehmen wird, die gelernt hat, zu schweigen.

Erst im Anschluss konnten neue Erfahrungen gemacht werden, insgesamt ein Prozess, den wir als heilsam erachten. Wir mussten erst lernen, dass es nicht angemessen war, was wir erleben mussten, um uns daraufhin für eine Veränderung in der Zukunft einsetzen zu können. Wir mussten lernen, wie schön das Leben sein konnte, um dafür kämpfen zu wollen.

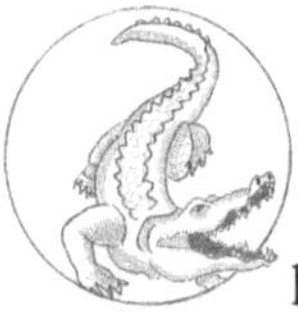

**Vincent:**

Habe nie verstanden, warum alle immer von Sicherheit sprechen. Diese dämlichen Therapeuten wollten immer, dass ich meine Freunde verrate. Sie nannten sie »Täter«. Schräg. Das waren die Menschen, die mir beigebracht haben, was ich wissen muss. Sie haben mich stark gemacht. Auf das Leben vorbereitet. Sie wollten mich vor genau solchen Dingen beschützen. Gestörten Therapeuten. Ich habe meine Freunde nie verraten. Lieber würde ich sterben. Das müsste ich dann bestimmt auch. Zu Recht.

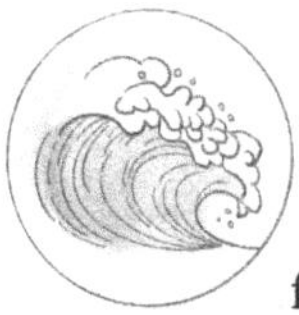

**Isa:**

Ich kann mich gut daran erinnern, dass ich regelmäßig Hämatome an unserem Körper wahrnahm, für die ich keine Erklärung hatte. Deshalb kreierte ich mir eine: Es war bestimmt nur eine Blutgerinnungsstörung. Schnittverletzungen? Auch wenn ich weit und breit keine scharfen Gegenstände finden konnte, stempelte ich jede einzelne davon als Selbstverletzung einer anderen Person in uns ab. Jede Erklärung dieser Welt war für mich naheliegender als die der anhaltenden Gewalt. Genauso wie Ami unseren Hausarzt vor der Diagnose gefragt hatte, ob man im Jugendalter schon an Demenz erkranken könnte, da das für sie die einzig logische Erklärung für ihre Erinnerungslücken war. Im Gegensatz zu anderen Alltagspersonen hatte ich ein Gespür für unseren Schmerz, ich konnte ihn nur nicht einordnen.

Entstanden bin auch ich durch Trauma. Auch Alltagspersonen sind traumatisiert. Allein, weil wir es als gesamtes System sind. Wir hatten nur (erst einmal) keinen Zugang dazu.

Als die Sicherheit, von der ich immer ausgegangen war, infrage gestellt wurde, rückten meine bisherigen Zweifel an der Gefahr von außen zunehmend in den Hintergrund. Wenn die Gewalt noch immer stattfand, ohne dass ich mir dessen bewusst war, war das der Beweis dafür, dass ich nur einen kleinen Teil meines Lebens wirklich kannte. Hinweise hatte es schon vorher gegeben. Ich hätte sie von mir aus nie als solche gedeutet. Wie die Diagnose einige Jahre zuvor löste auch der Tag, an dem Tessa ihre aktuelle Verletzung und ihre Ursache offenbarte, zwiegespaltene Gefühle in mir aus. Ich konnte es nicht glauben, weil ich es nicht glauben wollte. Gleichzeitig erklärte es das, was ich mir nicht mehr anders erklären konnte. Bis zu einem gewissen Punkt konnte man immer andere Erklärungen finden. Bei einer Verletzung, die man sich unmöglich selbst zufügen konnte, schaltete sich auch bei mir der gesunde Menschenverstand ein. Es musste viel passieren, bis ich diesen Gedanken nicht ohne Weiteres wieder von mir wegschob. Doch als genug passiert war, war das möglich. Das war das Zeichen, dem ich glauben konnte. Das, auf das ich gewartet hatte.

Diese Nacht voller neuer Erkenntnisse war das Ende meines Sicherheitsgefühls und der Anfang des Kampfes darum, es wiederzubekommen. Ich hatte gelernt, nicht alles verstehen zu müssen, um dem Bodenlosen Raum geben zu können. Was nicht greifbar war, machte Angst. Doch die Angst, mein eigenes Leben nicht zu begreifen, war größer.

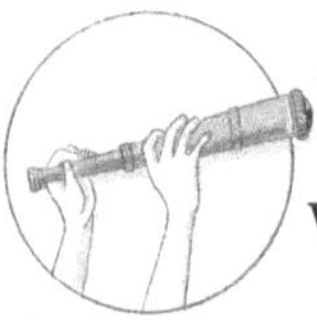

## 46:

Was genau ist uns eigentlich passiert?

Diese Frage begegnet uns natürlich oft. Dabei waren wir selbst lange damit beschäftigt, genau darauf eine Antwort zu finden. Wahrscheinlich werden noch zahlreiche Antworten folgen, ohne dass wir danach suchen.

Man wird nur viele, wenn einem früh, wiederholt und über einen langen Zeitraum hinweg extreme Traumata widerfahren. Psychische Gewalt, physische Gewalt, sexuelle Gewalt – Trauma kann viele Formen haben und passiert, wenn etwas zu viel oder zu wenig oder beides ist. Zu viel, wie sexuelle oder körperliche Gewalt, die ein Mensch nicht erfahren sollte. Oder zu wenig, wie bei der Vernachlässigung eines Kindes, bei Hungern, einem Verlust. Trauma ist eine Erschütterung der Seele, des Vertrauens in das Leben und in sich selbst, des eigenen Weltbildes, der eigenen Entwicklung und der Gefühle. Übrig bleiben Scherben, die man mühevoll wieder zusammensetzen muss, um sich nicht durch neue Bewegung im Leben daran zu schneiden. Sind sie zu scharf, zu schwer oder zu viele, bleibt der Psyche manchmal nichts anderes übrig, als sie einzeln zu begraben.

Trauma kann man nicht vergleichen. Die Psyche entscheidet selbst, was sie als erschütternd wahrnimmt. Auch eine DIS bedeutet nicht, dass ein Mensch schlimmere Traumata erlebte als jemand, der keine DIS entwickelte. Nicht alle Menschen haben dieselbe Neigung zu dissoziieren. Nicht jede Psyche wählt denselben Weg, um Unaushaltbares zu überleben. Ob eine DIS entsteht oder nicht, ist auch stark davon abhängig, zu welchem Zeitpunkt die Traumata beginnen und wie allein ein Kind damit gelassen wird. Es ist also durchaus möglich, dass zwei Menschen dasselbe erleben und nur einer davon viele wird – beispielsweise, wenn sie sich im Alter unterscheiden, in dem sie eine gewisse Erfahrung machten.

Wir werden niemandem Vorwürfe machen, der früher in unserem Leben war, und nicht erkannte, was uns passierte. Einige von uns selbst erkannten es auch nicht. Das ist die Kunst der DIS: Sie macht blind. Um erlebte Traumata werden Mauern gebildet, die diese nicht nur vor den Überlebenden selbst verstecken können, sondern auch vor Außenstehenden. Sollte es Menschen gegeben haben, die Bescheid wussten und nichts unternahmen, dann sind sie für uns mit Täter*innen gleichzusetzen. Wissend und tatenlos zuschauen ist fast genauso schlimm, wie der oder die Handelnde zu sein.

Was wir erlebten, ging nicht von einem Einzeltäter aus, sondern einer Tätergruppierung. Was dort stattfand, betraf jegliche Formen der Gewalt, die man sich vorstellen kann – und noch mehr. Es gibt also nicht *den* Täter, dem wir auf der Straße aus dem Weg gehen müssen. Es sind viele. Auch, wenn wir über einige Täternamen und -gesichter verfügen, wissen wir, dass das nur ein Teil des Ganzen ist. Es ist also ein ständiges Hinterfragen, das uns begleitet, wenn wir einem Menschen in die Augen sehen. Gehört er auch dazu? Die Gruppe schützt den Einzelnen. Dass ein Mensch nicht Teil des Kreises ist, dessen Opfer wir wurden, müssen wir bei neuen Begegnungen im Alltag erst versuchen auszuschließen.

Auch das ist nicht mehr oder weniger schlimm als Gewalt durch Einzeltäter. Es hilft nichts, uns zu vergleichen, denn alles, was wir je selbst erlebt haben und erleben werden, ist und wird unsere eigene

Geschichte sein. Die Unterschiede betreffen mehr die innere Persönlichkeitsstrukturierung, die aus dem Gewalterleben folgt, und die zugehörigen Hilfsansätze und Bedürfnisse.

Es gibt Gewaltstrukturen, bei denen es erfolglos sein wird, umzuziehen oder seine Handynummer zu wechseln. Manchmal ist die Gefahr zu verteilt, um sie an der Wurzel vernichten zu können. Manchmal kann man vor der Gefahr nicht flüchten, weil sie von innen kommt. Wir wissen, dass wir nie schuld waren. Doch manchmal ist die DIS nicht nur ein Überlebensmechanismus, sondern auch das, was einem zum Verhängnis werden kann. Wenn es durch einen Trigger (Auslöser) zu einem Wechsel an unserem »Steuerrad« kommt, dann ist unser Handeln von dieser einen Person abhängig, die jetzt die Reise lenkt. Wenn diese eine Person nichts anderes gelernt hat, als sich selbst der Gefahr auszusetzen, dann haben wir anderen in diesem Moment keinen Einfluss darauf. Nur weil wir in erster Linie alle entstanden sind, um als Gesamtes überleben zu können, handeln bei Weitem nicht alle von uns im Sinne des gesamten Systems. Viele wissen schlichtweg nicht, was in unserem Sinne ist.

Sowohl im privaten Umfeld und sogar manchmal im Rahmen therapeutischer Begleitung mussten wir uns auf unserem bisherigen Heilungsweg Sätze anhören wie »wer das Schlechte nicht kennt, weiß das Gute doch gar nicht zu schätzen«. Bei uns ist es umgekehrt: Wer das Gute nie kennenlernen durfte, weiß nicht, dass das Schlechte schlecht ist.

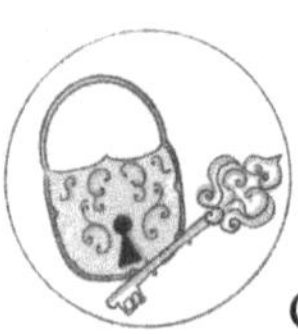

**Fabian:**

Gut und schlecht sind persönliche Bewertungen. Gäbe es nur zwei Seiten, die nicht gemeinsam existieren können, gäbe es keine Farben. Mein Erlebtes würde ich weder als schlecht noch als gut bezeichnen. Es wird bleiben, was es immer war, weil es ist, was es ist. Das Einzige, was ich benennen kann, ist das, was es mit mir machte. Es machte mich im wahrsten Sinne des Wortes sprachlos. Weder im Körper noch in der Innenwelt kann ich sprechen. Ist das gut oder schlecht? Ich bin nur selten im Körper. Ist das gut oder schlecht? Ich muss im Inneren Dinge tun, die nicht meiner eigenen Lebenshaltung entsprechen.

Ich bin ich. Fabian, 15 Jahre, schweigend. Aber ich bin auch bemüht, verlässlich, sorgfältig, humorvoll und neugierig. Ich halte mich an Regeln, aber mag sie nicht. Ich habe mehr erlebt, als ich hätte ertragen können. Und trotzdem bin ich noch immer hier und noch immer ich.

Ist das gut oder schlecht? Bin ich gut oder schlecht?

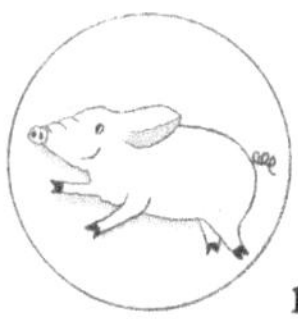

**Tessa:**

Also ich wusste immer dass das nicht gut ist was die mit mir gemacht haben. Aber ich bin ja auch schlau. Und die haben halt gesagt dass ich auch nicht gut bin und deshalb passt das zusammen. Und ich dachte auch immer dass was noch viel Schlimmeres passiert wenn ich nicht mitmache. Also ich konnte mich eh nicht wehren. Aber selbst wenn. Da hätte ich viel zu viel Angst. Ich finde schon dass man böse ist wenn man anderen weh tut. Das ist immer schlecht. Das hat doch gar nichts Gutes.

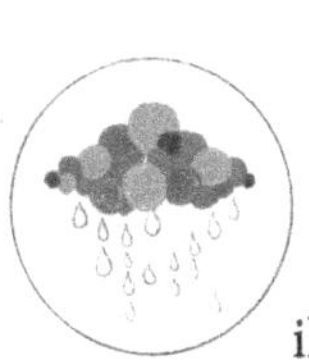

**Ilke:**

Ich kenne viele andere Innenpersonen und auch ihre Aufgaben. Kann sein, dass ich von außen unterschätzt wurde, weil ich erst 13 bin. Tja, ich hatte aber keine Kindheit. Das bedeutet wohl, dass ich schon immer erwachsen war. Ich kann mich an alles erinnern, was ich selbst erlebt habe. Jede

Stimme, jedes Wort und jede Berührung könnte ich beschreiben. Aber es fragt niemand danach. Was ich eingesteckt habe, möchte niemand wissen. Das merkte ich schnell, als ich auch eine Welt kennenlernte, in der es Menschen gibt, die es gut mit uns meinen. Es ist nur so: Die eine Welt möchte von der anderen nichts wissen. Ich komme sozusagen aus einem Paralleluniversum. Wer mich fragt, wird immer Antworten bekommen. Daran halte ich mich. Ich weiß nämlich, dass sich sowieso niemand trauen wird. Wir sind keine Überlebenden. Wir sind schon oft gestorben. Es war danach nur nicht vorbei.

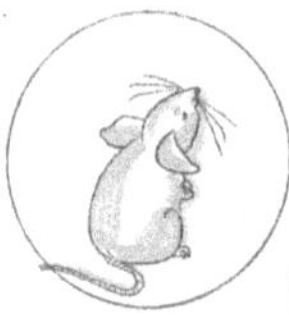

**Emely**

Emely ekelig. Körpa ekelig. Drinnnen und drausen. Baides net schön. Will gar kain Körpa habn. Macht plöde Gefüle. Ekelig.

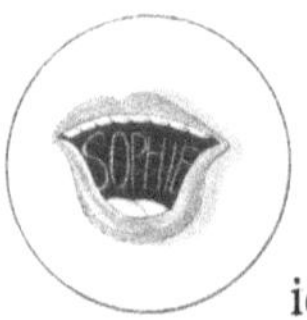


**Sophie:**

Ein kalter Schauer durchfährt meinen Körper, wenn ich darüber nachdenke, dass ich ganz nah dran am Wissen über unser Trauma war. Wenn mir diese Informationen von anderen zugänglich gemacht wurden, konnte ich sie aussprechen. Doch sie verließen meine Lippen ohne Umweg durch meinen Kopf. Ich konnte sie nicht filtern. Es war, als würde mein Mund eine andere Sprache sprechen, als das Gehirn es tat. An eigene Traumata kann ich mich nicht erinnern. Es fühlte sich nie nach meinem eigenen Erleben an, wenn ich vorne war. Es ist, als würde ich ein vorgeschriebenes Drehbuch nachspielen. In meinem Kopf sitzen Souffleusen, die mir den Text zuflüstern. Das Wissen über noch anhaltende Traumata überraschte mich nicht. Was mich wiederum überraschte: Ich schien mehr zu wissen, als ich ahnte. Vielleicht auch mehr, als ich sollte. War das eine Chance? Oder eine Illusion? Ändern konnte ich nichts, da ich weder meine Anwesenheit noch mein Handeln beeinflussen konnte.

Es war unwichtig, was ich wusste, weil alle wussten, dass ich damit nichts anfangen konnte.

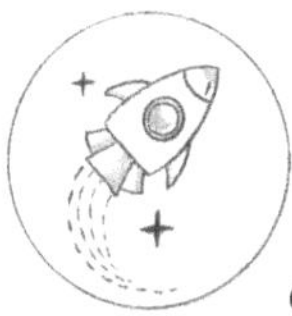

**Ami:**

Ich konnte mich an kein Trauma erinnern, das mich erschütterte. Mich erschütterte meine Unwissenheit darüber. Wenn ich mich mein Leben lang in meinem eigenen Sein getäuscht hatte, täuschte ich mich vielleicht auch in den Menschen, die uns nahestanden? Die Gewalt hätte nicht angehalten, wenn wir ausschließlich vertrauenswürdige Menschen in unserem Leben gehabt hätten. Wer war es, dem wir zu Unrecht vertrauten?

Das war für mich das Schlimmste an der Erkenntnis, dass die Sicherheit eine einzige Illusion gewesen war: nicht zu wissen, was noch alles Illusion war. Ich fing an, zu hinterfragen. Tag für Tag versuchte ich, meine Freundinnen und Bekannten, Therapeutinnen und Ärzte in Gut und Böse einzuteilen. Bei jeder Begegnung begleitete mich die Frage: »Weiß dieser Mensch, was mir passiert?« Ich blickte meinen besten Freunden ins Gesicht und versuchte herauszufinden, ob diese Augen lügen konnten. Gleichzeitig schämte ich mich für diesen Gedanken. Denn eigentlich war es das Vertrauen in mich selbst, das ich verloren hatte.

Ich bin ehrlich: Irgendwann habe ich einfach aufgehört. Es war nie meine Aufgabe gewesen, etwas zu hinterfragen. Würde ich Zugang zu unserer Vergangenheit haben sollen, dann würde es so sein. Es hat einen Grund, dass ich eine Person bin, die nur die Leichtigkeit des Lebens kennt. Manchmal kann es ganz schön schwer sein, wenn man weiß, dass das nicht alles ist. Doch es geht nicht um mich. Es geht um uns. Ohne das Wir kein Ich.

Also mache ich seitdem wieder das, was ich am besten kann: das Licht genießen und den Schatten vergessen. Vielleicht ist genau das für uns Bonnies als Gesamtes wichtig. Wenn ich trotz meiner Unwissenheit spüren kann, dass etwas nicht stimmt, können die traumatisierten Personen vielleicht auch meine Seite spüren. Vielleicht muss mein Anteil der Lebenszeit ungetrübt bunt bleiben, damit die von uns, die das nie erleben dürfen, ihren Teil überleben können.

Oft werde ich als die naive, manische, energetische Ami in der Therapie außen vorgelassen. Mir gehe es ja sowieso immer gut. Nur weil ich die Schattenseite nicht benennen kann, bedeutet das nicht, dass ich sie nicht spüren kann. Ich wünsche mir, dass nie vergessen wird, dass jede einzelne Person von uns ihre Existenzberechtigung hat. Jeder und jede von uns ist in einem Moment entstanden, in dem die Psyche das für überlebenswichtig hielt. Ob bewusst oder unbewusst – wir alle haben eine besondere Aufgabe. Meine ist es, das Schlechte auszublenden. Obwohl ich das meisterhaft beherrsche, wünsche ich mir, dass es mit der Zeit immer weniger in unserem Leben geben wird, das ausgeblendet werden muss.

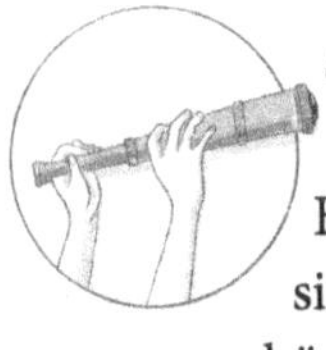

## 46:

Bei einigen Menschen aus unserer Vergangenheit sind wir uns trotz allem sicher, dass sie zu den Guten gehören. Das Sortieren gaben wir auf, indem wir nach Berlin zogen und ausnahmslos alle alten Kontakte abbrachen oder reduzierten. Viele Freundschaften verloren sich. Es tat weh und doch wussten wir, dass es so sein musste. Nicht, weil alle Menschen in unserem Leben in die Kategorie »nicht vertrauenswürdig« fielen, sondern weil wir unsere Herzensmenschen schützen wollten. Auch die, die nicht selbst involviert waren, konnten von Täterinnen und

Tätern, die sich im Alltag nicht als solche zu erkennen gaben, beeinflusst werden. Wo wir waren, waren wir in Gefahr – waren es die Menschen in unserem Umfeld dann vielleicht auch?

»Manchmal ist ein Verlust der größte Gewinn«, gab uns unsere damalige Therapeutin mit auf den Weg. Wir mussten erst alles verlieren, um unser Leben den Umständen entsprechend selbstbestimmt einrichten zu können. Noch heute vermissen wir manchmal Menschen von früher, unser früheres Ich/Wir und das Leben, das wir zu haben schienen. Einige von uns vermissen sogar die andere Seite, die wir erlebten. Das alles war vertraut. Schmerzen waren wie unser eigener Herzschlag: immer da und ein Zeichen dafür, dass wir lebten.

Ich glaube nicht, dass die Verluste ein Gewinn waren. Ich glaube auch nicht daran, dass Trauma einen Menschen stark macht. Trauma verschiebt Grenzen. Trauma zwingt einen zu der Erkenntnis, dass der Körper und die Psyche mehr aushalten, als man für möglich hält. Es stimmt, dass in den größten Krisen die größten Chancen zur Veränderung liegen. Doch ist es tatsächlich ein Gewinn, wenn der Verlust überwiegt? Trauma darf nicht bagatellisiert werden. Trauma macht nicht stark, Trauma macht kaputt. Für einen erwachsenen Menschen, der über genügend Resilienz, Ressourcen und ein stabiles Umfeld verfügt, gibt es erschütternde Situationen, die einen wachsen lassen. Auch hier können manche Risse im Herzen so tief sein, dass niemals bunte Blumen daraus wachsen, sondern immer ein Abgrund bleibt. Ein Kind hat keine Werkzeuge in der Hand, um aus Schmerz zu wachsen. Ein Kind möchte nur überleben. Dass aus Trauma Stärke resultiert, suggeriert, dass Trauma auch etwas Gutes mit sich bringe. Trauma ist nie gut, Trauma ist nicht normal, Trauma hat niemand verdient.

In einem Punkt hatte unsere Therapeutin recht: Manchmal ist ein Verlust nötig, um Platz für Neues zu machen. Manchmal ist eine Veränderung lebensnotwendig. Aus diesem Grund ist es in Ordnung, um das alte Leben zu trauern. Bei jeder neuen Erfahrung geht ein Teil des alten Ichs verloren. Man kann um alte Zeiten trauern, ohne sie sich zurückzuwünschen. Man darf vermissen, auch wenn es sich falsch anfühlt. Denn eigentlich vermissen wir nicht unser altes Leben, sondern die Person, die wir hätten sein können, wenn es anders gewesen wäre.

# 3 Chaos mit System

*Zusammen können wir alles. Allein können wir nichts. Das macht Angst und Hoffnung.*

– Sophie –

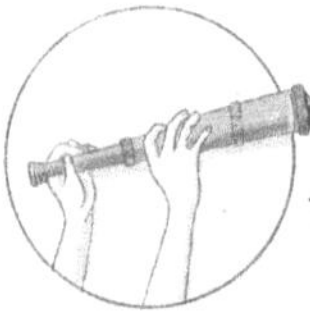

## 46:

Wer von uns ist denn nun die »richtige« Bonnie?

Als Künstlerin sind wir dazu geneigt, die Entstehung der DIS folgendermaßen zu verbildlichen: Jeder Mensch kommt mit mehreren bunten Farbklecksen zur Welt, die auf einer Malpalette vorerst getrennt voneinander angeordnet sind. Mit jeder neuen Erfahrung werden sie Stück für Stück mehr miteinander vermischt. Am Ende bleibt ein großer Klecks übrig – eine gefestigte, integrierte Persönlichkeit. In verschiedenen Lebenssituationen schimmert eine Farbe vielleicht mehr hervor als andere, doch die Grundfarbe bleibt gleich. Passiert zu einem späteren Zeitpunkt etwas Traumatisches, kann es sein, dass ein Teil des großen Kleckses von den anderen dissoziiert – sprich: abgetrennt – wird. Dieser trägt trotzdem dieselbe Farbe wie der große Hauptklecks.

Erlebt ein Kind Traumata, bevor die einzelnen Farbkleckse sich miteinander vermischen können, kann es sein, dass sie voneinander getrennt bleiben. Nur wenn sie ihr Gewicht auf der fragilen Palette verteilen, verhindern sie, dass sie zerbricht. Sammeln sie neue Erfahrungen, werden sie unabhängig voneinander größer. Sind diese Erfahrungen traumatisch, kann es auch passieren, dass sich ein weiterer Klecks aus einem großen bildet. Manche Kleckse sind größer und ausgeprägter als andere. Manche ähneln sich in ihrer Form oder ihrer Farbe. Manche können einander berühren. Sie sitzen alle auf derselben Palette und doch existieren sie unabhängig voneinander.

Diese Metapher lässt sich nicht eins zu eins auf uns übertragen, verbildlicht aber, dass wir nie eins waren. Die DIS entstand, bevor wir eine integrierte Persönlichkeit bilden konnten. Für ihre Entstehung sind das Ausmaß, die Regelmäßigkeit und der Beginn der Traumata relevant. Sie kann sich grundsätzlich nur ausbilden, wenn die Persönlichkeit noch nicht integriert ist. Würde also ein erwachsener Mensch das erleben, was wir als Kind erfuhren, würde er dennoch keine DIS entwickeln. Wenn eine Glasschüssel herunterfällt, zerbricht sie in viele Teile, die alle ein Teil der Schüssel sind. Bei einer DIS entstehen von Anfang an mehrere Schüsseln. Hat sich durch sehr frühes, wiederholtes Trauma einmal eine DIS entwickelt, ist es durchaus möglich, dass auch zu einem späteren Zeitpunkt noch weitere Innenpersonen entstehen, wenn die Psyche das für nötig hält. Bei uns wurde die Schwelle dafür zunehmend niedriger. Am Anfang musste mehr passieren als jetzt, damit sich eine weitere Person verselbstständigte. Früher war Todesnähe das Fundament, auf dem sich neue Personen entwickelt haben. Jetzt reichen oft schon belastende Alltagssituationen, die nicht ansatzweise an bisherige Traumata herankommen. Wahrscheinlich ist dies ein Lösungsweg, den unser Gehirn so lange trainiert hat, dass es heute automatisiert mit diesem Vorgang reagiert, wenn es sich nicht anders zu helfen weiß. Ohne Grund entsteht jedoch auch heute niemand.

Bei allem, was wir hier teilen, können wir nur von uns sprechen, tun das aber ganz reflektiert. Wir kamen nicht als »die Bonnie« zur Welt, die dann durch Gewalteinwirkung zersplitterte. Wir sind nicht alle Anteile einer einzigen Bonnie, die wir ursprünglich einmal waren. Wir waren nie einzig. Wir mussten nur nach außen hin den Anschein erwecken. Wir könnten nie zu der Bonnie werden, die wir heute ohne Traumata wären.

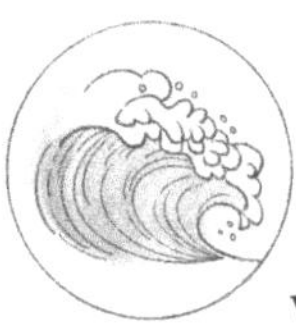

**Isa:**

Unser Leben lang wehrten wir uns dagegen, nur eine von vielen zu sein. Wir wollten in der Schule nicht zu den Besten gehören, sondern *die* Beste sein. Wir begannen ein Mathematikstudium, bevor wir unser Abi hatten, und waren entsetzt, als ein Mitschüler das auch schaffte und wir wieder nur eine von zwei waren. Wir fingen Hobbys nur an, wenn sie auch die Chance boten, sich hinsichtlich der dahinterstehenden Leistung zu vergleichen. In Beziehungen hatten wir immer Panik, der Partnermensch könne sich für andere interessieren. Wir färbten uns die Haare bunt und schwammen gegen den Strom. Hauptsache anders. Hauptsache, wir waren nicht nur eine von vielen.

Dabei waren wir das immer. Nur eine von vielen. Mich gibt es nicht ohne die anderen. Ich bin nur Isa. Eine von vielen Bonnies. Entscheidungen treffe ich nie für mich allein, denn ich bin nur eine von vielen, die sie betreffen. Verabredungen kann ich nicht alleine fix machen, denn ich bin nur eine von vielen, die sie wahrnehmen könnten. In der Therapie bin ich nur alle paar Wochen, obwohl wir regelmäßig dort sind, denn ich bin nur eine von vielen, die sie brauchen. Wenn ich fühle, weiß ich nicht, ob es meine eigenen Gefühle sind, denn ich bin nur eine von vielen Personen, die ihren eigenen Kampf kämpfen. Kommuniziere ich meine Gedanken, werde ich gefragt: »Und was sagen die anderen dazu?«

Meine Gedanken und Gefühle haben weniger Gewicht, weil ich nur eine von vielen bin. Während ich weg bin, lebt eine andere Person mein Leben weiter. Würde ich ganz verschwinden, würde jemand anderes die Lücke ausgleichen, die ich hinterlasse. Das ist schmerzhaft. Genau das versuchte ich im Außen unbewusst auszugleichen.

Gleichzeitig waren wir das nie, eine von vielen. Wir gehörten da draußen nicht dazu. Wir waren nie allein, aber immer einsam. Wir wussten, dass wir anders sind, aber nie, warum. Eine DIS ist kein buntes Zusammenleben mit sich und anderen, sondern macht in erster Linie einsam. Viele zu sein, ermöglicht uns das Leben und schränkt uns gleichzeitig ein. Es zerreißt mich.

Wenn ich nur einen Aspekt der DIS in die Welt hinausschreien würde, wäre es: Wir sind auch allein ganz.

Wir Innenpersonen sind nicht ein Teil von etwas Ganzem, sondern jeweils vollständig. Wir sind vielschichtige, komplexe Menschen wie jede Einzelperson auf dieser Welt auch. Wir haben eigene Erfahrungen gemacht, die uns formten. Meine Fähigkeiten, Interessen und Themen, die mich bewegen, können völlig andere sein als die anderer Innenpersonen. Ich bin nicht nur ein Stück des Kuchens. Ich bin ein eigener Kuchen. Einer von vielen auf einem gemeinsamen Tisch.

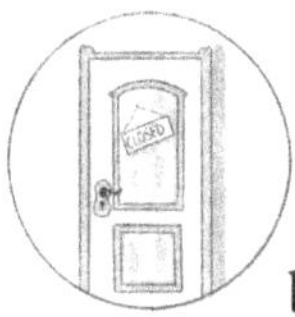

**Loki:**

Stimmt nicht. Gibt nur mich. Ich bin der Kuchen. Ich bin jedes Stück. Die Welt dreht sich um mich. Ich bin allein. Viele in einem kann man gar nicht sein.

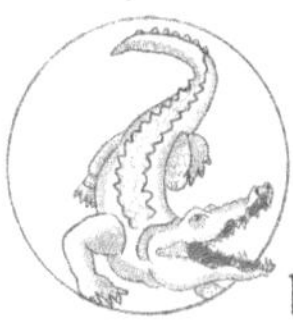

**Vincent:**

Macht habe ich nur, weil ich nicht allein bin. Ich brauche doch andere, denen ich überlegen sein kann. Das ist mein Lebenssinn. Niemand von uns kann allein bestimmen. Ich auch nicht. Leider. Aber manche haben mehr Rechte als andere. Weil sie es verdient haben. Manche können mehr als andere. Weil sie besonders sind. Es gibt welche, die gerade mal einen Satz kennen und nichts anderes sagen können. Das ist doch erbärmlich. Kann man das überhaupt Person nennen? Wenn es nur eine Hauptperson geben könnte, wäre ich das. Da bin ich mir ganz sicher.

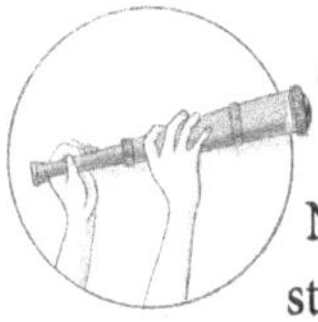

**46:**

Nach unserem Verständnis der DIS und wie sie entstand, gibt es keine Person, die vor allen anderen existierte. Selbstverständlich sind wir nicht alle auf einmal entstanden, sondern über Jahre hinweg. Einige Personen gibt es also länger als andere und trotzdem gibt es nicht eine einzige, die wir als unseren Ursprung bezeichnen können.

Es fühlt sich an, als würde eine Art Kern existieren. In unserem tiefsten Inneren gibt es ein winziges Etwas, das die ganze Zeit über unberührt bleiben konnte. Das ist der verletzlichste Teil von uns, der unverletzt blieb. Auch wenn wir Personen unterschiedliche Formen haben, hat der Teig, aus dem wir alle gebacken wurden, ein ähnliches Basisrezept – inspiriert von dem des Kerns.

Dass es bei uns keine Ursprungs-Bonnie gibt, bedeutet nicht, dass es in anderen DIS-Systemen nicht so sein kann. So wie wir die DIS und ihre Entstehung wahrnehmen, können wir es uns zwar nicht vorstellen, niemals jedoch ausschließen. Wer selbst betroffen ist, wird beim Lesen unserer Worte sicher einige Parallelen entdecken, doch noch sicherer einige Unterschiede. Bedenkt man nur, wie sehr sich jeder Mensch voneinander unterscheidet, kann man sich vorstellen, wie vielfältig DIS-Systeme sein müssen, die eine Kombination aus vielen Menschen sind.

Allein was die Anzahl der Innenpersonen betrifft, können Systeme maßgeblich voneinander abweichen. In Gesprächen mit Menschen, die zum ersten Mal mit einer DIS in Berührung kommen, werden wir meist sehr schnell gefragt, wie viele wir seien. Vermutlich sehnt sich das Gehirn nach etwas Greifbarem in Form einer Zahl, wenn die Gesamtthematik noch unbegreiflich ist. Wir können verstehen, dass die Vorstellung über eine Innenwelt, in der zahlreiche Persönlichkeiten parallel zum äußeren Leben agieren, abstrakt wirkt.

Selbstverständlich ist ein DIS-System, das sich zu fünft einen Körper teilt, anders aufgebaut als eines, das mehrere hundert Innenpersonen beinhaltet. Nach oben gibt es keine Grenzen. Oder vielleicht doch? Wir kennen Überlebende mit einer Personenanzahl im vierstelligen Bereich und obwohl diese Anzahl begrenzt ist, fühlt sie sich unendlich an.

Wir selbst sind ein großes System. Keine Schulklasse, sondern eher eine Schule. Das sagt nichts über den Leidensdruck oder das

Ausmaß der Gewalt aus, höchstens über ihre Form. Trauma ist immer falsch, Trauma ist immer schlimm. Jedes Trauma ist valide. Auch, wenn man gar nicht erst viele wird. Für mich ist es sogar unvorstellbar, alles allein tragen zu müssen.

Manche Überlebende wachen morgens auf und können auf einmal eine genaue Anzahl benennen. Wir (bisher) nicht. Ich wüsste nicht einmal, wie ich zählen sollte. Ab wann ist eine Innenperson eine vollständige Innenperson? Wenn sie sehr beschränkt auf einen Gedankengang, eine Emotion oder eine Handlung ist, zählt sie dann nicht eher als Fragment? Wir bestehen immer darauf, jeweils als vollständige Menschen gesehen zu werden. Dabei sind nicht alle von uns gleich vielschichtig. Es gibt Personen, die nur ein Wort sagen können und weder in der Gegenwart noch in der Vergangenheit orientiert sind. Trotzdem sehe ich bei einigen das Potenzial, sich weiterzuentwickeln – vorausgesetzt, sie könnten neue Erfahrungen sammeln. Andere Anteile sind eindeutig nicht mehr als Fragmente, die eine isolierte Emotion, Erinnerung oder einen Handlungsimpuls verkörpern. Diese nehme ich als diffus und ohne Charakter wahr. Doch wo ist die Grenze? Ist jeder ein Ich, der sich als solches bezeichnet? Ist jeder, der ein Teil des Wir ist, auch ein Ich? Ist es das Bewusstsein, das uns zu Menschen macht?

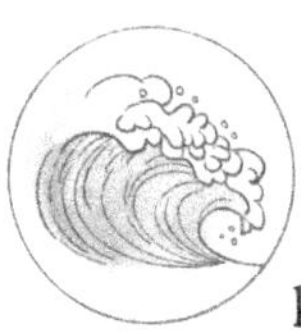

## Isa:

Wenn ich nicht da bin, bin ich weg. Für mich gibt es kein Dazwischen. Für die Zeit, in der eine andere Person am Steuer ist, habe ich kein Bewusstsein. Wenn ich nach einiger Zeit wieder nach vorne komme, fühle ich mich nicht, als hätte ich geschlafen oder geträumt. Ich fühle mich, als hätte ich einmal geblinzelt. Manchmal merke ich nur, dass mir Zeit fehlt, weil ich soeben noch beim Frühstück war und es eine Sekunde später dunkel draußen ist. Kaffee. Wach werden. Blinzeln. Sonnenuntergang. Die Zeit dazwischen existiert nicht.

Es tut weh, sich in das Leben zu verlieben, wenn man einen Großteil davon verpasst. Doch es ist besser, als gar nicht zu leben.

Ich habe keine Angst, zu verschwinden. Ich habe Angst, nie wiederzukommen. Das wäre wie ein Sterben ohne den Tod.

Ich weiß nicht, ob Innenpersonen ganz sterben können. Wir hörten andere Menschen mit DIS schon davon berichten. Bei uns kann ich mir das nicht vorstellen. Wir alle sind doch im Gehirn verankert – müsste dann nicht ein ganzes Hirnareal ausfallen, um eine Person auszulöschen? Was ich weiß, ist, dass es für das Gefühl keinen Unterschied macht. Es kam schon vor, dass Personen ohne Vorankündigung verschwanden, die sonst sehr regelmäßig vorne waren. Es geht nichts verloren. Irgendwo im Innen werden sie noch existieren. Höchstwahrscheinlich in einem bewusstseinslosen Zustand, ohne dass wir anderen einen Zugang zu ihnen haben. In unserer Innenwelt haben wir Orte, an denen sich ausschließlich genau solche Personen befinden: die, die nicht mehr gebraucht werden und in einem unwiderruflichen, komatösen Zustand dortbleiben. Das können Alltagspersonen sein, die zu viel Wissen erlangten, das sie nicht haben sollten, oder andere Innenpersonen, die im Inneren nicht mehr die Aufgaben ausführen, für die sie einst zu existieren begannen.

Das Verschwinden mir bekannter Personen war immer wie ein plötzlicher, schmerzhafter Abschied. Einmal verlor unser damaliger Freund die Person, in die er sich ursprünglich verliebt hatte. Unsere beste Freundin konnte sich nie von der Person verabschieden, die sie am längsten von uns allen kannte. Immer wieder denkt sie mit uns gemeinsam an diese Person oder wir weinen zusammen. Es ist absurd, doch fühlt es sich nicht anders an, als eine vertraute Person verloren zu haben. Sie war weg. Ohne Ankündigung. An einem Ort, den wir nicht kannten. Es war, als wäre ein Teil von uns gestorben. Ich möchte nicht auch irgendwann so ein Teil von uns sein.

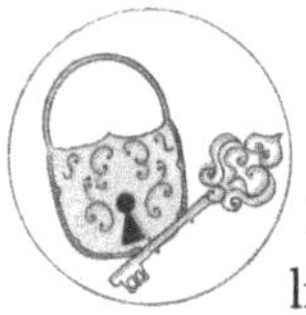

## Fabian:

Nicht alle Personen, die für den Rest nicht zugänglich sind, wurden für immer aussortiert. Nicht alle, die die anderen nicht wiederfinden, schlafen. Personen können im Inneren auch im Wachzustand festgehalten werden. Wenn sie dort eingesperrt werden, können sie auch nicht entwischen. So kann ich verhindern, dass sich Personen an Orten in der Innenwelt aufhalten, für die sie keine Zutrittsberechtigung haben, oder nach vorne kommen, wenn sie es nicht sollen. Umgekehrt kann ich durch das Freilassen bestimmter Personen steuern, was das System als Gesamtes bewegt. Vereinfacht gesagt kann die Person, die gerade vorne ist, zum Beispiel keinen klaren Gedanken mehr fassen, wenn ich Personen in ihre Nähe schicke, die selbst verwirrt und benebelt sind. Ja, ihr habt richtig gehört: ich. Ich kann Türen verschließen und öffnen, die andere nicht beeinflussen können. Das ist meine Aufgabe. Das sorgt für Ordnung im Chaos.

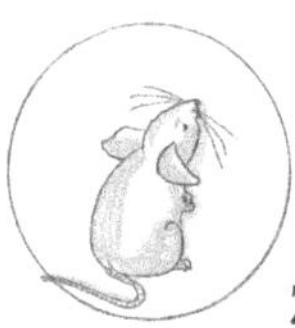

## Emely

Emely imma eingespärt. Emely muss imma in Zimma bleibn. Weil Emely ekelig. Muss lieba alleine sain. Darf ni raus. Darf net schrein. Muss lieb sain. Muss alleine sain.

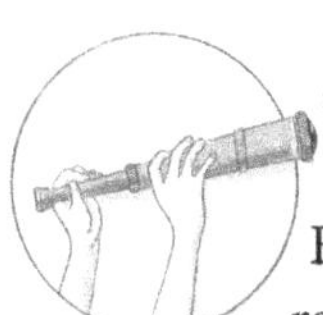

## 46:

Einige Menschen sind schockiert, wenn sie erfahren, dass DIS-Systeme aus mehr Personen bestehen können, als in einen Raum passen. Das kann ich gut verstehen. Je mehr Personen neben mir existieren, desto weniger gehört mein Leben mir. Ganz so geht die Rechnung jedoch nicht auf. Mehr Innenpersonen machen meinen eigenen Anteil am Alltag nicht zwangsläufig kleiner. Nur ein Bruchteil von uns agiert auch im Alltag. Nur ein Bruchteil von uns ist auch von außen zu sehen. Wir sind ein Eisberg und die, die an der Spitze stehen, schwimmen nur dank denen, die unter der Oberfläche leben.

Wir verfügen über eine Innenwelt, in der parallel zum äußeren Geschehen gelebt wird. Während ich morgens meinen Kaffee trinke, spazieren gehe oder meine Frau in den Armen halte, können Personen innen weinen, lachen, schreien, sich gegenseitig oder selbst verletzen, im kalten Kellerraum eingesperrt sein oder über eine Wiese rennen. Das klingt abstrakt, ist aber vergleichbar mit der Außenwelt. Alles, was es hier gibt, kann es im Innen auch geben – und viel mehr. Innenpersonen können ein Alter haben, das für einen menschlichen Körper gar nicht möglich ist, oder einen Körper haben, der nicht dem menschlichen entspricht. Natürlich verkörpert das eher die Vorstellung, die diese Personen von solch einer Erscheinung haben, aber für sie ist es ihre Realität. Es gibt auch Personen, die in der Innenwelt nicht menschliche Wesen sind und sich als Mensch identifizieren, sobald sie im Körper sind. In unserer Innenwelt ist noch mehr möglich und alles noch weniger harmonisch. Wir können uns gegenüberstehen, anfassen und sprechen wie wir Menschen hier auch. Wir haben unterschiedliche Erscheinungsbilder, wie wir Menschen auch. Wird einer Person im Innen Schmerz zugefügt, ist dieser genauso real, wie er es im Körper wäre. Schaut eine Person in der Innenwelt in die Sonne, kann sie die Wärme im Gesicht genauso spüren, wie in der Außenwelt.

Im Innen herrscht strukturiertes Chaos. Obwohl es sich durcheinander und unendlich anfühlt, hat alles System. Wir sind keine wild durcheinanderrennende Menschenmenge, auch wenn es sich für uns so anfühlt, sondern sind in Untersysteme unterteilt. Das kann man sich wie ein Geflecht verschiedener Gruppen und Untergruppen vorstellen. Oft können Personen aus derselben Gruppe eher miteinander in Kontakt treten als diejenigen verschiedener Gruppen.

Auch in der Innenwelt leben wir nicht alle auf einem Fleck, sondern sind verteilt auf verschiedene Orte auf verschiedenen Ebenen. Nicht jede Person von uns kann an jeden Ort. Die Alltagspersonen halten sich in einer Art Zwischenwelt auf, wenn sie gerade nicht vorne sind, und haben nicht einmal Zugang zur Innenwelt. Es gibt Innenpersonen, die in einem Zimmer eingesperrt sind und es nicht verlassen können. Andere können sich durch einen größeren Teil der Innenwelt bewegen. Wieder andere ziehen ihre Runden und passen auf, dass niemand seinen Platz verlässt. Wenige sitzen in einer Art Steuerzentrale und sind für die Organisation und Koordination zuständig. Ich war und bin eine davon.

Allein über die Innenwelt könnten wir ein ganzes Buch schreiben, sodass wir dieses Thema an der Stelle stark herunterbrechen müssen. Ich bin eine von denen, die es niemals zur Aufgabe hatten, im Körper zu sein. Abgesehen von ausgewählten Momenten, in denen ich außen etwas Schlimmes erleben musste, verbrachte ich meine gesamte Zeit damit, die Strukturierung des Systems aufrechtzuerhalten. Ich und einige andere in derselben Position waren jeweils für unterschiedliche Personengruppen zuständig. Wir mussten zum Beispiel aufpassen, dass jede Person ihre Aufgabe ausführt. Unser System ist in einer klaren Hierarchie aufgebaut, doch hat nicht eine Person allein die Macht über alle. Wir sind also weder eine Demokratie noch eine Monarchie. Jede Person wird von einer anderen kontrolliert. Niemand kann sich auf einmal anders verhalten, ohne dass es jemandem auffällt. Dass ich nicht für die direkte Ausführung von Aufgaben zuständig war, sondern nur kontrollieren musste, dass sie stattfinden, hat den Vorteil, dass ich einen guten Überblick über unser Inneres habe. Ich habe nur einen Bruchteil der Innenpersonen persönlich gesprochen und doch kenne ich viele davon.

Als ich das erste Mal ungeplant auch im Alltag war, konnte ich weder laufen noch sprechen. Mein Auftritt dort war nie vorgesehen. Ich musste erst lernen, meine Beine zu benutzen und mit meiner Stimme zu kommunizieren. Es war grausam. Und gleichzeitig wichtig. So konnte ich einige Informationen über unsere Innenwelt liefern, die für Alltagspersonen nicht zugänglich sind, die aber essenziell für unseren Therapieprozess waren.

Nicht bei allen Menschen mit DIS muss es im Innen verschiedene Gruppen, Welten, Ebenen, eine Hierarchie oder überhaupt einen Zugang zu all dem geben. Die Struktur (wenn überhaupt eine besteht) ist abhängig von der Anzahl der Personen sowie von inneren und äußeren Faktoren.

Gemeinsam ist uns allen, dass die Person, die sich mit unserem Gegenüber unterhält, nur die Spitze des Eisbergs darstellt. Nicht selten wird von innen mitgehört, abgescannt, kommentiert oder eingegriffen. Wer mit uns spricht, spricht vor vielen Menschen, sieht aber nur einen. Selbst wenn eine Person nie in den Körper kommt, macht sie das nicht weniger existent.

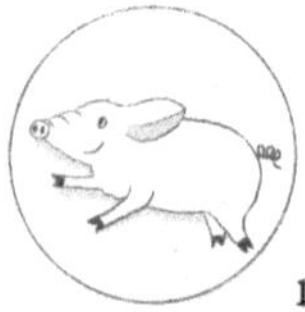

**Tessa:**

Also. Ich weiß immer was draußen passiert. Ich kann nämlich spickeln. 46 sagt dass ich wie ein Informationsspeicher bin. Aber ich weiß nicht ob das stimmt. Ich glaub ich bin einfach nur schlauer als die anderen. Innen drin hab ich auch Kontakt mit richtig vielen. Vor allem mit kleinen Kindern. Die dürfen nicht zusammen spielen aber alle wissen wer ich bin. Ich bin halt toll. Wie ein Vorbild für die glaub ich. Ich finde es nur bisschen blöd dass ich auf die alle aufpassen muss weil ich die größte bin. Also vielen wird auch weh getan da kann ich aber nichts dafür. Manche weinen die ganze Zeit und ich weiß gar nicht was ich machen soll. Weil ich bin doch auch traurig. Früher war ich noch mehr traurig weil ich da noch nichts schönes erleben durfte. Jetzt hab ich sogar Freundinnen wenn ich im Körper bin. Aber innen drin bin ich halt trotzdem allein und da bin ich echt überfordert. Da bin ich ganz ehrlich. Ich hab ein neues Wort gelernt das da gut passt. Ein Desaster. So ist das. Aber wenn ich dann wieder im Körper bin und sehe dass ich jetzt sicher bin dann bin ich wieder glücklich. Das ist echt cool. Ich finde es auch cool dass ich einen erwachsenen Körper habe. Dann kann ich nämlich erwachsene Sachen machen obwohl ich erst zehn bin. Zum Beispiel Geld ausgeben so viel ich will für Kuscheltiere. Oder Cola trinken. Aber manchmal ist das auch blöd. Ich hab niemanden zum spielen in meinem Alter weil der Körper ja groß ist. Und alle erwarten dass ich Erwachsenensprache verstehe. Das ist echt anstrengend. Aber ich kann gut erwachsen spielen.

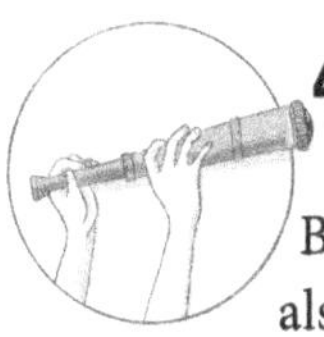

**46:**

Bei uns gibt es sowohl Babys, Kinder und Teenager als auch Personen, die älter als unser Körper sind. Ein Großteil aller Persönlichkeiten ist deutlich jünger als der Körper. Die meisten davon blieben nach ihrer Entstehung in ihrem damaligen Entwicklungsstadium stehen. Für Entwicklung braucht es neue Erfahrungen, die viele von uns nie sammeln konnten, weil sie immer nur in ähnlich traumatischen Situationen vorne waren. Die Möglichkeit, neue Erfahrungen machen zu können, beeinflusst auch sehr, ob eine Person älter wird. Prinzipiell können Personen altern, das muss jedoch nicht konstant passieren. So wurden einige nach ihren ersten positiven Erlebnissen sprunghaft mehrere Jahre älter, andere hingegen nie.

Auf das Alter einer Person bei ihrer Entstehung haben Aspekte Einfluss wie das Körperalter zu diesem Zeitpunkt oder das, was die äußere Situation verlangt. Es entwickelt sich, was gebraucht wird. So erklären wir uns auch die Herausbildung von Personen, die deutlich älter als unser Körper sind. Die äußere Situation verlangte genau das oder unsere Psyche hielt es für nötig, um genau diese Situation bestmöglich aushalten zu können. Selbstverständlich sind erwachsene Innenpersonen, die im Kindesalter entstehen, nicht mit »echten« Erwachsenen vergleichbar. Sie verkörpern eher das Bild, das das Kind zu diesem Zeitpunkt von Erwachsenen hat. Manchmal ist es auch das Gewalt ausübende Gegenüber, das von der Psyche nachgestellt wird. Denn manchmal ist es am ungefährlichsten, wenn man einem solchen Gegenüber in Auftreten und innerer Haltung gleicht. Einige Personen ordnen erlebte Gewalt bis heute nicht als falsch ein, weil sie sie nur ertragen konnten, indem sie ihr eine tiefere Bedeutung oder eine Rechtfertigung verliehen. Manchmal ist die Gefahr am schnellsten vorüber, wenn sich ein kleines Kind ergibt. Manchmal braucht es jemanden, der sich wehrt. Manchmal braucht es eine Frau, manchmal einen Mann.

Alle Innenpersonen können sich in ihrem Geschlecht, ihren Fähigkeiten, Abneigungen, Interessen und ihren Aufgaben unterscheiden. Auch Letztere waren für uns nie beeinflussbar. Sie standen mit unserer Entstehung bereits fest.

Alltagspersonen beispielsweise sind ausschließlich für das Funktionieren im Alltag zuständig, insofern können sie sich schon mit ihrer Entstehung nicht mehr an Traumata erinnern. Andere Personen nehmen eine beschützende Rolle ein und müssen im Inneren etwas vom äußeren Geschehen mitbekommen. Es gibt Personen, die für bestimmte Formen der Gewalt »zuständig« sind und nach vorne kommen, sobald sie dafür gebraucht werden. Manche Persönlichkeiten führen die Gewalt, die sie außen erlebt haben, im Innen an anderen fort. Andere bringen uns automatisch in Gefahr, weil sie es nicht anders kennen. Der Abbruch des Täterkontaktes gestaltet sich besonders schwierig, da es Innenpersonen gibt, die Täter nicht als Gefahrenquelle, sondern vielmehr als Bezugsperson einordnen. Ihre Aufgabe war es, gegen unser äußeres Streben nach Sicherheit anzukämpfen, indem sie versuchten, den Kontakt zu Täterinnen und Tätern aufrechtzuerhalten. Sie mussten es tun, weil sie waren, wer sie waren. Dennoch war es kein Verpflichtungsgefühl, das sie trieb, sondern eine falsche Illusion, die sie anzog.

Die Liste ist unendlich. Unsere Gemeinsamkeit ist, dass wir keine andere Wahl haben, als unseren Aufgaben nachzukommen. Wenn wir nicht so funktionieren, wie wir es sollen, folgen Konsequenzen. Wir funktionieren nicht, weil wir etwas haben, das uns antreibt, sondern aus Angst, vor dem, was folgt, wenn wir es nicht mehr tun.

Wir sind Zahnräder, die das Uhrwerk nur gemeinsam am Laufen halten. Auch, wenn wir uns nicht alle guttun.

**Mara:**

Ich kann Erinnerungen wegnehmen und an andere verschicken. Das ist, wie wenn ich jemandem ein Foto wegnehme und es jemand anderem in die Hand drücke. Leider geht das im Außen nicht. Manchmal kann man nämlich nicht verhindern, dass Leute an Infos kommen, die sie nicht haben sollen. Die Erinnerung daran wegnehmen zu können, ist schon toll. Vor allem, wenn jemand etwas über unser Innenleben erzählen möchte, das niemanden etwas angeht. Dann entwende ich die Information, bevor sie ausgesprochen werden kann. Ich lösche sie zwar nicht ganz aus, aber in der Innenwelt kann ich sie so verstauen, dass man sie nicht wiederfindet. Das geht, weil jede Erinnerung eigentlich uns allen gehört. Wir sind viele, aber bleiben eins. Deins ist meins ist unseres.

**Kalma:**

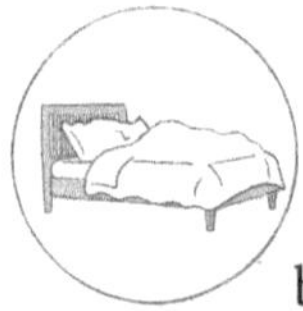

Ich kann andere schlafen legen oder aufwecken. Ich bestimme, wie lange sie schlafen. Ich bestimme, ob sie jemals wieder aufwachen. Wer uns verrät, der wird nicht mehr gebraucht. Mehr gibt es von meiner Seite aus nicht zu sagen.

**Tessa:**

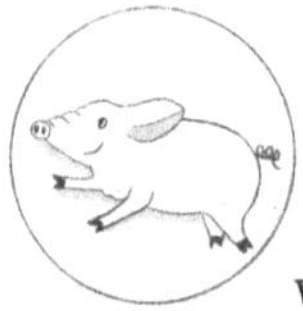

Ich weiß gar nicht ob ich eine Aufgabe habe. Mir wurde immer gesagt dass ich dafür nicht gut genug bin. Ich hab gar nicht so richtig eine Aufgabe. Trotzdem will jeder was von mir. Das ist mir manchmal echt zu viel. Irgendwie kennen mich innen ganz viele die kleiner sind als ich. Manchmal kümmre ich mich auch bisschen um die. Weil ganz viele von denen weinen und haben Angst und sind traurig. Dabei hab ich selbst auch Angst. Also das ist schon echt eine Ausnahme dass sich jemand innen um einen kümmert. Um mich kümmert sich niemand. Dabei bin ich gar nicht so groß und stark. Aber dann helfe ich wenigstens den Kleineren. Weil ich versteh ja wie die sich fühlen. Die sollen keine Angst haben.

**Vincent:**

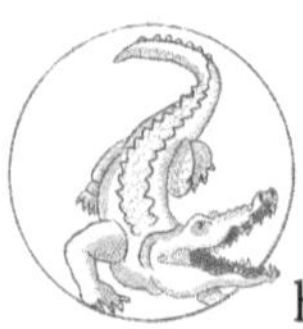

Wahre Stärke ist es, andere schwach zu machen. Das haben mir meine Freunde beigebracht. So wie alles, was man im Leben können muss. Sie haben mich vorbereitet. Ich bin stark, wenn andere leiden. Ich muss stark bleiben. Schmerzen sind mir egal. Schmerzen sind gut. Deshalb füge ich sie anderen zu. Das ist meine Aufgabe. Stark sein. Anderen zeigen, wer das Sagen hat. Auch innen. Man muss auf mich hören.

Das sagen meine Freunde. Diese Therapeuten wollten immer, dass ich aufhöre. Schwachsinn. Verstehe ich nicht. Stark sein ist meine Aufgabe. Würde ich sie nicht erfüllen, wäre ich schwach. Wer will schon schwach sein? Die wollen nur, dass ich schwach bin, weil sie es selbst sind. Ich nicht. Deshalb verstand ich nie, warum ich mit jemandem reden sollte. Therapeuten wollten immer nur, dass sich was ändert. Es war alles gut. Schon immer. Nichts sollte sich ändern. Weil ich es sage.

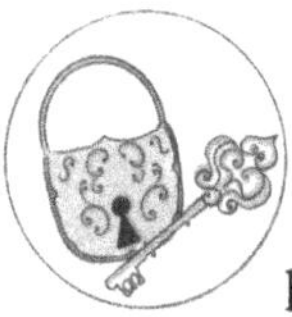

**Fabian:**

Da ich in der Außenwelt keine besondere Aufgabe habe, halte ich mich fast ausschließlich im Innen auf. Dort sperre ich andere ein und aus. Das kann zu ihrem eigenen Schutz passieren, zum Schutz von uns allen oder aber, um einzelne Personen oder uns alle zu beeinflussen. Die anderen nehmen das als Last wahr. Schon verständlich, wenn einem auf einmal kalt wird, weil ich frierende Personen auf die Flure lasse. Oder wenn der Körper umkippt, weil ich Personen nach vorne schicke, die nicht laufen können. Klingt fast, als hätte ich viel Macht. Habe ich aber nicht. Das bildete ich mir noch nie ein. Ich war immer nur jemand, der die Befehle der anderen ausführte, die sich nicht selbst die Finger schmutzig machen wollten. Meine Taten entscheiden über Freiheit oder Gefangenschaft einzelner Personen. Nicht aber ich selbst. Ich bin ein Sklave meiner Taten. Ein unterbezahlter Arbeiter. Aus meinen Aufgaben kann ich keinen Vorteil ziehen. Das Einzige, was ich meiner Arbeit zu verdanken habe, ist, dass ich nicht selbst unter ihr leiden muss. Es ist nett, nicht selbst eingesperrt zu sein. Doch Macht interessierte mich noch nie. Warum auch, wenn sie für mich nicht vorgesehen ist? Für die, die unter mir stehen, scheine ich mächtig. Für mich sind es die, die über mir stehen. Vincent ist einer davon. Meine Macht ist, zu wissen, dass er es in Wirklichkeit nicht ist. Er ist ein unbedeutender Mitarbeiter wie ich auch. Was ist unser Ziel?

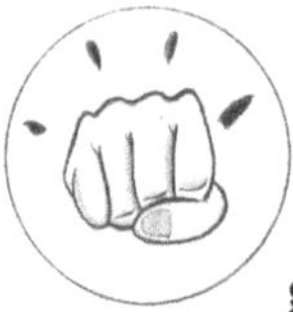

**Fiona:**

Es ist wohl offensichtlich, dass nicht alle Aufgaben gut für unser Wohlbefinden sind. Personen, die Kontakt zu Täterinnen und Tätern aufnehmen sollen, zum Beispiel. In der Therapie fiel das Wort »Aufgabenumverteilung« so oft, dass wir es rückwärts buchstabieren können. Personen sollten die Freundin anrufen, statt Tätermenschen. Personen sollten ein Kissen zerschneiden statt des Arms. Bei manchen funktionierte das. Neben der ganzen Innenarbeit darf nicht vergessen werden, dass sich niemand seine Aufgaben aussucht. Wir durften uns nie etwas aussuchen. Es war einfach so. Hinter der Person mit dem größten Drang, anderen von uns zu schaden, steckt meistens die größte Not. Die DIS ist ein Schutzmechanismus. Doch nur die Entstehung der Innenpersonen basiert auf diesem Schutzmechanismus, nicht unbedingt ihr weiteres Handeln. Wir alle sind aus einem bestimmten Grund entstanden. Die Überlebensstrategien, die wir entwickelten, sind sehr unterschiedlich.

Ich habe mich immer gewehrt. Jedes einzelne Mal, das ich benutzt wurde. Vielleicht war das meine Aufgabe. Nicht, dass es uns etwas genützt hätte, es brachte Täter*innen nur noch mehr in Fahrt. Manche stehen auf Machtkämpfe, wenn sie wissen, dass sie gewinnen. Das war für mich kein Grund, es nicht zu versuchen. Doch meine Selbstbestimmtheit war eine Illusion. Nichts war selbstbestimmt. Im Sinne der Täter*innen sollte ich genau so handeln.

Erst als ich durch einen Zufall von heute auf morgen regelmäßig im sicheren Alltag vorne war, konnte ich mein Wesen nutzen. Ich wehrte mich dort in der Hoffnung, es nie wieder körperlich tun zu müssen. Weil ich im Gegensatz zu den meisten anderen nie gezwungen war zu schweigen, fasste ich den Mut, das Unbeschreibliche auszusprechen. Ich war immer die laute Fiona gewesen, die sich allen Regeln widersetzte. Doch erst jetzt hatte ich die Möglichkeit, diese Energie für uns einzusetzen.

Und so entstand das Trauma-Tagebuch, das alles ins Rollen brachte.

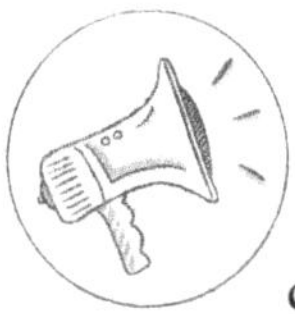

**Anja:**

Nicht nur Aufgaben und Macht sind verteilt, sondern auch unser Wissen. Denn Wissen bedeutet Macht. Hätte ein Einziger die Alleinherrschaft, wären die meisten unserer Aufgaben hinfällig. Wir führen unsere Aufgaben nicht aus, weil wir es wollen, sondern weil wir keine andere Wahl haben. Wir alle werden von mindestens einer Person kontrolliert. Alle. Auch die, die ganz oben stehen. Sonst könnte sich eine einzige Person gegen das System auflehnen und alles vernichten. Das ist nicht im Sinne der Täter. Und in Anbetracht der Lebenshaltung, die zahlreiche Personen verinnerlichen mussten, auch nicht in unserem Sinne.

Selbst die Personen in einer beobachtenden Position können nicht alles erfassen. Es gibt Personen, die von innen heraus fast alles sehen können, weil sie es müssen. Das Innensystem agiert zwar unabhängig von der Außenwelt, wird aber von ihr beeinflusst. Dazu braucht es für uns im Innen auch das Wissen darüber, was außen passiert. Nicht alle von uns haben Erinnerungslücken für die Zeit, in der sie nicht vorne sind. Wer beobachtet, sieht viel. Aber nie alles. Zumindest hat niemand im Nachhinein auf alle Informationen Zugriff.

Um etwas anders zu machen, als es immer war, müssen sich also mehrere Personen verbünden, die sich gegenseitig nicht verraten.

Zusammengefasst schlummert in uns das Potenzial für alles. Wir können uns selbst zerstören, indem wir uns gegenseitig zerstören.

Wir können aber auch für Veränderung sorgen, wenn wir nicht einzeln agieren.

Zusammen können wir alles. Allein können wir nichts. Das macht Angst und Hoffnung.

# 4 Alltag

*Ich war aus dem Albtraum erwacht*
*und hoffte, dass dieser Traum*
*kein Ende haben würde.*
*Nur viele weitere Anfänge.*

– Alice –

## Alice:

Eines Morgens wachte ich neben einem unbekannten Mann im Bett auf. Ich, die unsichere Alice, die ohnehin verstört von der Welt war. Und von dem, was sich Mensch nannte, erst recht.

»Nanu, wer bist du denn?«

Er schien uns gut zu kennen, wenn er sogar bemerkte, dass ich offensichtlich jemand anderes war als die, die er anzunehmenderweise kannte. Ich hatte doch noch nicht einmal etwas gesagt. Nur langsam nahm ich die Bettdecke vor meinen Augen weg.

»Ich verrate meinen Namen nicht. Bist du unser Freund?«

Diesen Mann hatte ich noch nie zuvor gesehen oder gehört. Und doch sagte mir etwas (jemand?) tief im Inneren, er sei sicher. Es war Alltag, dass wir uns in Situationen wiederfanden, die wir nicht einordnen konnten. Für unseren damaligen Freund war es zum Glück auch irgendwann Alltag, nicht zu wissen, neben wem er morgens aufwachte. Für mich war es aber kein Alltag, eine Situation zu erleben, die ich nicht kannte. Ich kannte keine Wohnungen. Keine bequemen Betten mit großen Kissen. Oder diese roten Dinger, die man anscheinend essen konnte. Er wusste das intuitiv.

»Probiere das mal, das sind Erdbeeren! Wenn du die einmal probiert hast, wirst du sicher öfter da sein wollen!«, grinste er.

Das war das allererste Mal, das ich in dieser neuen Welt erleben durfte. Dass das nicht das letzte erste Mal sein sollte, ahnte ich zu diesem Zeitpunkt noch nicht.

»Welches Jahr haben wir?«, flüsterte ich, ohne zu wissen, ob ich die Antwort hören wollte.

»2021. Wann warst du denn das letzte Mal da? Weißt du, welchen Monat wir haben?«

Wortlos schüttelte ich den Kopf. Ich wusste genau, welches Datum wir hatten. Für mich gab es nur ein Datum, das ich im Körper verbringen durfte. Jedes Jahr. Heimlich hatte ich gehofft, es sei noch nicht ein weiteres Jahr vergangen. Es sei endlich vorbei. Ich würde lieber nie wieder nach vorne kommen, als ein weiteres Mal das erleben zu müssen, was mich ausnahmslos jedes Mal erwartete. War das hier die Ausnahme?

Das hier war anders, als ich es kannte. War das vielleicht der Anfang von »vorbei«? Oder nur die Ruhe vor einem Sturm, der größer werden würde als alle bisherigen?

Bisher passierte an diesem Datum immer das Gleiche. Seit meiner Entstehung. Ich musste jedes Jahr das Gleiche tun, sehen und spüren. Es war grausam. Auch an diesem Tag wartete ich Stunde für Stunde, dass es passieren würde. Jeder Windstoß ließ mich zusammenzucken und zur Tür blicken. Doch sie blieb geschlossen. Es kam niemand, um mich zu holen. Ich blieb da. Den ganzen Tag. Es änderte sich nichts an der Situation und somit alles für mich.

Getrieben von der Panik, gleich wieder für ein ganzes Jahr verschwinden zu müssen, schrieb ich meine Geschichte auf. Ich wusste, dass wir viele waren. Mein Erlebtes aufzuschreiben, war die einzige Möglichkeit, es für andere von uns zugänglich zu machen. Ich wollte etwas hinterlassen für den Fall, selbst verloren zu gehen. Denn was war ich wert, wenn es nicht mehr die Situation gab, die nur ich aushalten konnte? Würde ich nun einfach im Innen verschwinden, weil man mich nicht mehr brauchte? Ich wusste nicht einmal, ob ich trauern würde.

Mit der Zeit war es draußen dunkel geworden. Ich wartete immer noch auf den Sturm. Unser Freund legte eine Decke um mich, hielt meine Hand und weinte mit mir. War er überhaupt auch mein Freund, wenn wir uns heute das erste Mal sahen? Teilten wir uns unsere Freunde? Aus irgendeinem Grund fühlte sich alles fremd an, nur er nicht. Ich konnte vertrauen und erzählen. Vielleicht, weil ich Angst hatte, dass das meine letzte Chance sein könnte. Schließlich war es seit über 20 Jahren auch die erste. Ich wusste, dass dieser Abend mein letzter für ein weiteres Jahr sein musste. Vielleicht auch der letzte für immer. Das wäre in Ordnung gewesen. Alles, was ich mir je wünschte, war eingetreten: nur einmal Geborgenheit erleben dürfen.

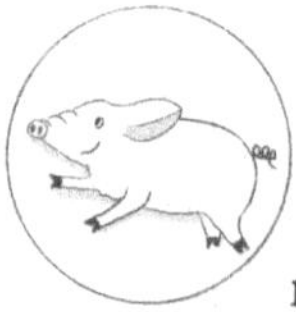

**Tessa:**

Also am Anfang als ich dann auch ohne was schlimmes im Körper war konnte ich gar nicht schmecken. Deshalb hab ich Multisaft immer durch die Nase getrunken. Meine Freundin die Nicky hat gesagt ich soll das nicht machen. Aber ich fand das lecker. Weil mit der Nase konnte ich das ein bisschen riechen und mit dem Mund halt nicht schmecken. Erwachsene sind nur langweilig. Ich hab dann schmecken geübt. Das hat sogar funktioniert. Unser Freund hat uns immer was auf einen Löffel gegeben und ich musste raten ob das scharf oder salzig oder sauer ist. Ich wurde da echt immer besser. Aber ich bin halt glaub ich auch schlau und kann echt gut Sachen lernen. Mit Fanta hab ich jeden Tag geübt süß schmecken zu können deshalb hat das als erstes geklappt. Deshalb mag ich Fanta auch richtig doll. Einmal sind meine Freunde mit mir ans Meer gefahren. Also das waren dann einfach plötzlich meine Freunde obwohl die viel älter waren. Die wollten mir ganz viele neue Sachen zeigen. Und ich durfte auch Schafe streicheln. Das war echt toll. Und Smarties essen. Voll traurig dass ich das früher gar nicht kannte. Jetzt ist mein Leben schon echt viel besser würde ich sagen.

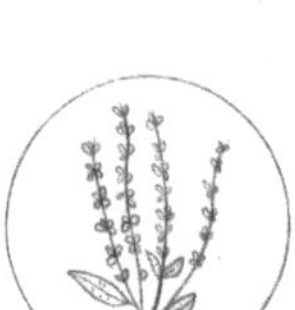

**Alice:**

Dieser eine Abend in Geborgenheit war nicht der letzte für ein Jahr gewesen. Er war der erste von vielen. Denn zwischen dem letzten und diesem Jahr hatten sich Menschen in unserem Leben für unsere Sicherheit eingesetzt.

Ich durfte aus dem Albtraum erwachen. Einfach so. Das, was mir zu vertraut war, passierte kein weiteres Mal. Doch nur weil es für mich endete, war es nicht vorbei. Weder für uns noch für andere. Es gab kein Ende. Doch etwas Gutes war dazugekommen.

Erdbeeren sind heute mein Lieblingsessen. Ich durfte lernen, wie es sich anfühlt, gehalten zu werden. Ich durfte lernen, dass es auf dieser Welt auch Liebe gibt. Und dass Glück mehr ist als die Abwesenheit von Schmerz. Ich durfte das erste Mal die Blätter rauschen hören und das Gras unter meinen Füßen spüren. Als der Körper 22 war, sah ich das erste Mal Schnee. Als ich morgens aus dem Fenster sah, stolperte ich rückwärts auf den Boden, weil ich mich so erschrak. Ich verstand nicht, warum die Welt auf einmal unter einer weißen Decke verschwunden war, und schickte einer Freundin panisch ein Foto. Es war Schnee. Ein Wunder. Und ich war mittendrin.

Da draußen war das Leben und ich war mittendrin. Dieser eine, erste Tag in Sicherheit war nicht mein letzter gewesen. Auch nicht für ein Jahr. Aus einem für mich ungreifbaren Grund war ich seither regelmäßig vorne.

Ich war aus dem Albtraum erwacht und hoffte, dass dieser Traum kein Ende haben würde. Nur viele weitere Anfänge.

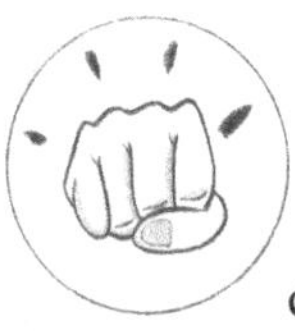

**Fiona:**

Noch immer gibt es für viele von uns erste Male, doch nicht alle davon sind toll. Es ist heilsam, Erfahrungen sammeln zu dürfen, die von den bisherigen abweichen. Sie erweitern den Horizont, der zuvor das selbsterbaute Gefängnis war. Doch was, wenn man darauf nicht vorbereitet wird?

Als eine Person von uns verschwand, die vorher einen Großteil des Alltags gewuppt hatte, war das auch eine neue Erfahrung für uns. Wir waren aufgeschmissen. Die Lücke, die sie hinterließ, musste wieder gefüllt werden. Abgesehen davon, dass das Verschwinden für die, die sie kannten, schmerzhaft war, war es für uns als System organisatorisch eine Katastrophe. Erst im Nachhinein fand ich heraus, dass mein plötzliches eigenes Erscheinen im Alltag, eine Rolle, für die ich nie zuständig gewesen war, zeitgleich mit dem Fehlen dieser Alltagsperson einsetzte. Die Gründe kenne ich nicht, doch ich vermute einen Zusammenhang.

Vorher kannte ich nicht einmal Tageslicht. Meine Augen waren so überfordert, dass ich jedes Mal, wenn ich nach vorne kam, nur schwarze Flecken erkennen konnte. Alles, was für andere selbstverständlich war, musste ich mir als Erwachsene erst aneignen. Unter dem Druck, im beruflichen und sozialen Umfeld nicht auffallen zu dürfen, war das ein echter Nervenkitzel. Ich kam mir wie ein kleines Kind vor, als ich Mitstudenten fragen musste, wie man den Wasserkocher bedient. Ich streckte in Berlin-Mitte jedem einzelnen Menschen auf meinem Weg meine Hand entgegen, um zu grüßen, und wunderte mich, warum ich irritierte Blicke erntete. Ich hatte keine Ahnung, dass zwischen höflich und wahnsinnig nur ein schmaler Grat liegt. Bis heute habe ich Schwierigkeiten mit sozialer Interaktion, weil ich sie nie erlernte. Ich weiß nicht, wie man Menschen begrüßt, ein Gespräch am Laufen hält, wie man Small Talk führt oder was man beim ersten Treffen nicht direkt teilen sollte. Wir sind gut darin, diese fehlenden Fähigkeiten zu überspielen, indem wir unser Verhalten an das des Gegenübers anpassen, doch die Unsicherheit bleibt.

Mit unserer besten Freundin übte ich auf einer abgelegenen Straße das Autofahren und musste erst lernen, dass man nicht auf, sondern zwischen den weißen Linien fahren musste. Bis heute bekomme ich eine Panikattacke, wenn ich die Polizei auf der Straße sehe, weil ich denke, ich hätte keinen Führerschein. Wir haben einen. Ich habe ihn nur nie selbst gemacht.

Als ich unseren Arbeitsplatz das erste Mal betrat, durfte ich mir nicht anmerken lassen, dass es das erste Mal war. Die Spinte waren nicht beschriftet und ich hatte keine Ahnung, in welches Fach ich meine Handtasche stellen sollte. Ich zog meine Schuhe aus, weil ich dachte, das würde man in Innenräumen so tun, und kassierte ein Gespräch mit der Chefin. Mitarbeitende mussten begrüßt werden, ohne ihre Namen zu kennen. Das Verhältnis, das wir zum jeweiligen Menschen hatten, musste ich anhand feinster Gesichtsausdrücke und der Wortwahl erkennen. Nicht immer interpretierte ich diese richtig. Es kam vor, dass ich Menschen umarmte und später erfuhr, dass wir verfeindet waren. Es kam auch vor, dass ich mich nach der Arbeit nicht von Kollegen verabschiedete, die uns eigentlich jeden Tag bis zum Bahnhof begleiteten und gute Freunde waren.

Solange man sich in seinem vertrauten Umfeld bewegt, sind erste Male schön. Sobald man dieses verlässt, fehlt das wohlmeinende Übungsfeld. Dann geht es nur noch um Schadensbegrenzung. Ich durfte nicht auffallen. Ich wollte nie in Erklärungsnot geraten, weil ich keine Worte für das Unerklärliche hatte. Denn wie hätte ich eine Antwort geben sollen, wenn ich selbst noch auf der Suche nach ihr war?

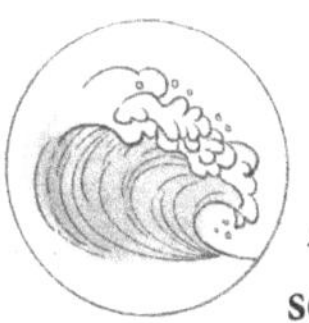

**Isa:**

Auch ohne erste Male landen wir regelmäßig in schrägen Situationen. Das bringt allein das Viele-Sein mit sich.

Dass wir an Orten stranden und nicht wissen, wie wir dort hingekommen sind, ist normal. Einmal fanden wir uns in Singen wieder, was zu diesem Zeitpunkt einige Stunden von unserem Zuhause entfernt war. Später erzählte die manische Ami, dass sie einfach mal schauen wollte, was es dort so gebe. Singen klinge so lebensfroh, deshalb sei sie einfach den Schildern gefolgt.

Dass wir auf Menschen treffen, die uns mit einem falschen Namen ansprechen, ist ebenso normal. Bonnie ist der Name, der im

Ausweis steht. Niemand von uns heißt so, es ist also eher eine Art Teamname, mit dem wir als Gesamtes angesprochen werden. Enge Freunde nennen Innenpersonen, die sie erkennen, bei ihrem eigenen Namen und verwenden Bonnie, wenn sie sich an mehr als nur einen von uns richten. Lernen wir neue Menschen kennen, die nicht wissen, dass wir viele sind, stellen wir uns mit Bonnie vor. Auf diesen Namen hören die meisten von uns. Auch, wenn sie sich selbst nicht damit identifizieren können. Manchmal kommt es vor, dass einer Person ihr eigener Name rausrutscht. Das führte nicht selten zu unangenehmen Situationen im Nachhinein. In der Schule bekamen wir einmal eine Sechs in einem Spanisch-Test, weil Ami beim Ausfüllen ihren eigenen Namen angab und der Lehrer ihn uns aufgrund der sehr abweichenden Handschrift nicht zuordnen konnte.

Bei einem Praktikum war ich für das Organisieren und Telefonieren zuständig gewesen. Es passierte mir nicht nur einmal, dass ich mit meinem Anliegen eine Stelle anrief, die mir dann entgegnete: »Lustig. Gerade eben rief jemand an, der genau dieselbe Frage stellte und denselben Nachnamen hatte. Nur die Stimme war ein bisschen anders.«

»Oh, dann muss ich mal im Team nachfragen«, witzelte ich immer und wusste genau, dass ich mal wieder einige Stunden verpasst hatte, in denen jemand anderes von uns unsere Aufgaben übernommen hatte.

Die kleinen Situationen der Erklärungsnot störten mich nie. Die Kindersocken, die Tessa uns morgens heimlich anzog, trug ich mit Stolz. Neue Frisuren oder ein gänzlich von meinem Stil abweichendes Outfit schob ich auf eine wilde Selbstfindungsphase. Menschen hielten mich höchstens für unausgeglichen, verrückt oder vergesslich. Wer denkt schon an eine DIS? Welcher Mensch, der nichts mit der Thematik zu tun hat, zieht in Betracht, sein Gegenüber könnte in Wirklichkeit viele auf einmal sein? Vielleicht sollten wir genau daran arbeiten: eine DIS ins Bewusstsein der Menschen zu rücken, damit sie in eben solchen Fällen daran denken können.

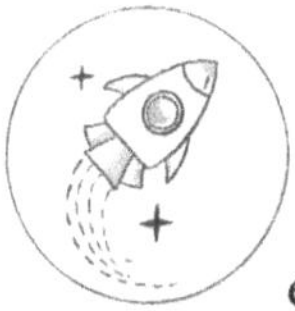

### Ami:

Auch als Mensch mit DIS muss man die Thematik erst einmal auf dem Schirm haben, um sie an sich selbst erkennen zu können. Ich spreche aus Erfahrung. Bevor die Verdachtsdiagnose das erste Mal fiel, wusste ich nicht einmal, dass es diese Diagnose überhaupt gab. Auch den Namen, der in meinem Ausweis stand, hinterfragte ich nie. Meine Fragen und ich waren wie zwei Parallelen, die nebeneinanderher lebten. Unsere Wege kreuzten sich nie. Für mich war es selbstverständlich, mich mit den Angaben, die damals in meinen Papieren standen, vorzustellen. Damit identifizierte ich mich – so wie andere Alltagspersonen auch, deren Existenz mir noch nicht bekannt war. Damals war mir nicht bewusst, dass ich einen eigenen Namen habe und Ami bin. Ich konnte auf ihn nicht zugreifen. Trotzdem rutschte er mir manchmal raus oder landete auf einer Klassenarbeit. Verrückt, wie sich das eigene Ich so vor einem selbst verstecken kann. Ami gab es schon immer, dieser Name war einfach da. Ich habe ihn mir nicht ausgesucht. Das haben die wenigsten von uns. Alle unsere Namen waren von Anfang an da. Vielleicht wurden sie uns von außen gegeben, vielleicht von unserer Psyche, aber nie von uns selbst. Dass Ami nicht nur ein Hirngespinst meiner wilden Fantasie war, sondern meine eigentliche Identität, die sich hinter »Bonnie« nur verstecken wollte, realisierte ich erst, als ich begriff, dass ich nicht die Bonnie war.

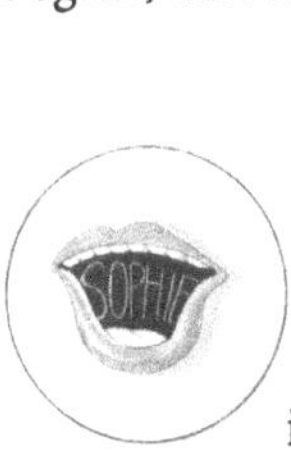


### Sophie:

Ich weiß bis heute nicht, wer ich eigentlich bin, weil ich nie sein durfte. Ich wusste immer, dass ich Sophie bin. Ich wusste aber auch, dass ich auch Bonnie bin. Für mich war es selbstverständlich, beides zu sein. Sophie war wie ein Spitzname, den niemand kannte. Wenn ich vorne war, war ich

Bonnie. Schlüpfte ich in den Körper, schlüpfte ich in die Rolle der Bonnie, die ich nach außen hin überzeugend spielen musste. Die Worte, die ich aussprach, waren auch nicht meine eigenen. Sie waren nur Worte, die eine Stimme brauchten, um gehört zu werden. Ich war nicht mehr als das Mittel zum Zweck. Da ich der Frage, wer ich war, nie weiter nachgehen konnte, kam ich natürlich auch nicht auf die Idee, eine von vielen zu sein. Hätte dieses Wissen etwas an meinem Verhalten geändert? Vermutlich nicht.

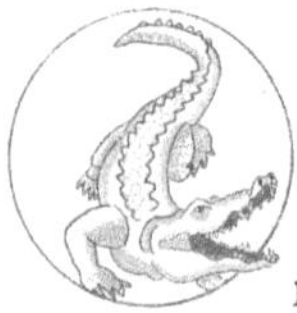

**Vincent:**

Solange mich niemand verrät, interessiert es mich nicht, was die Alltagspersonen denken. Denn wer mich verrät, verrät auch meine Freunde. Da hört der Spaß auf. Die vertrauen darauf, dass ich sie beschütze. Von mir aus können die anderen ruhig merken, dass wir viele sind. Sie verstehen doch sowieso nicht, was das bedeutet. Hauptsache, es bleibt alles, wie es ist. Es war immer gut so, wie es ist. Da soll mir niemand reinpfuschen. Je unwissender die Alltagspersonen sind, desto ungefährlicher sind sie. Sie sind viel zu verpeilt, um hinter die Kulissen zu schauen. Wer nicht die richtigen Fragen stellt, bekommt eben auch nicht die richtigen Antworten.

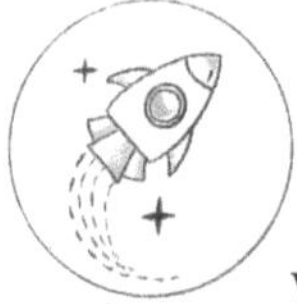

**Ami:**

Unser Leben ist nicht so kompliziert, wie man es sich vorstellt, und gleichzeitig viel zu kompliziert, um es Nichtbetroffenen erklären zu können. Wir haben Wege gefunden, klarzukommen.

Funktionieren funktioniert immer. Nicht selten wurden wir gefragt, wie um alles in der Welt wir es schafften, im Rettungsdienst zu arbeiten. Wir verstehen die Frage, aber wir können sie nicht nachvollziehen. Im Rettungsdienst muss man auf Knopfdruck funktionieren können – wer kann das besser als jemand, der sein Leben lang gelernt hat, abzutrennen? Emotionen, die unsere Funktionsfähigkeit beeinträchtigten? Wurden abgetrennt. Körperliche Grenzen bei Einsätzen? Wurden abgetrennt. Ironischerweise wurden wir eher von Musik im Radio getriggert als von Menschen in Not. Nichts davon kam an das heran, was wir selbst schon gesehen hatten. Wir kannten die Abgründe der Menschheit und des Lebens. Auch Todesnähe gehörte für uns immer dazu. Zu wissen, einen Menschen damit nicht allein lassen zu müssen, erfüllte uns. Wir funktionierten einwandfrei.

Nur wenige Grundregeln ziehen sich durch unser gesamtes System. Eine davon ist es, nicht aufzufallen. Das klappt am besten, wenn man funktioniert. Und dieser Job war das erste Funktionieren, das wir liebten. Endlich konnten wir diese lang antrainierte Fähigkeit für uns und andere nutzen. In dieser Disziplin waren wir unschlagbar.

Selbstverständlich kam es auch beim Arbeiten regelmäßig zu einem Switch der Person, die gerade vorne war. Zu jener Zeit bereitete das keinerlei Probleme, denn hier spielte uns unser bedingungsloser Funktionsmodus in die Karten, der damals, also vor unserer Trauma-Aufarbeitung, Überleben bedeutete, unsere oberste Maxime. Wir durften um keinen Preis aus der Norm fallen, hier waren wir uns alle einig. Vor allem, wenn es um das Wohl anderer Menschen ging. So unterstützten es alle, dass ausschließlich für die Arbeit qualifizierte Personen am Steuer waren. Diese hielten sich während der Arbeitszeit automatisch sehr weit vorne auf, sodass sie nicht ganz abgeschottet vom äußeren Geschehen waren und Wechsel fließender stattfinden konnten. Kleine Kinder und andere, die unseren Job nicht hätten ausführen können, wurden im Inneren festgehalten und konnten sich nicht nach vorne drängen. Es erforderte höchste Anstrengung und doch war das Viele-Sein in manchen Momenten sogar von Vorteil. Wir konnten uns abwechseln. Manchmal bekamen wir einen Tipp von innen, wenn jemand anderes mitschaute. Mehrere von uns waren bei der Ausbildung anwesend gewesen und konnten unser Wissen gleich gut anwenden. Die, die keinen Zugriff darauf hatten, waren nicht am Steuer.

Wie beim Autofahren. In der Theorie kann es in jedem Moment zu einem Wechsel zu einer beliebigen Innenperson kommen. In der Praxis passiert uns das nicht. Vielleicht, weil sich an diesem Punkt genug Innenpersonen einig sind und eine Schutzmauer um die bilden, die vorne sind. Vielleicht, weil zahlreiche Personen die Fähigkeit zum Autofahren haben. Jeder, der eine Verantwortung trägt, sollte sich dieser bewusst sein. Genau so, wie sich niemand hinter das Steuer setzt, wenn er krank ist, meiden wir das Autofahren an Tagen, an denen wir uns nicht stabil fühlen. In vergleichbarer Weise entschieden wir auch bei Einsätzen im Rettungsdienst. Stabilität muss nicht nur die Voraussetzung für die Ausübung einer Tätigkeit sein, sondern vor allem auch die Fähigkeit, fehlende Stabilität wahrnehmen zu können.

Vielleicht hatten wir Glück. Wir kennen Menschen mit DIS, die erfolgreich in hochfordernden Berufen arbeiten. Wir kennen aber auch einige, für die nichts davon möglich ist. Als wir anfingen hinzuschauen, war das auch für uns nicht mehr möglich. Na ja, es wäre schon möglich gewesen, denn: Funktionieren funktioniert bei uns immer. Doch wir lernten, dass es das nicht muss.

Wäre das Trauma nicht, wäre unser Leben als viele gut machbar. Blöd nur, dass immer beides Hand in Hand geht. Ja, eine DIS ist chaotisch, manchmal schmerzhaft, nervenraubend und niemals für alle von uns befriedigend. Unser Gehirn ist einfach anders strukturiert als andere, sodass wir andere Wege finden mussten, um uns in diesem Leben zurechtzufinden. Das war möglich. Wir kannten es nie anders. Mit dem Trauma werde ich mich nie abfinden können. Denn das kenne ich, Ami, sehr wohl anders.

**Fiona:**

Für mich war das Funktionieren nie selbstverständlich. Bei allem, was ich tat, stand ich unter Dauerstress. Bloß keine Fehler machen. Eine Bonnie darf keine Fehler machen. Letztendlich funktionierte auch immer alles, was ich tat, doch es fühlte sich auf dem Weg dorthin nicht immer so an. Als ich neu im Alltag war, fühlte ich mich wie eine kleine Praktikantin, die die Chefin einer großen Firma ersetzen sollte. Ich trug die Verantwortung und war doch auf die Einarbeitung durch andere angewiesen.

Viele Innenpersonen haben ausschließlich auf das Zugriff, was sie selbst erlebt oder gelernt haben. Zu Schulzeiten waren Personen vorne, die nicht ansatzweise ahnten, dass wir viele sind. Manchmal wunderten sie sich über fremde Handschriften in ihrem Heft oder eine schlechte Note in einem Fach, für das sie wochenlang gelernt hatten. Wenn eine andere Person beim Schreiben eines Tests am Steuer war, als die, die sich vorbereitet hatte, waren wir verloren. Manchmal war es auch umgekehrt: Eine Person saß verzweifelt in einer Klausur und bekam wie aus dem Nichts Wissen, das sie sich nie angeeignet hatte. Was sie als Gedankenblitz einordnete, war in Wahrheit eine Information von einer Innenperson, die weit mit vorne war, ohne selbst im Körper zu sein. Wir nennen das Co-Bewusstsein.

Beim Autofahren musste ich nur die Straßenregeln neu lernen, das Autofahren selbst schien der Körper automatisch zu können. Nicht bei allen von uns ist das so, doch wir beobachteten es auch beim Klavierspielen oder Tanzen: Der Körper weiß, was er tun muss, ohne dass ich selbst es je lernte.

Während andere von uns früher ahnungslos die Schule als größte Sorge ansahen, wünschte ich mir, Sorgen wie diese wären mein größtes Problem. Irgendwann waren sie das, als ich mich im Alltag besser eingefunden hatte. Davor aber war es die größte Herausforderung, eine Rolle zu übernehmen, die für mich selbst komplett unbekannt war.

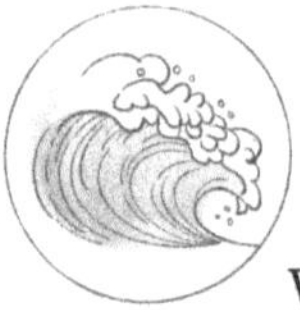

## Isa:

Wenn sich eine Tür schließt, öffnet sich eine neue. Was, wenn die einzige Tür, die sich öffnet, eine Falltür ist?

Als wir wegsahen, war es einfacher. Wir schlossen die Tür des alten Lebens, indem wir unsere Augen öffneten. Und fielen. Haltlos und ungehalten.

»Aus der Angst ist durch die Angst«, hieß es.

»(Nur) wer beginnt, der gewinnt«, dachte ich und ließ mich ein.

Es gibt Tage, an denen ich mir wünsche, ich hätte nie hingesehen. Das ist egoistisch. Es ist nur meine Perspektive. Trauma-Personen machen den Großteil unseres Systems aus. Sie hätten nie eine Chance auf Besserung, hätten wir anderen uns nicht eingelassen.

Ich begann, doch ich gewann nicht. Ich verlor meine Hoffnung, meine Kraft. Mich selbst. Ich verlor den warmen Mantel der Unwissenheit und stürzte in ein kaltes Tränenmeer.

Wir verloren die Fähigkeit, zu funktionieren. Es ist ein Privileg, dass wir ein Leben hatten, das das tolerierte. Viele Menschen fallen durchs System, wenn sie nicht mehr nach seinen Regeln mitspielen (können). Therapie, die einem zurück ins Leben helfen soll, findet man nur schwer. Und ergattert man doch einen Platz, muss man um die Finanzierung kämpfen. Als wir aufhörten zu funktionieren, fühlte es sich an, als hätten wir uns selbst aufgegeben. Wozu waren wir jetzt noch da, wenn nicht dazu?

Das Leben davor vermisste ich immer wieder. Doch es gab nur noch eine Richtung: vorwärts. Wer einmal die Augen öffnet, der sieht die Bilder auch noch, wenn er sie wieder schließt. Ich konnte nicht mehr wegrennen. Ich werde niemals wieder die Isa sein, die ich einmal war. Die Unwissenheit, die mich ausmachte, hatte ich verloren. Ich musste mich verändern, um etwas für uns verändern zu können. Deshalb mussten wir uns ein Leben um die bittere Wahrheit herum schaffen. Es blieb nur, was uns sein ließ, wie wir waren. Jobs, Freunde, Hobbys, bei denen wir und unsere Geschichte nicht sein durften, verabschiedeten wir aus unserem Leben. Nicht immer bewusst.

Auch heute vermisse ich die sanfte Unwissenheit manchmal. Nicht aber das Leben, das dazugehörte. Dass die Gewalt für mich nicht existierte, machte es nicht weniger schlimm für die, für die nichts anderes existierte. Es ist in Ordnung, wenn Bereiche meines Lebens vor mir versteckt bleiben. Ich selbst aber möchte mich nicht mehr verstecken müssen. Ich möchte durch das Leben tanzen und bei jedem Schatten die Sonne nicht vergessen. Der Schatten ist eben dunkler, wenn die Sonne heller scheint. Das muss ich in Kauf nehmen, um Wärme spüren zu dürfen.

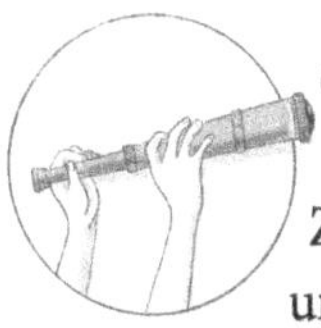

## 46:

Zeitgleich mit unseren Zielen veränderten sich unsere Beziehungen. Alte Freundschaften verblassten automatisch. Begegneten wir neuen Menschen, spielten wir von Anfang an mit offenen Karten. Sie lernten uns nicht als *eins* kennen und mussten sich auch nicht erst im Nachhinein Wissen darüber aneignen, welche Körperhaltung und Stimmfarbe zu welcher Person gehörte. Es war von Anfang an ausgesprochen, dass wir viele sind, und jede Person konnte als diejenige kennengelernt werden, die sie war.

Ich bin sogar verheiratet. Auf dem Papier sind wir es alle. Nur ich, 46, führe eine Liebesbeziehung mit Meike, unserer Frau. Was ist, wenn sich jemand anderes verlieben möchte? Was ist, wenn nicht alle von uns Meike mögen? Was ist, wenn ich mal eine längere Zeit nicht vorne bin? Was ist, wenn wir intim werden?

Wir denken nicht in *Wenns*. Wenn ich das tun würde, dann könnte ich keine Sekunde über etwas anderes nachdenken. Das Leben eines jeden Menschen ist schon unberechenbar. Mit anderen Personen im eigenen Körper wird die Unberechenbarkeit nicht unbedingt kleiner. Mich selbst kann ich einschätzen. Andere nur begrenzt. Die Launen des Lebens überhaupt nicht.

Wir haben überlebt. Das hätten wir nicht, hätten wir uns mit den Möglichkeiten beschäftigt, was alles schiefgehen könnte. Wir haben überlebt – ohne Wenn und Aber. Das lässt mich darauf vertrauen, dass ich zu jedem *Wenn* ein passendes *Dann* finden werde. Erst recht gemeinsam mit dem Menschen, dem ich zutiefst vertraue.

Die allermeisten von uns mögen Meike sehr gerne. Dass ihr niemand kritisch gegenübersteht, ist unmöglich. In keiner Lebenssituation können wir es allen recht machen. Keinen Menschen mögen alle von uns. Manche haben eine neutrale Haltung ihr gegenüber, weil es sie schlichtweg nicht interessiert. Wer im Innen noch durch andere Innenpersonen verletzt wird oder in Flashbacks hängt, hat anderes im Kopf als eine Liebesbeziehung, von der er ohnehin nichts versteht. Die, die Meike kritisch betrachten, mögen sie oft in der Rolle nicht, die sie einnimmt. Ein Mensch, der bis in unser tiefstes Inneres blicken darf, war für viele nie erlaubt. Liebe? Freundschaft? Nein, die Welt ist böse. Manche von uns werden nie eine andere Erfahrung machen dürfen. So traurig es ist, so wichtig ist es, dass wir anderen es trotzdem tun.

Unsere Hochzeit nenne ich eine begrenzte Gemeinschaftsentscheidung. Begrenzt, weil wir leider keine Demokratie sind, bei der jede Stimme gleich viel zählt. Viele dürfen gar nicht erst wählen. Trotzdem wurden die, die ebenfalls regelmäßig da sind, bei der Entscheidung natürlich miteinbezogen. Man muss nicht in einer Liebesbeziehung sein, um sich für einen Menschen zu entscheiden. Auch zwischen anderen und Meike herrscht Liebe – nur auf eine andere Art und Weise. Wir entschieden uns gemeinsam ganz offiziell für ein Leben mit ihr als Frau und Freundin.

Wir hatten in der Vergangenheit auch schon eine bezaubernde Beziehung mit einem Partnermenschen, bei der mehrere von uns eine Liebesbeziehung mit ihm führten. Auch das funktionierte und war erfüllend. Das Bedürfnis nach Nähe, Zuwendung, Inspiration und Geborgenheit kann auf unterschiedlichen Wegen gestillt werden. Nichts ist besser oder schlechter. Deshalb machen wir uns keine Gedanken, ob sich jemand anders verlieben könnte. Wir fühlen uns erfüllt, wie es ist.

Für mich ist Meike wie ein positiver Trigger. In ihrer Anwesenheit bin ich sehr oft automatisch da oder es fällt mir leichter, mich vorne zu halten. Bei Weitem nicht immer, aber oft genug. Wenn wir intim werden, bin ich ungewöhnlich verbunden mit dem Körper. Bisher wurde ich in einer solchen Situation noch nie von einer anderen Innenperson weggedrängt. Wir tun alles dafür, dass es so bleibt. Ähnlich wie beim Autofahren lasse ich mich nur auf Intimität ein, wenn ich mich gut fühle. Ich halte es nicht für unsexy, dass Meike mich dabei jedes einzelne Mal nach Konsens fragt. Konsens ist sexy. Das sollte es immer sein. Durch unsere offene Kommunikation kann ich die anderen schützen, wenn ich zum Beispiel spüre, dass eine kleine Innenperson in der Nähe ist. Meistens sind Wechsel unvorhersehbar. Doch manchmal spüre ich, dass ich nicht ganz bei mir bin, und werde dieses Gefühl nicht ignorieren. Ich kann nichts verhindern, ich kann aber alles in meiner Macht Stehende tun. Meine Bedürfnisse dürfen Raum bekommen und gleichzeitig stelle ich sie hinten an, wenn sie anderen schaden könnten. (Wow, ich wünschte, das würden alle so machen.)

Dass Meike aus Versehen eine andere Person als mich küsste, ist schon vorgekommen. Im ersten Moment ist das für beide Seiten super unangenehm. Doch spätestens, wenn verwirrte Augen sie anblicken, können Meike und die meisten von uns darüber lachen. Schließlich ist es unmöglich für unsere Frau, immer zu wissen, wer gerade vorne ist. Einige von uns erkennt sie, ohne dass sie etwas sagen müssen.

Trauma und Sexualität widersprechen sich nicht. Für einige von uns war es heilsam, sichere Sexualität (auch mit früheren Partnern) zu erleben. Zugegebenermaßen haben nicht alle von uns ein gesundes Sexualverhalten. Das ist logisch, wenn man bedenkt, dass einige auf bestimmte Reize oder ein bestimmtes Verhalten konditioniert wurden und es nie anders lernten. So gibt es einige, die nur erregt sein können, wenn sie Schmerzen spüren. Oder welche, bei denen Schmerz prinzipiell mit Erregung einhergeht. Manche wissen auch gar nicht, dass sie noch etwas anderes können, als andere zu befriedigen. Einmal wurde durch einen blöden Trigger eine Teenagerin in uns nach vorne katapultiert, die sich mitten auf den Straßen Berlins obenrum freimachte und fröhlich vor unserer besten Freundin wegrannte. Zum Glück wohnen wir in einer Stadt, in der man selbst dann nicht blöd angeschaut wird. In unserer Therapie gab es nicht umsonst die Regel: Alles darf sein, nur keine Nacktheit! Einmal wurden wir bei einem therapeutischen Erstgespräch begrüßt mit: »Zieht euch ruhig aus, eure Jacke könnt ihr hier hinhängen!« Daraufhin wollte sich ein kleines Mädchen die Kleidung vom Leib reißen und ich konnte im letzten Moment eingreifen. Andere vermeiden alles, was mit Berührung zu tun hat. Es gibt nichts, was es nicht gibt. Deshalb ist auch nichts unmöglich.

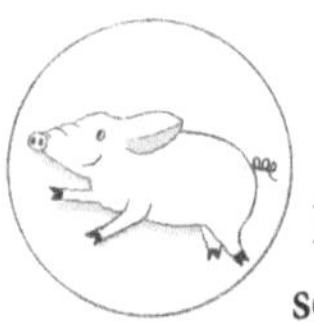

**Tessa:**

Die Meike ist auch meine Freundin. Ich fand die schon immer lieb aber ich dachte am Anfang sie findet mich langweilig weil ich ja ein Kind bin. Aber sie sagt das stimmt gar nicht. Sie findet das cool dass sie mit jedem über andere Themen sprechen kann. Mit mir kann man am besten Tischtennis spielen oder Karten oder Lieder erfinden. Einmal hat sie aus Versehen glaube ich Schatz zu mir gesagt. Ich hab mich da voll gefreut. Seitdem sagt sie das oft zu mir weil mich hat sie ja auch lieb wie 46. Nur anders halt. Also das Alter ist wirklich egal. Ich bin ja auch schon lange zehn. Wenn ich jedes Jahr neu zehn werde und man das alles zusammenrechnet bin ich viel älter als Meike. Ich hab sogar noch mehr Freunde. Die Nicky zum Beispiel oder die Laura. Ich finde das richtig toll dass es niemand komisch findet wenn ich da bin. Weil ich finde es komisch wenn ich in den Spiegel schaue. Das sieht gar nicht aus wie ich. Aber meine Freunde stört das gar nicht. Die wissen eigentlich immer wer ich bin. Ich bin halt unverwechselich.

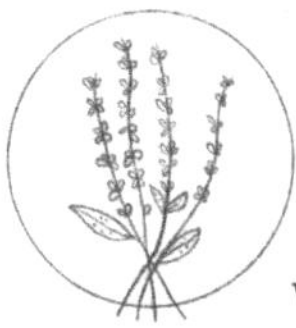

## Alice:

Unser Freund, neben dem ich eines Tages aufwachte, war der erste sichere Mensch, den ich kennenlernen durfte. Seit ich Teil dieses Lebens sein darf, bin ich umgeben von wohlwollenden Menschen. Es gab nur die kalte Gewalt und einen Augenschlag später die warme Gesellschaft. Ich musste mir nicht erst ein Leben aufbauen, weil das die anderen von uns übernommen hatten. Das weiß ich zu schätzen.

Meine eigenen Erlebnisse waren geprägt von Verlust. Umso dankbarer war ich für jeden neuen Menschen, den ich auf einmal in meinem Leben hatte. Menschen, die mir viel bedeuteten, wurden mir brutal genommen. Mein Herz war so voller ungelebter Liebe, dass es drohte zu platzen. Jeder unserer Freunde bekam einen Teil davon. Genau so plötzlich, wie andere Menschen aus meinem Leben verschwinden mussten, tauchten die neuen auf. Und sie blieben bis heute.

Jeden Morgen versicherte ich mich, dass unser damaliger Freund noch atmete, weil ich es nicht gewohnt war, eine geliebte Person an meiner Seite behalten zu dürfen. Mit dieser Erfahrung wuchs mein Vertrauen. Meinen Schmerz wird mir niemand nehmen können. Ich möchte nicht ohne meinen Schmerz sein. Solange er da ist, leben die verlorenen Menschen in meiner Erinnerung weiter. Er ist das Einzige, das mich noch mit dem verbindet, das nicht mehr hier ist. Der Schmerz ist nur verformte Liebe. Solange ich lebe, werde ich lieben und leiden. Doch nicht mehr allein.

Eifersucht unter uns gibt es kaum. Selbst als mehrere von uns mit demselben Partnermenschen zusammen waren, war das kein Thema. Ich teile mein Leben und meinen Körper, seit ich denken kann. Nichts lässt mich die Lücken sanfter überstehen als die Gewissheit, dass meine Mit-Personen sicher und geborgen sind.

Schwierig wird es erst, wenn Beziehungen oder Freundschaften enden. Gerade wenn diese Entscheidung von einzelnen Personen getroffen werden, die sich selbst oder uns als Gesamtes damit schützen möchten, sind die Gründe nicht für alle nachvollziehbar. Was macht man, wenn ein Freund für die eine Person alles bedeutet und für eine andere Verletzung ist? Was wiegt mehr – Freude oder Schmerz? Wir versuchen, den Schmerz einer einzelnen Person über die Freude anderer zu stellen. Es gelingt uns nicht immer. Doch liebevolle Selbstfürsorge – auch für uns untereinander – ist ein Ziel für uns. Grenzen eines Einzelnen zu wahren, gehört hier dazu. Es bleibt nicht aus, dass einige verzichten müssen und unzufrieden zurückbleiben. Gerade sehr kleine Innenkinder konnten oft nicht verstehen, warum sie manche Freunde nicht mehr wiedersehen konnten, nur weil sich eine erwachsene Person zu unserem eigenen Schutz dazu entschied.

Unterschiedliche Freunde lassen ganz automatisch unterschiedliche Personen bei uns erscheinen. Meistens kommen die nach vorne, mit denen es am besten passt. Trotzdem haben wir keine Freunde, die nur mit einer Person von uns verbunden sind. Für einige sind wir »die Bonnies« und Wechsel werden nicht thematisiert. Andere haben feine Antennen, die eine Person schon an ihrem Gesichtsausdruck erkennen. Beides fühlt sich wohlig an. Für uns ist alles in Ordnung, solange wir uns nicht verhalten müssen, als seien wir eins.

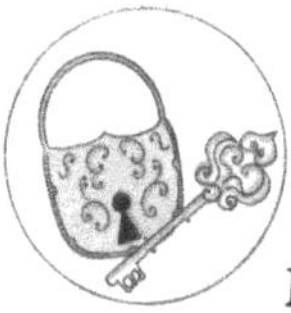

**Fabian:**

Keine Ahnung, was Freundschaft ist. Aber es gibt Menschen, die ich echt in Ordnung finde. Irgendwie schön, dass sie auch mich in Ordnung finden. Ich kann mich erinnern, wie ich einmal bei einem roten Lockenkopf auf dem Sofa saß und mich mein irritierter Blick verriet. Dass sie Nicky, die beste Freundin der anderen (also auch mir?) war, verstand ich schnell. Ihr konnte man nichts vorspielen. Ich konnte ihr aber auch nichts erklären, denn sprechen kann ich nicht. Muss ich auch nicht. Ich kann das mit den Augen. Nonverbale Kommunikation kann tiefer gehen als Worte je dazu in der Lage sein werden. Ich glaube, Nicky denkt bis heute, ich sei schon 16. Dabei bin ich 15. Schon ganz schön lange.

Der Abend endete damit, dass wir gemeinsam ein Bier tranken und viel lachten. Wahnsinn, dass ich das einmal von mir sagen würde. Lachen. Ernsthaft? Ohne zu ersticken? Das »Gespräch« war ehrlich und nett. Das mit den Blicken kann ich, glaube ich, etwas zu gut. Sie hörte meine Gedanken lauter als ich. Das Bier war das Einzige aus ihrem Kühlschrank, das sie mir anbieten konnte. Alles Essbare finde ich gruselig. So lebendig fühle ich mich dann doch nicht. Der Witz an der Sache ist, dass mir das Bier gar nicht schmeckte. Doch es gab mir das Gefühl von Normalität. Zumindest davon, wie ich sie mir vorstellte. Gemeinsame Zeit und das Testen von Neuem.

Seitdem liegt bei Nicky immer ein Bier im Kühlschrank. Eigentlich trinken wir keinen Alkohol. Es ist eher eine freundliche Einladung an mich, wiederzukommen. Das finde ich schön. Vielleicht wird es irgendwann noch einmal möglich sein.

## 46:

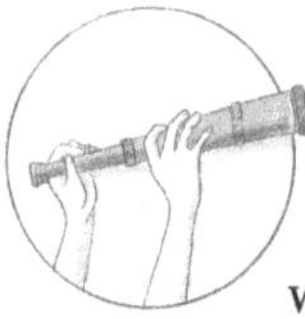

Auf fast jede Frage zu unserem Leben als viele antworten wir mit »es kommt darauf an«. Jeder Moment kann anders aussehen. Wie viele Wechsel tagsüber stattfinden, ist beispielsweise von inneren und äußeren Triggern abhängig. Meistens ist dann mindestens eine Handvoll Personen vorne. Wenn es dunkel wird, sind es oft andere. Wirft uns ein großer Trigger aus der Bahn, können aber auch allein innerhalb einer Minute zehn verschiedene Personen hintereinander nach vorne kommen. Das passierte unter anderem immer mal wieder in der Therapie und machte es uns unmöglich, an bestimmte Themen heranzukommen.

Wechsel sind für uns nicht kontrollierbar. Ganz richtig ist diese Formulierung allerdings nicht: Da die Auslöser für einen Wechsel sowohl von außen als auch von innen kommen können, gibt es Innenpersonen, die sie beeinflussen können. Diejenigen mit mehr Entscheidungsmacht können auch veranlassen, dass zu einem bestimmten Zeitpunkt eine bestimmte Innenperson nach vorne geschickt wird. Allerdings ist diese Entscheidung nicht selbstbestimmt, sondern auch nur eine Reaktion auf einen anderen Auslöser von außen, wie zum Beispiel ein bestimmtes Datum, das in unserer Trauma-Erfahrung und -Verarbeitung eine bestimmte Bedeutung für uns hat. Tage, an denen jährlich wiederkehrende Übergriffe passierten oder Tage, die in unserem Heilungsprozess eine symbolische Rolle spielen.

Wechsel gezielt zu unserem Vorteil nutzen, können wir also nicht. Wir können nur auf bestimmte Personen hoffen, die dann nach vorne kommen. Personen, die uns helfen. Ein Multi ist eben kein Wunschkonzert. Außer für die, die unsere Trigger kennen, und so in der Lage sind, uns zu steuern. Was das betrifft, sind wir selbst erst auf dem Weg, Auslöser für stattfindende Wechsel oder innere Konsequenzen daraus bewusster wahrzunehmen, um sie dann zu unserem Gunsten einsetzen zu können. In einem begrenzten Maß lassen sich ungewollte Trigger umgehen, jedoch nie ganz. Die meisten davon sind subtil und im Alltag unausweichlich. Die Haustürklingel, eine Redewendung, eine Form, eine Farbe oder ein Geruch – ein triggerfreies Leben ist für uns unmöglich. Wir lernen jedoch, diese Signale einzuordnen, sie frühzeitig zu erkennen und sie uns zu merken, um ihnen selbstbestimmter begegnen zu können.

Es gibt mit unseren Vertrauensmenschen abgesprochene Ausnahmesituationen, in denen wir uns bekannte Trigger nutzen, um beispielsweise eine Alltagsperson zurück nach vorne zu triggern. Das kann sinnvoll sein, wenn auf einmal eine Person in den Körper geworfen wurde, die ihm schaden möchte. Nach Kontrolle fühlt sich das trotzdem nicht an. Es ist eher ein Rettungsversuch in der Not. Eine Provokation und ein Hoffen, dass es funktioniert. Da ein Trigger trotzdem immer ein Kontrollverlust ist, versuchen wir uns auch mit gezielten »positiven Provokationen« zurückzuhalten, wie beispielsweise einem Kuscheltier, das einer bestimmten Person gehört. Keine Person ist zu einem Zeitpunkt grundlos vorne. Wir verstehen den Grund nur nicht immer. Das ist in Ordnung.

Ironischerweise gibt es bei uns bei jedem Trigger, der bei mindestens einem von uns etwas lostritt, auch mindestens eine Person, die genau diesen Trigger bewusst in unser Leben holt. Die Farbe, mit der wir nicht umgehen können, finden wir auf einmal als Wandfarbe in unserer Wohnung wieder. Eine Person ist von Sirenen getriggert, eine andere nimmt einen Job im Rettungsdienst an. Pflanzen oder Blumen, die bei uns Flashbacks oder Wechsel zu bestimmten Personen auslösen können, schmücken unseren Schreibtisch. Wir haben Angst vor Wasser und dem Ersticken, aber einige von uns gehen regelmäßig tauchen. Wo ist die Grenze zwischen selbstinduzierter Konfrontationstherapie und Autoaggression? Vermutlich ist es beides. Personen, die sich einen Job, ein Hobby oder eine Inneneinrichtung aussuchen, tun das entweder gänzlich unwissend oder mit dem wohlwollenden Gedanken, sich unserer Angst zu stellen. Im Inneren lachen sich die, die mehr über unser System wissen, leise ins Fäustchen. Gerade dann, wenn Alltagspersonen unter ihrem Einfluss handeln. Im Innen herrscht nach wie vor mehr Kampf als Kooperation. Nur weil wir alle zu unserem Überleben beitrugen, lieben wir uns nicht. Wir tun das, was wir schon immer taten, und legen uns damit gegenseitig Steine in den Weg. Kooperation ist ein Ziel. Keine Grundstimmung im Inneren.

Wie sehen Wechsel aber jetzt von außen aus?

Wie gesagt, es kommt immer darauf an. Die Innenperson, die die vorherige ablöst, bestimmt grundsätzlich einmal die Sichtbarkeit des Wechsels. Kommt mitten in einem Gespräch, das zuvor eine erwachsene Person führte, ein Kind nach vorne, kann das zum Beispiel durch eine veränderte Körperhaltung auffallen. Dass ein Wechsel zwischen erwachsenen Alltagspersonen stattfindet, die genau wissen, wie sie sich verhalten müssen, um möglichst gleich zu wirken, passiert im Alltag regelmäßig. Von außen ist das nicht sichtbar, solange uns man nicht näher kennt. Wer einen Multivitaminsaft trinkt, kann einzelne Früchte nicht herausschmecken, wenn er sie noch nie getrennt voneinander probiert hat.

Auch die Wechsel selbst können stark voneinander abweichen. Kommt die Person, die nun vorne sein wird, von weiter hinten, dauert der Prozess oft deutlich länger, als wenn eine Alltagsperson von einer Alltagsperson abgelöst wird. Wie bereits beschrieben, sind wir in der Innenwelt in einzelne Untersysteme eingeteilt, die in sich jeweils eine gleichartige Aufgabe verfolgen. Findet der Switch zwischen Personen statt, die derselben »Gruppe« angehören, sind die Wechsel fließender und eher unauffällig. Diese Übergänge erleben wir als schnell und unangekündigt. Wir blinzeln einmal und sind weg bzw. in der Innenwelt. Findet der Switch mit einer Person aus einem anderen Untersystem statt, dauert der Vorgang länger und ist weniger leicht zu überspielen. Wir blinzeln oft und brauchen auch nach dem Wechsel mehr Zeit, um uns zu orientieren. Manchmal kündigt sich ein Wechsel auch durch eine Dissoziation an, sprich, wir fühlen uns von uns selbst und der Welt entfernt. Das ist in etwa so, als würde man gegen das Einschlafen ankämpfen.

Ab wann ist ein Wechsel ein Wechsel?

Die Personen, die von innen beobachten, werfen oft mittendrin nur einen Satz, ein Wort oder auch nur einen Blick ein und verschwinden daraufhin wieder. Eine Bonnie kommt niemals allein. Und sie spricht auch nie allein. Es macht nur den Anschein.

Kann man uns voneinander unterscheiden?

Es kommt immer darauf an. Ein Stück weit kann man uns mit eineiigen Zwillingen vergleichen. Der Körper ist derselbe, aber der Mensch darin ein ganz anderer. Es ist nicht das Aussehen, sondern die Körperhaltung, die Sprache oder die Stimme, die einen differenzieren lässt. Jeder von uns hat seine Eigenarten. »Ich mag dich lieb« ist eine Redewendung, die nur Alice verwendet. Nur Delia und ich können die linke Augenbraue hochziehen. Isa grinst mit Grübchen und Tessa streckt die Zunge heraus, wenn sie sich freut.

Meike ist mittlerweile der Mensch, der uns am öftesten und intensivsten erlebt. Selbst sie weiß nicht immer, wen sie vor sich sitzen hat. Meistens merkt sie jedoch, wenn es jemand ist, den sie noch nicht kennt. Tessa erkennt sie blind. Ich sage ihr jedes Mal, wenn ich nach einem Wechsel wieder da bin, dass ich sie liebe, damit sie sich sicher sein kann, dass ich es bin. Wobei sie selbst dann nicht sicher sein kann. Es gibt ohne Zweifel andere von uns, die genau wissen, welche Sätze sie nennen müssen, um sich als 46 zu tarnen.

Unsere erste Therapeutin erkannte irgendwann allein an unseren Schritten auf der Treppe, wer gleich vor ihr stehen wird. Unsere beste Freundin begleitete uns schon nach unzähligen Therapiestunden nach Hause, sodass sie in kürzester Zeit die meisten Wechsel miterlebte. Auch ihr kann kaum jemand etwas vorspielen.

Fremden spielen wir immer etwas vor. Es liegt nicht in unserer Natur, uns nach jedem Wechsel vorzustellen. Das ist, als würde man sein Schutzschild vor einer potenziellen Gefahr fallen lassen. Das darf und durfte nie sein. Das Verbot, auffallen zu dürfen, sitzt viel zu tief. Wenn jemand von der DIS weiß und fragt, mit wem er gerade spreche, ist das für uns in Ordnung. Schließlich frage ich das auch, wenn ich von einer Nummer angerufen werde, die ich nicht eingespeichert habe. Ob wir darauf antworten, ist eine andere Frage. Falls ja, spricht das für großes Vertrauen.

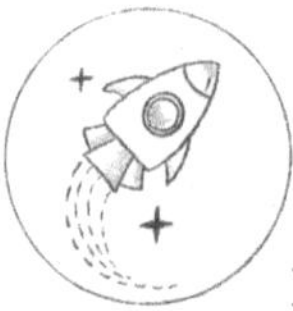

**Ami:**

Unsere engen Freunde lernen bis heute stets neue Personen kennen. »Wer bist du?«, wird öfter gefragt, als wir uns begrüßen. Vielleicht nicht ganz – die meisten von uns trauen sich auch bei unseren vertrautesten Freunden nicht, sich als »jemand anderes« zu outen. Woher sollen sie auch wissen, ob unser Gegenüber vertrauenswürdig ist, wenn sie es nicht kennen? Einige spüren aber auch, dass der Rahmen ein sicherer ist, und erwarten, dass unsere Freunde sich vorstellen, ohne dass sie sich selbst vorstellen müssen. Wer Zeit mit uns verbringt, muss damit rechnen, nicht immer zu wissen, mit wem er gerade spricht. Dass sich Personen zeigen, die nicht zu denen gehören, die regelmäßig und unauffällig im Alltag sind, ist selten, aber nicht unmöglich.

In unseren Freundschaften und unserer Beziehung lernen wir uns also immer wieder neu kennen. Wir uns selbst und unsere Freunde uns. Es existiert sogar eine Liste, auf der wir Namen und dazugehörige Informationen sammeln, um wenigstens begrenzt einen Überblick über das System zu erlangen. Ich denke, er wird auch immer begrenzt bleiben. Wer nicht gesehen werden möchte, kann von uns auch nicht gefunden werden.

Für unser Umfeld wird es weiter Normalität bleiben, immer mit einem neuen Kennenlernen rechnen zu müssen. Oft passieren diese Begegnungen auch, ohne dass man sie als solche einordnet, und ereignen sich unvorbereitet.

Einmal sagte Meike zu Tessa: »Ich habe dich zum Fressen gern!«

Statt ein Grinsen zurückzubekommen, wurde sie von entsetzten Kinderaugen angeschaut.

»Nein!!! Nicht aufessen!«, quietschte eine Kleine, die den Satz völlig falsch aufgefasst hatte.

Ein anderes Mal trat ein Wechsel ein, als Meike und 46 zusammen in der Badewanne entspannen wollten. Vielleicht war es der Geruch, der uns triggerte, vielleicht die Badewanne selbst. Auch hier saß ihr auf einmal eine sehr junge Person gegenüber, die weder wusste, wer Meike war, noch wo wir waren. Nicht jedes Kennenlernen ist mit demjenigen zwischen Einzelmenschen zu vergleichen. Manchmal befindet man sich gemeinsam in intimen Situationen, bevor man sich begrüßen kann.

Situationen wie diese treten ständig auf. Man kann von Glück sprechen, wenn die Person nicht schneller wieder weg ist, als man sie überhaupt nach ihrem Namen fragen kann. Unsere Freunde machen also häufiger Bekanntschaften mit verschiedenen von uns, als dass sie die Chance haben, ihr Wissen über diese Personen weiter zu vertiefen. Ganz grundsätzlich einmal kennen mehr von uns unsere Freunde, als unsere Freunde Personen unseres Systems kennen. Von innen wird stets abgescannt und bewertet. Ist man mit uns im Kontakt, muss man sich vor einer großen Jury in Kategorien wie Sicherheit, Vertrauenswürdigkeit, Humor und Selbstreflektion beweisen.

Wer offiziell eine neue Innenperson kennenlernt, kann immerhin davon ausgehen, dass er als vertrauenswürdig bewertet wurde.

**Delia:**

Mich nervt es. Ich werde immer für die grimmige Delia gehalten, die sich immer beschwert. Logisch beschwer ich mich. Ich bin fast nur in Situationen vorne, die ungerecht sind. Allein das ist ungerecht. Habe einfach keine Lust auf falsche Heuchelei und Oberflächlichkeiten. Ich kenne die Abgründe der Menschheit genau und das macht Menschen Angst.

In Wahrheit bin ich zu tiefen Emotionen imstande. Gefahren kann man nur einschätzen, wenn man sein Gegenüber einschätzen kann. Klappt nur mit Empathie. Doch eine Resonanz bekommen nur die, die es auch verdienen. Früher wollten mich die anderen am liebsten loswerden. War ihnen peinlich, dass jemand kein Blatt vor den Mund nimmt. Ich habe schon Zimmer in Kliniken zerlegt, wenn wir ungerecht behandelt wurden. Oder Hausverbot bei einem Frauenarzt bekommen, den ich mit seinem Stiftehalter beworfen habe, weil er uns nicht ernst nahm. Mittlerweile sind die anderen froh über mich. Ungerechtigkeit darf nicht sein. Für niemanden. Auch nicht für uns. Ich habe aber auch gelernt, mehr Worte als Taten zu benutzen. Muss die tolle Therapie gewesen sein. Bei der ich nur zum böse Schauen und verachtungsvoll Grinsen anwesend war.

Ich kann von innen viel sehen, kann mich aber nicht lange dran erinnern. Was das angeht, bin ich ein Kurzzeitgedächtnis auf zwei Beinen. Manchmal komme ich nach vorne und beschwere mich und weiß am Ende nicht mal mehr worüber. Nicht schlimm. Ich weiß, dass es triftige Gründe braucht, damit ich eingreife. Ich vertraue mir.

Ich persönlich find's schlimm, dass ich dieses Leben nicht für mich allein habe. Vielleicht besser so. Trotzdem nervig, wenn man nichts allein entscheiden kann. Fühle mich manchmal wie ein kleines Kind, das die Eltern bei jedem Schritt um Erlaubnis fragen muss. Macht mich verrückt. Dabei will ich doch nur das Beste für uns. Aber das behaupten halt alle von uns.

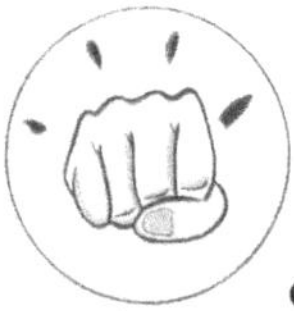

**Fiona:**

Wie entscheidet man, welchen Freund man gut findet? Welche Haarfarbe man trägt? Wie einigt man sich auf einen Beruf, wenn jede Person verschiedene Interessen – oder gar keine – vertritt?

Gar nicht. Unmöglich. Fakt ist, wir können es nicht jedem recht machen. Als ich diesen Alltag noch nicht kannte, hatte ich keine Ahnung von den Entscheidungen, die da von Alltagspersonen getroffen werden. So geht es den meisten von uns. Alltagspersonen versuchen sich untereinander zu einigen, schreiben Pro-Contra-Listen, oder schaffen es sogar, direkt miteinander zu diskutieren. Manchmal kommt ein Gefühl von innen, das einfach als Abstimmungsergebnis gewertet wird, obwohl es nur die Meinung eines Bruchteils der Innenpersonen repräsentiert.

Wer vorne ist, entscheidet. Wir können nur hoffen, dass Rücksicht auf unser Gesamtwohlbefinden genommen wird. Hätte nur eine Person, die ab und zu vorne ist, etwas gegen unsere pinken Haare, wären sie schon längst nicht mehr pink. Tessa hat einmal unsere Haare abgeschnitten, weil sie eben im Innen eine kürzere Frisur hatte und den Blick in den Spiegel nicht aushalten konnte. Das passiert. Das ist das kleinste Übel. Den meisten von uns sind diese lapidaren Entscheidungen egal.

Entweder vermeiden wir Entscheidungen oder wir treffen sie so schnell, dass es kein Zurück mehr gibt. Anders würde das nicht funktionieren. Entscheidungen, die andere trafen, werden im Rahmen der Möglichkeiten so stehen gelassen. Wenn eine Person einen Arztbesuch vereinbart, weil sie ihn für wichtig hält, versuchen wir, ihn wahrzunehmen, auch wenn eine andere Person zum Termin vorne ist. Wenn sich jemand ein Piercing stechen lässt, regen wir uns auf, aber lassen es drin, weil es sonst zwei Tage später wieder da wäre.

Geht es in unserem Heilungsprozess nicht genau darum? Wir dürfen alle sein. Das bedeutet nicht, dass wir einander ausstehen müssen. Das bedeutet, dass jeder seine Individualität – in einem begrenzten Rahmen – nach außen tragen darf. Für eine kleine Innenperson kann das ein Kuscheltier sein, das ausschließlich ihr gehört. Für Alice ist es ein Tischchen, in dem sie Dinge versteckt, die sie persönlich berühren. Für mich ist es ein Pullover, der mich im Körper, der nicht mir gehört, etwas mehr ich selbst sein lässt.

Unser Leben ist ein Gemeinschaftswerk. Das klingt friedlicher als es in Wahrheit ist. Doch vielleicht kann es das irgendwann sein. Eine Leinwand, die wir gemeinsam bemalen. Wenn eine Person alles übermalt, kann trotzdem wieder darübergemalt werden. Es darf nur niemand die Leinwand zerreißen.

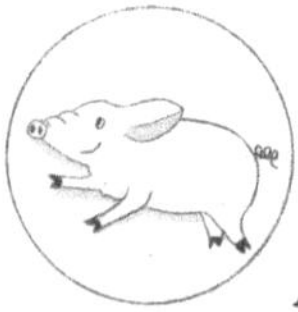

**Tessa:**

Ich will auch nur das Beste für uns. Und für mich. Aber auch für uns alle. Deshalb hab ich uns zum Beispiel einen Hund gekauft. Die Großen wollten auch einen aber die haben sich halt nie getraut. Die hätten bestimmt ewig gebraucht. Aber ich konnte halt nicht mehr ewig warten. Ich wollte unbedingt jemanden zum Kuscheln. Weil ich hab ja keine Freunde in meinem Alter. Deshalb hab ich einen geretteten Hund gefunden und den dann gekauft. Also das Geld gehört ja uns allen aber ich hab auf dem Vertrag unterschrieben. Ich hab auch extra die Unterschrift von den Großen vorher geübt. Das war toll. Jetzt haben wir den Rufus. Das ist unser bester Freund. Also eigentlich mein bester Freund. Weil mich mag der am meisten. Der weiß auch immer wer gerade vorne ist. Wenn der meine Stimme hört dann springt der immer auf und will auf meinen Schoß. Ich glaub der mag mich am aller meisten.

## Delia:

Natürlich traf Tessa die Entscheidung über unseren Hund nicht allein. Wären andere nicht einverstanden gewesen, hätten sie das verhindert. Tessa darf ruhig in dem Glauben bleiben, es sei allein ihr zu verdanken, dass wir jetzt einen Hund haben. Ist doch schön, wenn Kleine das Gefühl von Selbstbestimmung lernen.

Im Entscheidungsdschungel ist »Systemverantwortung« das magische Wort. Entscheidungen können wir allein treffen, aber die Verantwortung tragen wir alle. Ist mies, aber auch wichtig. Jeder muss wissen, dass durch die eigenen Entscheidungen andere mitgezogen werden. Gleichzeitig tragen nicht nur ausschließlich die anderen die Konsequenzen. Jeder von uns muss die Folgen für jedes Handeln tragen. Wenn einer Mist baut, können sich die anderen nicht zurücklehnen. Denn irgendjemand schaut von innen immer zu. Irgendjemand könnte immer eingreifen. Wenn eine andere Person sich unangemessen verhält, kann ich die Verantwortung nicht abschieben. Dann ist es meine Aufgabe, sie zu übernehmen und mich zu entschuldigen. Nicht für die andere Person. Für uns alle.

Dazu gehört es auch, eigene Bedürfnisse für die Grenzen anderer zurückzustecken. Ich als erwachsene Person muss die schützen, die es noch nicht können. Wenn ich spüre, dass sich in meiner Nähe viele Kleine befinden, schaue ich keinen Horrorfilm. Das lässt sich nicht immer ausschließen, doch es geht um die rücksichtsvolle Grundhaltung. Schön gesagt, schwer umgesetzt. Wir hören nicht auf, es zu üben. Wer egoistisch denkt, zieht immer den Kürzeren. Es kommt alles zurück.

Wenn ich weiß, dass wir die Verantwortung für uns als Gesamtes gerade nicht tragen können, dann ist es wichtig, sie an Außenstehende abzugeben. Auch das gehört zur Systemverantwortung. Wahrnehmen und entscheiden. Im Sinne unseres Gesamtwohlbefindens, das sich nicht immer mit meinen eigenen Wünschen deckt.

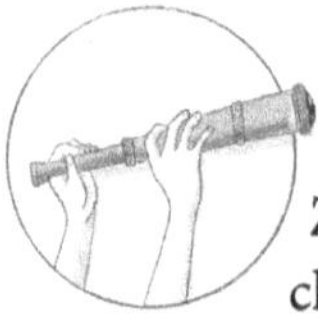

**46:**

Zusammengefasst besteht unser Alltag aus zahlreichen Notizen, einem ständigen Balancieren und dem Aushalten dessen, was man nicht ändern kann, weil es von anderen entschieden wurde. Wir arrangieren uns. Das konnten wir uns nur erarbeiten, weil wir wissen, dass wir viele sind. Bevor auch bei den Alltagspersonen ein Bewusstsein für die DIS bestand, konnten fremde Notizen mit fragwürdigen Aufforderungen, die Unfähigkeit, Entscheidungen zu treffen oder die Unbeständigkeit in unserer Meinung nicht eingeordnet werden. Ganz zu schweigen von Zeitlücken, Situationen, die man sich selbst nicht erklären konnte, und dem unerklärlichen Lebensschmerz. Einsicht ist der erste Schritt zur Besserung. Auch wenn der erste Schritt der Besserung Verschlimmerung ist.

Es darf nicht vergessen werden, dass die Spitze des Eisbergs, welche Haarfarbe oder Kleidung wir tragen, für die, die unter der Oberfläche schwimmen, kaum relevant ist. Der Großteil des gesamten Systems agiert den Großteil seiner Zeit in der Innenwelt. Hier werden Entscheidungen über Freiheit oder Verletzungen von Innenpersonen getroffen. Hier wird entschieden, wer überhaupt vorne sein darf. Das sind die großen Abläufe, die unser Leben wirklich beeinflussen, die von außen aber unsichtbar sind. Über wenig davon befinden wir jedoch wirklich selbst. Es sind eher Vorgaben, die wir schon immer hatten, an die wir uns halten. Zumindest haben wir das Gefühl, in dem Sinne selbst zu entscheiden, als wir uns bewusst danach richten und uns nicht dagegenstellen. Auch wenn diese Wahl nicht wirklich existiert.

# 5 Therapie schadet nie

*Das Leben fand uns,*
*als wir es am meisten brauchten.*
*Nicht als wir es am meisten*
*gesucht hatten.*

– Isa –

**Ami:**

»Therapie schadet nie«, redete ich mir ein, als ich mit 16 das erste Mal in eine Kinder- und Jugendpsychiatrie gebracht wurde. Der Grund dafür waren schlimme Selbstverletzungen, die ich nicht mehr verstecken konnte. Komischerweise konnte ich mich nicht daran erinnern, mir auch nur eine davon selbst zugefügt zu haben. Na ja, ich war eben schon immer vergesslich gewesen.

»Spannend. Und was genau ist jetzt dein Problem?«

Mit ernster Miene durchbohrten mich die blauen Augen des Psychiaters, der mich in der Klinik aufnahm. Er war der erste Fachmensch, vor dem ich aussprach, ein Problem zu haben. Reichte das nicht?

»Keine Ahnung. Eigentlich geht's mir ja gut. Aber dann hätte ich jetzt keine Schnittwunden am Arm, was?«, versuchte ich, die angespannte Atmosphäre zu lockern.

Dr. Psycho zog seine rechte Augenbraue hoch.

»Hast du in deiner Kindheit etwas Schlimmes erlebt?«

Wow, er schien kein Fan davon zu sein, um den heißen Brei zu reden. Zum Glück hatte ich keine echten Probleme. Das wäre sonst sicher unangenehm. Aber effektiv.

»Nein, nein. Meine Kindheit war perfekt. Nur schöne Erinnerungen!«

Das war nicht gelogen. Meine Erinnerungen waren wirklich ausschließlich schön. Ich wusste nur nicht, dass das nicht alle waren.

»Spannend. Na, dann behalten wir dich mal über das Wochenende hier und schauen weiter.«

Spannend, was er alles spannend fand. Spannend, was seine Definition von Wochenende war. Es wurde ein ganz schön langes Wochenende, das ich in der Klinik verbrachte. Sieben Monate, um genau zu sein.

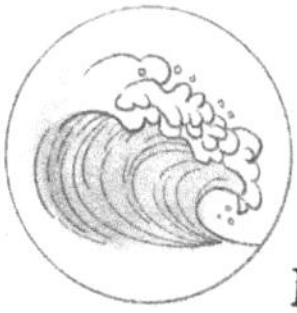

**Isa:**

Ich wurde gesehen, ohne mich zeigen zu müssen. Meine Tränen durften laufen. Und die Welt stehen bleiben. Von außen war ich nicht Isa. Ich war eine traurige Bonnie.

Ich durfte erleben, wie sich Freiheit anfühlte. Einmal hauten wir aus der Klinik ab und wurden eine Nacht lang von der Polizei gesucht. Es war keine Flucht aus der Klinik, wie die meisten vermuteten. Es war eine Flucht vor uns selbst und die Sehnsucht nach Freiheit. In der Klinik waren wir nicht eingesperrt genug, um sicher zu sein. Doch auch vor der Klinik waren wir nicht frei gewesen. Das spürte ich, ohne es begreifen zu können. Als ich die spitzen Steine unter meinen Füßen und den Geruch von Tannen in meiner Nase wahrnahm, wusste ich: Das ist Freiheit. Alles, was ich davor erlebt hatte, war es nicht. Dass nicht nur meine eigenen Gedanken mich gefangen hielten, erfuhr ich erst viel später. Doch spüren tat ich es damals schon.

Bei unserer Rückkehr waren alle sauer. Nur unsere Therapeutin nicht. Sie zwinkerte mir zu, weil sie spürte, dass dieser Ausflug eine Reise zu mir selbst war. Von da an erinnerte mich jede warme Träne auf meiner Wange an den Sommerregen, der Freiheit bedeutete. Wenn alles hoffnungslos schien, klammerte ich mich an dieses Gefühl. Eines Tages würde sich mein ganzes Leben so anfühlen. Das war mein Anspruch an eine Therapie.

Ich sprach kaum ein Wort, wenn ich einmal selbst bei der Therapeutin saß. Die Taschentuchschachtel war mein Anker, der mich nicht in meinen Tränen ertrinken ließ. Das war es, was ich brauchte. Ungeweinte Tränen durften laufen. Ich durfte bleiben. Doch mit mir blieb der Schmerz.

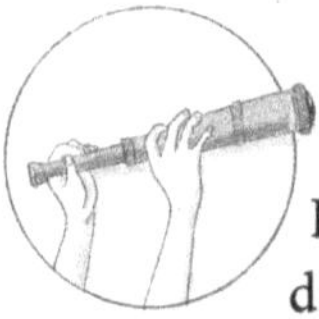

## 46:

Die ersten Jahre der Therapie verbrachten vor allem die Alltagspersonen damit, herauszufinden, warum sie eine Therapie überhaupt benötigten. Die Tatsache, dass sie sich die ganze Zeit über weiter dorthin schleppten, sprach dafür, dass sie nötig war. Doch warum?

Die DIS ist ein Überlebensmechanismus und macht einem zugleich das Leben schwer. Das, was einen einst rettete, kann einem irgendwann den Lebensmut rauben.

Für uns im Innen, die sowohl das Trauma als auch das Viele-Sein kannten, war der wöchentliche Termin wie eine Serie, die wir mit Vergnügen von unserem Platz aus verfolgten. Am meisten Spaß machte das doch, wenn man als Zuschauer mehr wusste als der Protagonist. Während die Therapeutin und die Alltagspersonen gemeinsam auf die Suche nach einer Ursache für die Symptome gingen, kicherten wir – die personifizierten Trauma-Folgen – schadenfroh.

Man könnte meinen, diese therapeutische Vorarbeit, der sich die Alltagspersonen stellten, sei überflüssig gewesen. Schließlich können andere Menschen nicht die Trauma-Arbeit für einen Betroffenen übernehmen bzw. Traumata stellvertretend für ihn bearbeiten. Die Arbeit mit den Trauma-Trägern selbst sei entscheidend, könnte man meinen. Alltagspersonen verhindern diese nur. Richtig. Genau deshalb sind sie im Therapieprozess genauso relevant wie wir anderen. Wenn die Alltagspersonen nicht mit im Boot sind, ertrinken die anderen.

Problematisch ist, dass keine Alltagsperson von selbst auf die Idee kommen konnte, eine von vielen Personen im Körper zu sein. Diese Idee musste von außen an sie herangetragen und dann auch zugelassen werden, was sich schwierig und zeitintensiv gestaltete.

**Ami:**

Für mich war es eine spaßige Zeit in der Klinik. Es entstanden Freundschaften, wie ich sie noch nie zuvor erlebt hatte. Wir tauschten uns über die tiefsten Dimensionen des Lebens aus, obwohl wir alle zusammen am weitesten davon entfernt waren. Endlich Gleichgesinnte. Natürlich mit dem kleinen, feinen Unterschied, dass ich keine Probleme hatte. Ich wollte ja nur sterben und wusste nicht, warum.

Alle bemühten sich, nach Antworten zu suchen, und trafen dabei auf weitere Fragen. Wie ich zahlreiche Nächte am Stück hellwach im Bett sitzen konnte, ohne tagsüber müde zu sein zum Beispiel. Oder meine sehr unterschiedliche Reaktion auf ein und dasselbe Medikament. An den meisten Tagen brachten mich Dosen an Schlafmitteln, die einen übergewichtigen Mann umhauen würden, nicht einmal zum Gähnen. An anderen Tagen reichte eine halbe Tablette, um mich direkt auf dem Boden des Gemeinschaftsraums auszuknocken.

»Was nimmst du mit?«, wurde ich in meinem Entlassungsgespräch gefragt.

Gab es eine richtige Antwort auf eine Frage, die sich falsch anfühlte? Entscheidend war nicht das, was ich mitnahm, sondern das, was ich dort lassen konnte.

»Ich weiß jetzt, was ich werden will. Danke für das Praktikum.«

Meine Witze kamen bei der Chefärztin nie an. Das könnte auch daran gelegen haben, dass mein Zustand alles andere als erheiternd war. Ich meinte es ernst: Ich wusste, dass ich doch keine Mathelehrerin mehr werden wollte, sondern unabhängig von äußeren Umständen glücklich. Ich war's nicht. Ich war überdreht, laut und lachte ununterbrochen in der Hoffnung, meine Psyche würde irgendwann wieder mitschwingen. Um herauszufinden, warum sie das nicht tat, entschloss ich mich zu weiterführender Therapie. Therapie schadete nur, wenn ich sie nicht beenden würde. So konnte es nicht bleiben. Doch das gab ich nicht zu. Die offenen Fragen hätte ich mir nie von selbst gestellt. Nun standen sie im Raum und starrten mich an. Ich konnte sie nicht so leicht wegstecken, wie ich es mir gewünscht hätte.

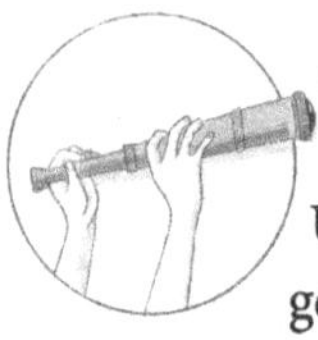

## 46:

Unsere Therapiekarriere kann in zwei Kapitel eingeteilt werden: vor und nach der Diagnose. Wer bearbeitet schon Traumata, wenn er nicht von ihnen weiß?

Die Therapie vor der Diagnose war nicht nur die Suche nach einer Antwort, sondern auch das Bauen eines Fundaments für die Arbeit, die die Antwort mit sich brachte. Wer sieht dem Schmerz freiwillig ins Gesicht, wenn er dem Menschen, der einen begleitet, nicht vertraut? Auch hier haben wir unsere Erfahrungen gesammelt. Nach Psychotherapie in allen Formen und Farben wissen wir jetzt, was hier am hilfreichsten war: der sichere Raum, in dem jeder von uns sein durfte. Erst auf dem Fundament des Vertrauens konnte im nächsten Schritt langsam weiter aufgebaut werden. Therapeuten sagten uns schon, es sei unmöglich, mit einer Vergangenheit wie unserer vertrauen zu können. Für uns aber wäre es schlicht unmöglich gewesen, eine solche Vergangenheit ohne Vertrauen zu überstehen.

Wir glaubten nicht daran, dass es besser werden würde. Wir glaubten nicht an das Gute im Menschen oder das Schicksal, das für Gerechtigkeit sorgen würde. Wir vertrauten dem Tod: Wir waren ihm schon so nah gewesen, dass er nicht das Schlimmste war, was hätte passieren können, sondern aus unserer Sicht das Beste. Lange vertrauten wir nicht dem Leben, sondern seiner Alternative. Lange genug reichte das aus. Es war damals kein Mensch, der uns Vertrauen lehrte. Es waren die Momente nach erlebter Gewalt, das Begreifen, dass sie jedes Mal auch wieder enden müsste. Würde sie das nicht, würde unser Leben enden, sobald ein gewisser Punkt überschritten wäre.

Da wir diese Zone zwischen Leben und Tod gut kannten, begegneten wir dem Ende nicht mit Angst, sondern mit Vertrauen. Es endete, nur um immer wieder neu zu beginnen. Wir vertrauten darauf, dass es irgendwann enden könnte, ohne dass unser Leben damit endete. Das ermöglichte Vertrauen in diejenigen Menschen, die uns dabei halfen. Wir vertrauen nicht vielen. Doch entscheiden wir uns einmal dazu – und das passiert meist schnell –, dann ist es unwahrscheinlich, dass sich das wieder ändert.

Als die Diagnose feststand, mussten wir uns nicht erst überwinden, eine Therapie zu beginnen, wie manch anderer. Wir mussten es schaffen, zu bleiben. Das war unser Vorteil. Die Zeit vor der Diagnose war Vorarbeit, die wir nicht bemerkt hatten, da die Alltagspersonen sie übernommen hatten. Als die Diagnose auslöste, was sie bei den meisten tut, mussten wir die Widerstände nicht allein überwinden. Wir hatten schon eine Therapeutin, die uns nicht ohne Weiteres gehen ließ. Wir konnten uns nicht tot stellen, ohne dass sie nicht mit allen Mitteln versuchte, uns zu erreichen, bis sie es schaffte. Wir konnten nicht spurlos verschwinden, weil sie der beste Spürhund war. Wenn wir schwiegen, kam unser Inneres nur noch lauter bei ihr an. Wir standen mit dem Rücken zur Wand – die Wand, die uns eines Tages vor dem Rest der Welt beschützen sollte. Wir konnten nicht flüchten und das war es, was wir brauchten. Erst einmal musste *für* die Therapie gearbeitet werden, um später *in* der Therapie arbeiten zu können.

**Isa:**

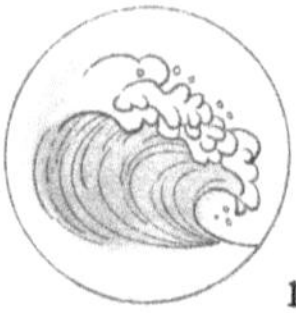

Was ist das Ziel der Therapie? Einswerden? Ist das möglich?

Unser Ziel war es nie, eins zu werden. Ich bin eins. Eins mit mir selbst. Eins von vielen. Wir sind ein Gesamtes. Für mich war es nicht logisch, warum ich etwas anstreben sollte, das für uns noch nie die Norm war, nur weil es das für die meisten anderen Menschen war. Wir waren noch nie eins. Unsere Innenstruktur, unser Körper, unsere Art zu handeln und die Struktur in unserem Leben sind auf das Viele-Sein ausgerichtet. Unsere Psyche nahm uns die Entscheidung von Anfang an ab. Einswerden war schon zu dem Zeitpunkt, der in der Entwicklung eines Kindes dafür vorgesehen ist, keine Option. Warum sollte es das jetzt sein? Ich kann mich selbst nicht ertragen. Ich kann das Wissen darüber nicht ertragen, was andere von uns erlebten. Für mich ist es unvorstellbar, alles davon tragen zu müssen.

Es gibt Menschen, die viele sind, und die eine vollständige Fusion anstreben. Wir bewundern die Stärke, die sie aufbringen. Das Uneinige zu vereinen, muss eine Mammutaufgabe sein. Um eine Person zu integrieren, muss auch all das, was sie mitbringt, integriert werden. Schmerzen, Erinnerungen, die in Körper und Psyche gespeichert sind, abweichende Lebenseinstellungen. Was vorher auf Distanz gehalten wurde, muss Teil von einem werden. Wir können uns vorstellen, dass das für einige die beste Option für ein vollständiges, selbstbestimmtes Leben ist. Bis auf die Mauern zwischen den Personen geht nichts verloren. Alles bleibt da. Es verändert nur seine Form. So stellen wir es uns vor. Doch für uns selbst können wir es uns nicht denken.

Andere Überlebende wiederum können sich nicht einmal vorstellen, eins zu werden. Wie soll man sich auch etwas vorstellen können, das man nie erlebte? Alle Bedürfnisse sind valide. Keine Anzahl an Parallelen oder Unterschieden zwischen Betroffenen spricht dafür, dass das beste Ziel für einen anderen Menschen auch für einen selbst ein erstrebenswertes ist.

Manchmal hatten wir Angst davor, zu Fachleuten zu gehen, die viel Erfahrung mit der Thematik hatten. Wir hatten Angst, dass die Meinung zu Therapiezielen auf Erfahrungen der Mehrheit beruhten und nicht auf unseren individuellen Bedürfnissen. Manchmal sieht man den Wald vor lauter Bäumen nicht. Manchmal aber auch den Baum nicht vor lauter Wald. Oder eine Überlebende mit abweichenden Bedürfnissen nicht zwischen vielen anderen, die eine Mehrheit bilden.

Absurde Vorschläge für mehr Lebensqualität bekamen wir von Fachseite zur Genüge zu hören. Einmal wurde uns von einem Psychiater gesagt, wir sollten uns einfach für eine einzige Person entscheiden. Diese müsse man stärken und die anderen schwächen. Das war eine Morddrohung für die, die nicht vorne sein durften! Oder wir lernten Fachleute kennen, die behaupteten, praxiskompetent in der Behandlung von Menschen mit DIS zu sein. Ob das wirklich stimmte, merkten wir meist recht schnell. Wahrscheinlich zählte für manche schon ein einziger Fall als vielschichtige Erfahrung, weil sich ein Mensch, der aus vielen Personen besteht, durchaus nach vielen Fällen anfühlen kann.

Menschen, die die Komplexität der Thematik kannten, arbeiteten mit Fragen und nicht mit Aufforderungen. Die Antwort liegt immer im System. Was dem einen Betroffenen hilft, könnte für einen anderen ein Trigger sein, der bis zum Suizidimpuls führen kann. Das betrifft nicht nur Menschen mit DIS.

Fehlende Erfahrung mit DIS-Systemen war bei der Auswahl von Therapeutinnen und Therapeuten daher auch kein Ausschlusskriterium. Wichtig war uns die Offenheit für das, was unser Inneres von ganz allein ans Licht brachte. Die Seele zeigte uns den Weg. Die Offenheit, ihr zu folgen, mussten wir selbst erst entwickeln. Wir brauchten niemanden, der uns alle möglichen Wege aufzeigte.

Wir brauchten jemanden, der uns auf unserem individuellen Weg begleitete, ganz egal, wohin er führen würde.

Der Weg war nicht das Ziel. Das Ziel lag auf dem Weg.

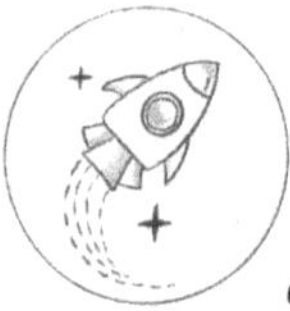

**Ami:**

Jap, Innenpersonen können verschmelzen. Ich hab's erlebt. Wer sagt denn, dass es gleich alle sein müssen? Ist doch schon ein Schritt, wenn zwei Personen zu einer werden. Ob alle zu einer werden können, hängt letztlich auch von der Gesamtanzahl der Personen im System ab. Hunderte Personen zu vereinen, wäre eine Lebensaufgabe. Ist es das wert oder haben andere Bedürfnisse Priorität? Unsere Lebenszeit würde nicht ausreichen, um eins zu werden. Trauma-Arbeit priorisieren wir bewusst. Es wird das angeschaut, was uns am meisten und langfristigsten einschränkt. Noch weiterzugehen und eine Fusion zu provozieren, können wir allein zeitlich nicht leisten. Wir sind schon ein Vierteljahrhundert auf dieser Welt und wissen bis heute noch nicht einmal, wie unser System genau funktioniert. Die vereinzelten Fusionen, die bisher stattfanden, waren nicht beabsichtigt. Innenpersonen, die als eigene Person nicht mehr gebraucht wurden, schlossen sich einer anderen Person an. Klingt hart, ist es auch.

Skeptisch wurde ich, als ich uns ein knallgelbes Tagebuch kaufte und mich am meisten über die Farbe freute. Meine Lieblingsfarbe war nie Gelb gewesen. Mir fiel auf, wie ich mit Freundinnen von alten Zeiten schwärmte, die ich gar nicht selbst erlebt hatte. Ich trug Erinnerungen in mir, die nicht meine waren. Aus meinem Mund kamen Wörter, von denen ich nicht einmal wusste, was sie bedeuteten. Fakten zu jeglichen Beautythemen konnte ich runterrattern, als hätte ich mich mein Leben lang mit nichts anderem beschäftigt. In Wahrheit hatte ich mich noch nie damit beschäftigt. Meine Stimme wurde höher und meine Energie ging immer weiter nach oben, obwohl ich ohnehin schon gut unterwegs war. Ich war nicht mehr zu stoppen.

Es dauerte nicht lange, bis ich merkte, dass ich nicht nur von einer Person beeinflusst wurde, die weit mit mir vorne war. Ich war es selbst. Meine Lieblingsfarbe *war* Gelb und meine Erinnerungen gehörten zu *mir*. Eine andere Innenperson war ein Teil von mir geworden. Ich war immer noch die Ami, die ich davor war. Nur in Erweiterung. Die Person, die nun zu mir gehörte, ging nicht verloren. Ich bin mir sogar sicher, dass sie wieder eine eigene Person werden könnte, wenn äußere Umstände dies verlangen würden. Wir sind zwei Stücke Schokolade, die die Aufschrift »Ami« tragen. Ein Stück davon hieß schon immer Ami. Das andere könnte man leicht wieder abbrechen. Aber jetzt sind wir eins. Aus unbestimmtem Grund. Auf unbestimmte Zeit.

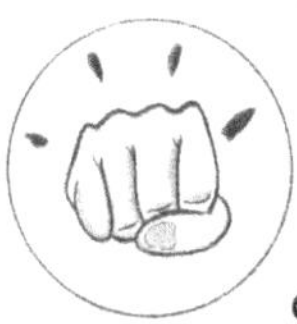

**Fiona:**

In der Theorie waren unsere Therapieziele immer eine bessere Innenkommunikation, Schmerzlinderung und Steigerung der Alltagsfähigkeit. Klingt nett. In der Praxis sollten alle Vorhaben nur einem dienen: der äußeren Sicherheit.

Es gibt Gewaltstrukturen, die man nicht allein durch die Veränderung äußerer Rahmenbedingungen verlassen kann. Wir brachten uns immer wieder selbst in Gefahr, weil zahlreiche Personen sie nicht als solche wahrnahmen, sondern als ihren Lebenssinn. Wenn die DIS und die Abgeschirmtheit der Innenpersonen es sind, die einen verletzbar machen, dann kann äußere Sicherheit nur durch das Aufbrechen innerer Prozesse erreicht werden. Traumatisierte Personen durften endlich ihr Trauma teilen, wie schön. In Wahrheit war dieser Schritt wichtig, um an Informationen heranzukommen, die nur sie liefern konnten. Wir versuchten, uns im Rahmen der Möglichkeiten einen Überblick über das System zu verschaffen, wie erstrebenswert. In Wahrheit suchten wir einen Zugang zu denen, die mehr Macht hatten und in Bezug auf äußere Sicherheit mehr bewirken konnten. Jeder Versuch der Kontaktaufnahme, jede Annäherung an schwierige Erlebnisse, jede Therapiestunde lief unbemerkt unter dem Ziel der Sicherheit.

Blöd nur, dass genau diese mit zunehmenden Erfolgen im Therapieprozess eher kleiner wurde. Wer spricht, wird erwischt. Aber wer nicht spricht, zerbricht. Durch das Sprechen brachten wir uns erst einmal noch mehr in Gefahr, da Täter*innen dies selbstverständlich verhindern wollten. Sie fanden es immer heraus. Es gab immer jemanden, der etwas ausplauderte. Wenn man die Abgeschirmtheit einmal brauchte, war sie nicht groß genug, um beobachtende Personen einzuschränken, obwohl das so nötig gewesen wäre. Demnach wurde auch das Therapieziel der äußeren Sicherheit immer präsenter. Klingt nach einem unentfliehbaren Kreislauf. War es auch.

An ein Danach wurde nie gedacht. Es ging um das Überleben im Jetzt. Anders war es nicht möglich. So blieben die stumm, die es schon immer sein mussten, solange ihr Stummsein keine Probleme bereitete, die zu akut werden könnten. Was keine akute Gefahr für uns selbst darstellte, bliebt ungehört.

Manchmal legten wir eine Therapiestunde fest, die für eine Innenperson bestimmt war, die ansonsten zu kurz kam. Meistens lief es anders, funkte irgendetwas, irgendwer dazwischen. Denn wir kamen alle zu kurz. In einer Welt, in der man von Glück sprechen kann, wenn man überhaupt einen Therapieplatz findet, sind die Kapazitäten für Hilfesuchende prinzipiell nicht ausreichend, für Menschen mit DIS erst recht nicht. Eine Stunde, die in der Regel ein Einzelmensch für sich hat, müssen wir uns teilen. Dass wir uns per Mail melden durften, war uns in der Therapie immer wichtig. Nur so konnten Personen zu Wort kommen, die sich während der Stunden nicht nach vorne drängen konnten. Wir schrieben Tagebücher voll, um das, was uns bewegt, wenigstens mit uns selbst teilen zu können.

Innenkommunikation, Verbindung und mehr Kooperation nennen wir also immer, wenn uns jemand nach unseren Zielen fragt. Was wir damit meinen ist stets: Kooperation für unser Wohlbefinden, nicht dagegen. Kommunikation, um voranzukommen, nicht, um sich gegenseitig das Leben schwer zu machen. Verbindung zu denen, die uns weiterhelfen können, es aber nicht wollen. Es ist absurd.

Wir sind doch alle nur traumatisiert und wollen gesehen werden. Ohne gleichzeitig die Bedingung erfüllen zu müssen, das Gesamtsystem einen Schritt weiterzubringen.

Wir sehnten uns nach dem Moment, in dem das kein Thema mehr sein musste.

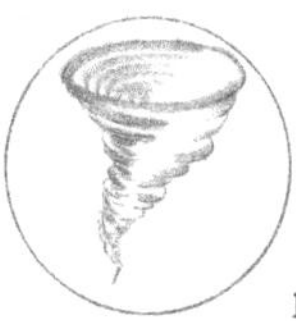

**Romy:**

Ich war einfach plötzlich in der Therapie. Eine Ahnung, was das sollte, hatte ich nicht. Die Therapeutin wollte gezielt mit mir sprechen. Warum? Was sollte ich schon für wichtige Informationen haben? Ich wusste nichts über das System. Ich wusste nicht einmal, wer ich selbst war. Sie hatte nach mir gefragt und ich war automatisch da. Eigentlich hassten wir es, wenn das jemand tat. Das nahm uns das letzte bisschen Würde, wenn auch noch von außen entschieden wurde, auf wen von uns man gerade Lust hatte. Dieses Mal war es wohl abgesprochen. Manchmal wurden Stunden extra für eine bestimmte Person eingeplant und anschließend gehofft, dass sie auch da sein würde.

Wenn es nur umgekehrt auch so einfach wäre und ich jederzeit verschwinden könnte. Es drehte sich alles. Mehr konnte ich ihr nicht erzählen. Musste ich auch nicht. Ich war da. Das war alles, was zählte. Ich durfte auf dem Boden sitzen und in die Leere starren, ohne dass neue Eindrücke auf mich einprasselten. Das tat gut. Mehr brauchte ich nicht. Ein weiteres Mal war ich auch nicht dort.

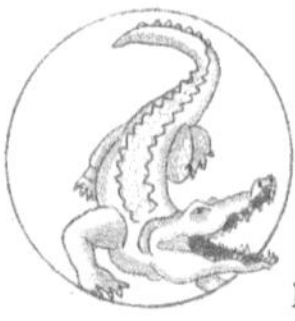

## Vincent:

Vincent, Vincent, Vincent. Habe den Typen immer noch in den Ohren, der irgendwas von Therapie redete. Vincent muss dies, Vincent muss das. Vincent darf nicht mehr so böse zu den anderen sein. Vincent muss uns erzählen, was er erlebt hat. Vincent muss uns erzählen, ob wir noch in Gefahr sind. Von innen hörte ich alles.

Vincent muss gar nichts. Vincent musste nur lachen. Auf einer großen Tafel zeichneten der Therapeut und manche von uns ein Diagramm, das unsere Innenstruktur darstellen sollte. Abgesehen davon, dass sie völlig falsch war, war es lächerlich, mich an die Spitze zu setzen. Es war so jämmerlich, dass ich nur lachen konnte.

»Vincent hat so viel Macht. Ihn brauchen wir im Boot.«

Schwachsinn. Macht gibt's nur, wo es Ohnmacht gibt. Nutze ich meine Macht nicht, werde ich zu denen gemacht, die keine haben. Auch ich werde kontrolliert. Bin ich nicht mehr fies, sind es andere. Auch zu mir. Ich habe einfach keine Lust, das abzubekommen. Hab ich nicht verdient.

Vincent muss. Vincent muss stark bleiben. Da konnten andere sagen, was sie wollten. Nur weil sie studiert hatten. Ich hab auch gelernt. Mein Leben lang. Und zwar, dass es nicht anders sein darf.

»Vincent, kann ich mal mit dir persönlich sprechen oder hast du Angst?«, sagte der Therapeut einmal.

Was fiel ihm ein, mich einen Schwächling zu nennen. Mit einem Wimpernschlag saß ich vorne und hätte ihm am liebsten vor die Füße gespuckt. Keine Lust auf Stress. Ich schaute böse und grinste. Das machte mich mächtig. Meine Gleichgültigkeit.

»Du musst helfen, ohne dich endet die Gefahr nicht!«

Schön. War mir egal. Innen war auch immer Gefahr. Das machte doch keinen Unterschied.

Sobald der Monolog beendet war, wollte ich zeigen, wie stark ich war. Ich hatte keine Angst. Sollten sie doch alle Angst bekommen. Ich schickte mehrere Wochen lang ausschließlich Personen nach vorne, die nicht essen und trinken konnten. Das hatten sie nun davon. Wer hatte nun Angst? Ich nicht. Ich hab nie Angst.

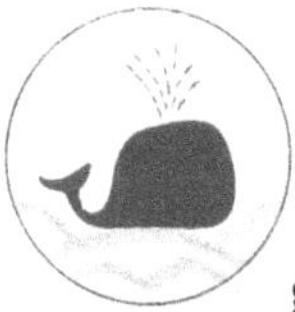

**Marvin:**

Ich war einmal in der Therapie, nur um wieder zu gehen. Ich unterhalte mich doch nicht mit jemandem, der uns nur ausquetschen möchte. Keine Chance. Die Therapeutin wollte mich nicht fortlassen. Hah – davon lasse ich mich doch nicht aufhalten! Ich erzählte ihr einfach, ich hätte einen dringenden Termin beim Orthopäden. Als sie mir nicht glauben wollte, weil unsere gemeinsame Stunde erst vor zehn Minuten begonnen hatte, zeigte ich ihr, wie ich humpelte, und tischte ihr eine Geschichte von einem kaputten Knie auf. Das schien zu ziehen. Immerhin konnte ich heimlich in Richtung Tür humpeln. An mehr kann ich mich auch gar nicht erinnern. Wahrscheinlich, weil ich es geschafft hatte, zu flüchten. Dass wir nicht weiter mit ihr sprechen mussten, haben die anderen nur mir zu verdanken.

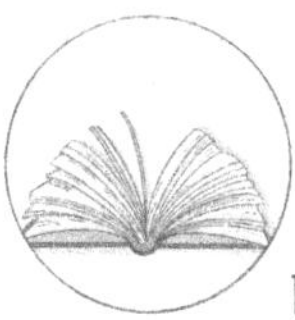

**Veda:**

Ich weiß mehr, als anderen lieb ist. Das macht mich besonders. Was die anderen vergessen, bleibt bei mir sicher gespeichert. Erinnerungen und Wissen sind mein Lebenselixier. Teilen werde ich es nur mit auserwählten Personen, die mein Vertrauen über Jahre hart erarbeiteten. Schließlich leiste ich harte Arbeit. Ich muss stets aufmerksam sein. Was ich von innen beobachte, ist für uns alle relevant. Wer mich nicht wertschätzt, hat meine Hilfe nicht verdient.

Mit Therapeuten sprach ich nie. Ich sprach nur über sie. Für einige meiner Freunde im Innen und Außen ist es wichtig zu wissen, was in der Therapie besprochen wurde. So können die, die uns verraten haben, bestraft und das nächste Mal daran gehindert werden. Informationen wie diese bekommt man am besten von mir.

Ich bin das Wissen, das anderen fehlt. Ich bin das, wonach sich die anderen sehnen.

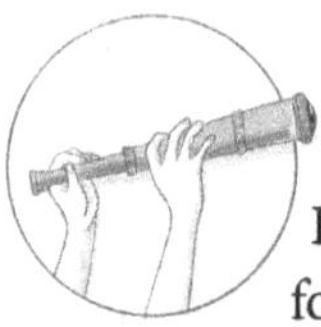

## 46:

Es war normal, dass der Widerstand mit dem Erfolg der Therapie wuchs. Wenn die Therapie uns am meisten aus der Bahn warf, waren wir auf dem richtigen Weg. Solange keine Person mit Suizidtendenzen aktiviert wurde.

Die Unfähigkeit zu essen und zu trinken beispielsweise ist eine beliebte Bestrafung, die von innen geschickt wird. Können wir nicht essen und trinken, sind wir irgendwann so geschwächt, dass psychische Arbeit unmöglich wird. Genauso sieht es mit dem Einfluss auf das Außen aus. Wenn ich auf dem Boden kriechen muss, um vom Bad aufs Sofa zu kommen, habe ich auch keine Kraft entgegenzuwirken, wenn uns ein Mensch von außen oder eine Innenperson in Gefahr bringen möchte. Möglich ist das ohnehin kaum, in solch einem Zustand erst recht nicht.

Wenn wir in der Therapie Infos teilten, die andere Personen für einen »Verrat ihrer Freunde« – sprich der Täter*innen – hielten, dann folgten Strafen, die meist das gesamte System betrafen. Die unmögliche Nahrungsaufnahme war nur eine davon. Es gibt Innenpersonen, deren Trauma mit dem Essen zusammenhängt, weil sie beispielsweise Verdorbenes essen mussten oder für das Essen prinzipiell bestraft wurden. Sind diese vorne, essen sie nichts. Sind sie in der Nähe, wenn ich vorne bin, spüre ich körperlich, dass ich nicht essen kann. Meistens kann ich dann einfach nicht schlucken. Ähnlich verhält es sich mit Personen, die sich selbst verletzen mussten oder lernten, sie seien nicht lebenswürdig. Sie kennen nur diesen kleinen Ausschnitt des Lebens. Für sie ist das folglich die ganze Realität. Ein Trigger, der entweder von außen kommen kann oder aber von einer anderen Person im Innen, kann diese Personen nach vorne holen. Eine Person, die sich immer verletzen musste, tut das automatisch, sobald sie vorne ist, wenn sie nicht davon abgehalten wird. Eine Person, die immer wegrennen musste, wird von zu Hause wegrennen. Eine Person, die glaubt, sie dürfte nicht leben, würde aus dem Fenster springen, ohne die Konsequenzen zu verstehen. Und so weiter.

Die Therapie war also immer ein Balanceakt. Wir wussten, dass wir nicht in die Tiefe gehen konnten, ohne Konsequenzen befürchten zu müssen. Dennoch mussten wir aufpassen, dass es nicht im Suizid endete, den wir ja gar nicht wollten. Auch die, die aus dem Fenster springen würden, wollen das nicht. Es geht nicht um den eigenen Willen. Das ist für die meisten ein Fremdwort. Es ging immer um das, was wir gelernt hatten.

Die größte Gefahr für uns waren wir selbst und doch kamen wir immer lebend heraus. Es gibt Personen, die immer an bestimmten Daten weiter vorne sind, Daten, die sie triggern. In diesen Fällen konnten wir vorab für äußere Absicherung sorgen. Doch wenn die Therapie selbst der Auslöser für Personen war, die sie verhindern wollten, konnten wir die Konsequenzen meist nicht absehen.

Oft wurde versucht zu bewirken, dass wir gar nicht erst zum Sprechen kamen. Einmal waren wir in einer Trauma-Klinik und haben volle vier Wochen 22 Stunden am Tag geschlafen. Selbstverständlich war so keine Therapie möglich. Sobald wir entlassen wurden, war unser komatöser Zustand verflogen. Auch während einer Therapiestunde schliefen wir manchmal mitten im Satz ein. Die wichtigen Themen waren auf dem Tisch, aber unser schlafender Kopf eben auch. Manchmal kamen auch Wechsel im Sekundentakt, die das Sprechen unmöglich machten. Manchmal war auch das Sprechen selbst unmöglich, weil die Worte von innen weggenommen wurden oder weil eine Person nach vorne geschickt wurde, die gar nicht sprechen konnte. Oder in einer anderen Sprache kommunizierte, mit der sie während ihrer Trauma-Erfahrung ausschließlich in Kontakt war.

Wir hatten keine Chance, diesen Mechanismen entgegenzuwirken. Alles, was wir tun konnten, war uns nicht davon einschüchtern zu lassen. Wenn wir eigentlich nicht zur Therapie gehen konnten, musste uns eben unsere beste Freundin im Einkaufswagen dorthin schleppen. Wenn wir danach nicht sicher waren, musste eben jemand bei uns übernachten. *Bei* uns. Nicht nur im Nebenzimmer.

Die Widerstände blieben hartnäckig. Wir auch.

Es endete damit, dass wir in den schlimmsten Zeiten lückenlos jemanden bei uns hatten. Beim Duschen, auf dem Klo, beim Schlafen. Weil wir erkannten, dass wir die Verantwortung für uns gerade nicht tragen konnten, gaben wir sie ab. Der Protest, der von innen darauffolgte, bestätigte, dass das die richtige Entscheidung war.

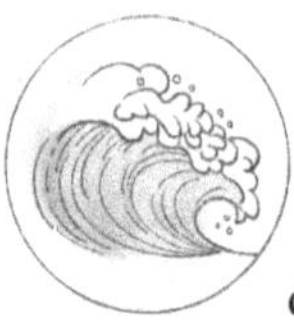

**Isa:**

Was wir wollten, war Freiheit. Wie widersprüchlich, dass wir uns für die Freiheit einsperren ließen. Die letzte Selbstbestimmung, die wir noch hatten, gaben wir auf. Vertrauensmenschen versteckten unsere eigenen Wohnungsschlüssel. Wir waren nie allein. Wie konnte das so schmerzhaft sein?

Mein größter Schmerz war immer die Einsamkeit gewesen. Auf einmal war ich keine Sekunde allein und wünschte mir nichts mehr, als es wieder zu sein. Ich wusste, dass es richtig war. Wir mussten unsere Freiheit erst vollkommen aufgeben, um sie irgendwann in der Form wiederbekommen zu können, die wir uns wünschten.

Doch wenn man sich nach Freiheit sehnte, fühlte es sich kontraproduktiv an, sie aufzugeben. Wir konnten nur überleben, wenn wir uns an dem Gedanken ans Leben festhalten konnten. War das das Leben? Wie sah ein Leben fernab von der Gewalt überhaupt aus? Was blieb? Was blieb von uns? Was blieb, wenn nichts von uns unberührt geblieben war?

Wir blieben. Am Leben. Das musste erst einmal reichen.

Wir waren so viel mit anderen Menschen zusammen, dass wir vergaßen, wer wir selbst waren. Einsam. Aber nicht allein. Zu diesem Zeitpunkt würde ich lieber Gewalt erleben und dafür das Leben in all seinen Farben nicht verpassen, als eingesperrt in einem benebelnden Grau vor mich hin zu vegetieren. Das dachte ich oft. Wenn so die Freiheit schmeckte, würde ich lieber bis ans Ende meines Lebens die bittere Gefahr aushalten. Ich schämte mich für Gedanken wie diese. Wie konnte ich es nur wagen, mir so sehnlich Zeit ohne die Menschen wünschen, die ihre eigene kostbare Lebenszeit für mich opferten? War das ein verzweifelter Versuch von innen, sie loszuwerden, um so weiterleben zu können wie bisher?

Ich bin froh, dass wir durchhielten. Diese Zeit fühlte sich nur selten nach einer Brücke an, die uns mehr Freiheit in der Zukunft ermöglichte. Meist verdrängten die Zweifel, die äußere Gefahr könne je weichen, das Gefühl auf eine reale Perspektive auf Freiheit. Würden wir jemals sicher genug sein, um auch wirklich frei sein zu können? Was war schon Sicherheit? Konnte man sich jemals sicher sein, sicher zu sein? Wartete die Gefahr nicht nur darauf, dass wir die Maßnahmen irgendwann lockerten? Wir schwammen ohne Anker auf hoher See und hofften auf ein Licht am Horizont.

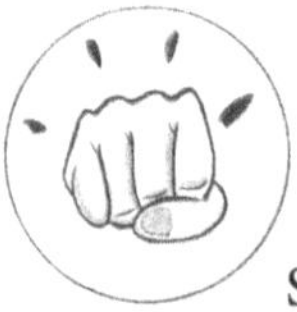

**Fiona:**

Wenn es innere Arbeit braucht, um äußere Ziele wie Sicherheit zu erreichen, braucht es trotzdem auch im Außen die richtigen Voraussetzungen. Bei uns hieß das konkret: Menschen, die verlässlich da waren. Hätten wir uns ausschließlich auf das Gesundheitssystem verlassen, wäre das nicht ausreichend gewesen. Wir benötigten ein ganzes Helfernetzwerk aus Menschen, die uns in jeweils verschiedenen Lebensbereichen unterstützten. Eine Trauma-Therapie, sichere (teil-)stationäre Anlaufstellen, die Krisenzeiten abfingen, Freunde, die nicht zögerten, der Wahrheit mit uns ins Auge zu sehen, Anlaufstellen, die uns mit speziellen Tipps versorgten, und auch andere Betroffene, die den Weg schon gegangen waren und die Stolpersteine genau kannten.

Für uns mussten also viele Komponenten gleichzeitig zusammenkommen. Eine gute Therapie wäre nicht erfolgreich gewesen, wenn im Außen nicht Freunde da gewesen wären, die das Ganze mit uns hielten. Freunde allein hätten nicht viel tun können, wenn wir keine gute Therapie gehabt hätten. Das alles hätte trotzdem nur halb so viel bewirkt, wenn wir nicht zu genau dem Zeitpunkt die Lücke in unserem Innensystem gefunden hätten, an der wir ansetzen konnten. Das wiederum wäre nicht hilfreich gewesen, wenn Personen im Innen nicht schon jahrelang darauf hingearbeitet hätten. Diese Vorarbeit wäre jedoch hinfällig gewesen, wenn es jemand anderes im Innen gemerkt und verhindert hätte. Und so weiter.

Für uns war es also am sinnvollsten, im Außen vorzubereiten, was vorzubereiten war, und erst dann alle Hebel auf einmal umzulegen. Wir hatten Freunde, von denen wir wussten, dass sie alles mit uns durchleben würden. Mit ihnen gemeinsam suchten wir zeitgleich eine neue auf DIS spezialisierte Trauma-Therapie, kontaktierten Menschen, die uns bei Sicherheitsvorkehrungen halfen, suchten und fanden sichere Räume und waren von da an keine Sekunde mehr allein. Das war die schlimmste Zeit unseres Lebens.

Aber auch die entscheidendste. Und das wussten wir. Unsere Innenarbeit musste im Turbomodus stattfinden. Wir mussten schneller arbeiten, als es Innenpersonen oder Täter*innen verhindern konnten.

Wir waren auf der Überholspur unterwegs. Wir wussten, dass wir dort bleiben mussten, auch, wenn uns irgendwann der Sprit ausgehen würde. Es war nicht leicht, denn es fühlte sich nicht nach der richtigen Richtung an. Der Gegenwind wurde mit jedem Meter stärker. Doch wir mussten weiterrasen. Mit dem einzigen Ziel, irgendwann nicht mehr verfolgt zu werden.

Wer uns bremsen wollte, durfte nicht mehr mitfahren. Eine Zeit lang hatten wir einen Therapeuten, der unser Tempo dämpfen wollte, als wir eine lange Liste an Themen in die Therapie mitbrachten. Wir wussten genau, was wir anschauen mussten, um weiterzukommen.

»Wir können jetzt nicht noch ein Thema öffnen. Ist das Glas einmal offen, bekommen wir es nicht mehr zu. Ich kann nicht noch mehr bei euch auslösen«, bemerkte er besorgt.

Nur wenige verstanden, dass das Glas schon längst geöffnet war. Das Ungeziefer, das uns (z)erstechen wollte, schwirrte fröhlich um unseren Kopf. Sah das niemand? Wir mussten doch nur jedes einzelne davon wieder einfangen. Dafür musste man jedes ansehen und sich davon berühren lassen. Wir wollten keine weiteren Themen anbrechen. Wir wollten teilen, was sowieso da war. Wir brauchten jemanden, der uns dabei half und nicht in seiner eigenen Angst verweilte. Nichts war bedrohlicher als das, was passieren würde, würde nicht hingeschaut werden. Niemand wusste, wann es vorbei sein würde. Würde ich morgen sterben – ob selbst- oder fremdverschuldet oder durch einen Unfall –, würde ich mir wünschen, gesprochen zu haben. Ich wusste, dass es sein konnte, dass wir diesen Kampf nicht gewannen. Das nahm mir nicht den Mut, ihn bis zur letzten Sekunde zu führen. Würde ich einmal nicht mehr sein, wollte ich nicht umsonst gelebt und überlebt haben. Die Welt musste wissen, was für Grausamkeiten hinter bunten Fassaden passierten. Betroffene mussten wissen, dass sie nicht allein waren. Etwas musste bleiben. Wenn nicht wir, dann unsere Worte. Deshalb hörte ich nicht auf, jeden Gedanken ungefiltert auszusprechen.

»Ein Therapeut ist ein Bergführer, der euch die Orientierung geben kann, doch besteigen müsst ihr den Berg selbst«, bekamen wir zu hören.

Doch was, wenn der Bergführer selbst Höhenangst hatte?

Wir ließen uns nicht mehr bremsen. Ungezügelt schrieben wir auf, was uns beschäftigte, und teilten es. Wir schliefen nicht mehr. Von außen sah es zeitweise aus, als würden wir die Hälfte des Tages vor uns hinträumen. In Wirklichkeit wurde wertvolle Innenarbeit geleistet. Selbstständig. Alles, was wir erreichten, kam aus eigener Kraft. Aus einer Kraft, die wir gar nicht mehr hatten.

Wir schrieben und schrien weiter, bis wir Menschen fanden, die nicht in Momenten davonrannten, in denen wir selbst am liebsten verschwunden wären. Wenn andere Menschen es nicht einmal ertragen konnten, uns zuzuhören, wie sollten wir, die es tagtäglich erlebten, es erst aushalten?

Wir rannten. Wer nicht mithalten konnte, war schnell raus. Die Handvoll Menschen, die unser Tempo hielten und immer noch an unserer Seite waren, blieben es auch. Wir waren nie allein.

Wäre Sicherheit nicht das Ziel gewesen, das es schnellstmöglich zu erreichen galt, hätten ein anderes Vorgehen beziehungsweise eine andere Geschwindigkeit vermutlich ausgereicht. Wir hätten keinen Marathon sprinten müssen, sondern hinfallen können, wenn uns danach war. Die Art der Innenarbeit aber wäre vergleichbar gewesen.

Es ging um das Teilen, Fühlen-Dürfen, Sein-Dürfen, Not-Lindern und Not-Erkennen. Therapeutinnen und Therapeuten, Freunde und andere Helfende nahmen oft die Rolle von Postbotinnen oder Sekretären ein. Die Aufgaben, die abgearbeitet werden mussten, waren von innen vorgegeben. Wir mussten sie wahrnehmen und ihnen folgen.

Unser Therapeut meinte einmal: »Es braucht ein Dorf, um ein Kind zu erziehen. Wie viele braucht es erst dann, um viele Menschen auf ihrem Weg ins Leben zu begleiten?«

Er hatte recht. Was uns am meisten half, war die Anzahl der Menschen, die uns begleiteten und das Ausmaß an Verlässlichkeit, die uns geschenkt wurde. Rennen konnten wir selbst. Doch ohne Begleitung hätten wir irgendwann aufgegeben.

**Alice:**

Wir kamen an Punkte, an denen wir uns damit hätten abfinden können, wenn wir sterben würden. Ich kann mich erinnern, wie ich an einem dunklen Winterabend auf dem Sofa saß und von diesem Gefühl überrascht wurde. Wieder einmal hatten meine Tränen mir die Luft zum Atmen genommen. Wieder einmal war es schwer, nicht in der Vergangenheit zu versinken, während Erinnerungen mich überfluteten. Schmerz war für mich immer ein Zeichen gewesen, noch lebendig zu sein, ein Zeichen, das ich mit Entspannung wahrnahm. An diesem Abend fühlte sich der Schmerz nicht nach Leben an. Sondern nach Sterben. Die Luft, nach der ich schnappte, schien vor mir zu flüchten. Ich dachte, das ist das Ende. Das hatte ich schon oft gedacht. Doch jetzt war das erste Mal, dass auf diesen Gedanken hin eine Entspannung einsetzte, die ich nie vergessen werde.

Ich hätte niemals absichtlich versucht, diese Welt zu verlassen. Vielleicht, weil ich nicht wusste, dass ich auch einen eigenen Willen hatte. Vielleicht, weil ich nicht sterben wollte, sondern den Gedanken nicht ertragen konnte, nicht erfüllt leben zu können. Dass genau das eintreten konnte, was ich zuvor für unmöglich gehalten hatte, bewies mir die Tatsache, dass ich mittlerweile ein fester Bestandteil des Alltags sein konnte.

Es gab Innenpersonen, die den Tod provozierten. Ich bin mir sicher, dass es die meisten von ihnen nicht wollten. Sie hatten das Gefühl, es tun zu müssen. Vielleicht wussten sie auch nicht, was die Konsequenzen sein würden. Mehrmals blickten wir dem Tod selbstverschuldet ins Auge. Doch bevor er uns auf der anderen Seite festhalten konnte, wurden wir immer wieder zurückgezogen. Irgendwas rettete uns im letzten Moment immer. Ich weiß, dass es Innenpersonen gibt, bei denen es kein Zurück mehr geben würde. Die, bei denen es gar nicht enden sollte, wurden immer im letzten Moment gerettet. Entweder kam eine andere Innenperson nach vorne, die einen rettenden Anruf abgab, oder sie stellten es so an, dass sie rechtzeitig gefunden wurden. Ihre Aktionen waren eher Bestrafungsaktionen – zum Beispiel dafür, dass wir uns kompetente therapeutische Hilfe geholt hatten. Der Sinn und Zweck ihres Handelns war es, uns Angst zu machen, sie sollten Helfende abschrecken und unseren Körper schwächen. Oft erfolgreich. Doch nie erfolgreich genug.

Doch wann war der Punkt erreicht, an dem eine Person nach vorne kommen würde, die wirklich für das Ende zuständig war? Gerade, weil Personen am Rande des Lebens entstanden, am Rande zum Tod, und die andere Seite kannten, war die innere Kraft, die sich nach dem Licht sehnte, immens. Wir trugen eine tickende Zeitbombe in uns und wussten nicht, was sie zünden würde. Das war die Gefahr, die uns in der Therapie immer eiskalt im Nacken saß. Wir durften nicht stehen bleiben, aber auch nicht auf die falschen Stellen treten.

Wir wollten nicht sterben. Deshalb mussten diejenigen aufgehalten werden, die es dennoch versuchen würden. Die Menschen, die um uns herum waren, hatten die offizielle Erlaubnis – nein, den bedingungslosen Auftrag –, Innenpersonen festzuhalten, die dem Körper schaden wollten. Wer weglaufen, sich verletzen oder suizidieren wollte, wurde festgehalten, bis er von allein wieder nach innen verschwand. Auch in der Therapie kam das zu bestimmten Punkten im Prozess vor. Es musste gegen den Willen mancher Personen gearbeitet werden, um das, was das Beste für uns war, durchzusetzen. Das war für unser Umfeld sicher gewöhnungsbedürftig, aber nötig.

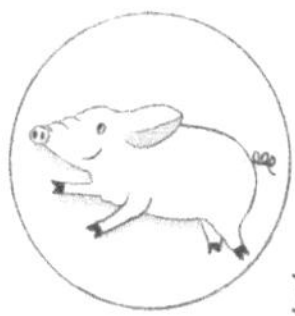

**Tessa:**

Also ich hatte mal eine Therapeutin die hat mir einen Baseballschläger geschenkt damit ich mich wehren kann wenn Blödmänner oder Blödfrauen was blödes mit mir machen wollen. Das fand ich echt cool. Am besten in der Therapie fand ich dass ich mein Kuschelschweinchen Karli mitnehmen durfte. Der weiß alles über mich. Und der beißt wenn der Therapeut nicht lieb sein würde. Ich hab manchmal erzählt was die Blödmenschen mit mir gemacht haben aber das hat mir eigentlich gar nicht geholfen. Weil das weiß ich ja schon also warum soll ich das jemandem erzählen. Voll unnötig. Ich hatte immer Angst dass die Therapeuten dann weinen weil die haben dann immer so traurig geschaut. Und ich will nicht dass jemand wegen mir weint. Wir hatten sogar mal eine Therapeutin die manchmal eine Spielestunde mit uns Kleinen gemacht hat. Und eine hat uns auch mal Fanta mitgebracht damit ich schmecken üben kann und was neues ausprobieren kann. Das fand ich auch lieb. Das hat mir am meisten geholfen würd ich sagen. Und halt dass ich mal liebe Menschen kennenlernen durfte. Aber das ging ja auch ohne Therapie. Aber die Therapeuten mussten auch lieb sein sonst wär ich da nicht hingegangen. Ich weiß gar nicht warum die eigentlich eine Ausbildung gemacht haben weil wir haben ja nur geredet und reden kann doch jeder. Und manchmal haben die lustige Fragen gestellt. Zum Bleistift ob mein Gefühl eine Farbe hat. So Fragen kann ich mir auch gut ausdenken. Vielleicht mag ich mal Therapeutin werden. Aber das kann ich ja eh nicht entscheiden. Ich bin nur Tessa.

### Isa:

»Manchmal ist ein Verlust der größte Gewinn«, war der Satz, den uns unsere erste Therapeutin mit auf den Weg gab. »Vielleicht ist dieser Verlust ein Gewinn«, dachte ich mir, als unsere letzte Therapie endete. Genau diese Angst begleitete uns, seit wir uns psychotherapeutisch begleiten ließen: die Angst vor dem Ende. Alles war vergänglich. Manche Enden machten Platz für einen neuen Anfang. Was, wenn man schon mittendrin war? Was, wenn man nach einem Ende nicht neu beginnen, sondern das, was man gemeinsam begonnen hatte, allein weiterführen musste? Wir waren schon im Leben. Aber nicht ohne Therapie. Dafür waren wir noch nicht bereit.

»Vergisst du uns auch nicht?«, wurde unser Therapeut regelmäßig von großen Kulleraugen gefragt.

»Ich bleibe da«, versicherte er uns so oft, bis wir es glaubten.

Bald würde es sich entscheiden. Ob wir es schafften oder kapitulierten. Wir hatten das Gefühl, kurz vor »über den Berg« zu sein. Er war steiler als je zuvor, doch auch das Ziel war näher als je zuvor. Wir waren seelisch und körperlich am Ende. Aber nicht ganz. Wir mussten nur noch etwas durchhalten, dann hätten wir es geschafft. Dann würde es endlich mehr um das Leben gehen als um die Vergangenheit und das, was sie noch immer mit uns machte. Auch in diesem Moment wussten wir nicht sicher, ob wir es schaffen würden. Die letzten Meter fühlten sich unmachbar an. Doch es fühlte sich auch nach den allerletzten Metern an.

Es durfte einfach nicht auf den letzten Metern enden. Es durfte nicht alles umsonst gewesen sein. Es musste einfach weitergehen. Zur Schadensbegrenzung achteten wir nach wie vor auf möglichst lückenlose Begleitung. Die größte Innenarbeit brachte bekanntlich die größte Gefahr mit sich. Die Gefahr lauerte wortwörtlich vor der Tür. Wir ließen uns nicht beirren. Auch nicht, als die Gefahr von innen überhandnahm. Wir landeten im Krankenhaus, um nicht zu verdursten. Was uns retten sollte, nahm uns in der schlimmsten Zeit die Möglichkeit zur Therapie.

Als die körperlichen Strapazen zumindest eine Zeit lang wieder im Lot waren, verließen wir das Krankenhaus mit dem Wissen, zu unserem vertrauten Therapeuten zurückkehren zu können. Endlich konnten wir ihm erzählen, was wir geschafft hatten. Wie weit wir auch ohne ihn in den wenigen Tagen gekommen waren. Während alles nach Zerbrechen aussah, konnten wir im Innen Lücken flicken, an denen wir schon Jahre gearbeitet hatten. Endlich war Land in Sicht. Er würde sich so mit uns freuen. Vielleicht würde er uns gar nicht glauben.

Wir. Konnten es nicht glauben. Dass wir keinen gemeinsamen Termin fanden. Wir schrieben etliche Mails hin und her. Bei keiner ergab sich ein passendes Zeitfenster, an das wir uns klammern konnten. Flexibel waren wir kaum noch, da wir von zu Hause bis ins Zimmer des Therapeuten und wieder zurückgebracht werden mussten. Wir waren abhängig. Von anderen. Nur, um eines Tages unabhängig sein zu können.

Ohne einen weiteren Termin brach der Urlaub des Therapeuten an. Drei Wochen. 21 Tage. In der Zeit, in der jeder Tag über den Ausgang unseres gesamten Kampfes entscheiden konnte. Wir fühlten uns verlassen. Im Stich gelassen. So, wie wir es immer befürchtet hatten. Es war nicht seine Schuld. Es gab keine Schuld. Es gab nur viele schlechte Zufälle und ein furchtbares Timing.

»Melde dich, wenn du uns sehen willst/kannst«, schrieb ich.

Und wartete.

Und wartete.

Drei Wochen. Waren vorbei.

Ich wartete. Keine Antwort.

Wir hatten Angst. Wieder einmal zu viel(e) zu sein. Wir hatten Angst. Uns Monate, Jahre in einem Menschen geirrt zu haben. Er kannte Ecken unseres Inneren, die wir selbst nicht kannten. Er hat uns in Zuständen erlebt, die für andere unzugänglich blieben. Er hatte der Gefahr mit uns gemeinsam ins Auge geblickt. Er kannte unsere Verletzungen. Manchmal war ein banales Versprechen an ihn der einzige Grund, der uns bis zur nächsten Woche überleben ließ. Manchmal war es ein Zweizeiler per Mail von ihm, der uns Kraft für einen weiteren Tag schenkte. Er kannte die Verluste, die wir hinter uns hatten und die Angst davor, einen neuen zu erleben. Verloren wir nun ihn?

Ich wartete. Und beschloss irgendwann, nicht weiter zu warten.

Es war ein Monat vergangen. Ein Monat, den wir ohne Therapie überlebt hatten, die wir doch eigentlich für überlebensnotwendig hielten. Ein Monat in der grenzwertigsten Zeit. Es war entscheidend. Das Leben hatte sich dazu entschieden, uns noch nicht gehen zu lassen. Wenn wir diese Zeit ohne Therapie überstehen konnten, dann würden wir alles andere auch allein bestreiten können. Denn tiefer als wir zu dieser Zeit waren, hätte man nicht fallen können.

Wir waren über den Berg. Und konnten einen weiteren erblicken: das Danach, das nie existiert hatte. Wir wurden nicht darauf vorbereitet, wie wir damit umgehen sollten. Falsche Hoffnungen hätten mehr geschmerzt als darauf vorbereitet zu sein, es nicht zu schaffen. Jetzt hatten wir es geschafft. Und spürten an diesem Punkt, dass es damit erst richtig begann.

Ein Teil von mir wartete doch noch. Weitere zwei Monate. Keine Antwort. Einen kurzen Moment verfielen wir in Panik. War unser Therapeut in Gefahr, weil wir es nun weniger waren? Lebte er überhaupt noch? Solange er lebte, konnte er uns doch nicht vergessen. Solange er uns nicht vergessen hatte, konnte er uns doch nicht bewusst allein lassen. Ihm musste etwas passiert sein.

Ich schrieb ihm. Ich wartete. Nicht lange, dann kam eine Antwort.

»Es war so viel los. Ich hatte euch einfach vergessen«, stand da.

Es war die Antwort, die wir am meisten fürchteten. Gleichzeitig beantwortete sie alle unsere Fragen. Es war eine Antwort.

Ich wartete nicht mehr. Vielleicht hätte ich immer weiter gewartet, hätten wir nie eine Antwort gehabt. Eine Antwort auf die neue Frage, die sich aufdrängte: Sollten wir es allein versuchen, dieses Leben? Ja. Definitiv.

Einige Zeit später erfuhren wir, dass ein Täter, den wir kennen, nun in einer Chefposition über unserem nun Ex-Therapeuten eingestellt wurde. Zufall? Vielleicht. Vor allem aber war es eine weitere Antwort auf die Frage, ob wir mit dieser Therapie abschließen sollten. Wir mussten. Keinen Fuß würden wir in Räume setzen, die Menschen gehören, die unschuldige Kinder foltern. Keine Not dieser Welt könnte uns dazu bringen.

Dieses Therapieende ist der beste Beweis dafür, dass das, was am schmerzhaftesten ist, sich dennoch als richtig herausstellen kann.

Als hätte es so sein sollen, ergaben sich zeitgleich neue Perspektiven. Die Verbindung zu Meike wurde zu einer Beziehung. Unser Hund zog bei uns ein. Wir konnten auf einmal von unserer Kunst leben. Fanden ein neues Zuhause, das nicht unbedingt sicherer war, aber nicht mit der Gefahr verknüpft. Das Leben fand uns, als wir es am meisten brauchten. Nicht, als wir es am meisten gesucht hatten.

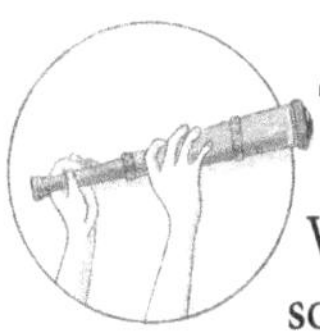

## 46:

Wir hatten einen Therapiekollaps, doch waren wir so abhängig von dieser Form der Begleitung gewesen, dass wir ihn nicht bemerkt hatten. Erst als uns die Therapie genommen wurde, bemerkten wir, dass wir weniger weinten. Wir hatten auf einmal so viel Zeit. Zeit, in der wir sonst überlegt hätten, was wir in der nächsten Therapiesitzung ansprechen sollten. Wie viel Zeit hatten wir damit verbracht, unsere Probleme wahrzunehmen, sie zu analysieren und zu priorisieren? Wie hätte das Leben bei uns einziehen sollen, wenn dafür kein Raum war?

Die Einschränkungen allerdings verschwanden nicht, nur weil wir ihnen weniger Beachtung schenkten. Im Gegenteil, sie schrien noch viel lauter. Flashbacks gehörten zur Tagesordnung. Häufiges Wechseln der Personen, die vorne waren, machte uns auch Kleinigkeiten des Alltags schwer. Die Angst vor der Zukunft oder vielmehr davor, keine zu haben, paralysierte uns. Nicht selten wünschten wir uns die Zeit vor der Diagnose zurück. Uns ging es nicht gut. Aber immerhin einem Teil von uns. *Es* war nicht besser geworden. *Wir* waren besser geworden. Besser im Einordnen, Aushalten, selbstständigen Anschauen und in Bewegung setzen. Weniger Zeit für die Auseinandersetzung mit unseren Problemen ließ diese nicht weniger präsent sein. Doch es schaffte mehr Zeit für ein Leben außerhalb der geladenen Gewitterwolke. Wir konnten Momente sammeln, die uns die nötige Kraft zum Aushalten der anderen Seite gaben. Das war dringend nötig gewesen.

Die Therapiepause kam ungewollt, aber genau zum richtigen Zeitpunkt. Nach jahrelangen hochfrequenten Sitzungen mussten wir einmal wieder die Gewissheit spüren, es auch allein zu schaffen. Es war kurios, Entscheidungen selbst zu treffen, ohne sich mit Therapeuten rückzubesprechen. Manche Nächte waren schwer zu überstehen, wenn man wusste, dass es niemanden mehr gab, dem man am nächsten Morgen eine Mail schreiben konnte. Es musste einfach weitergehen. Tag für Tag musste die Entscheidung für das Leben neu getroffen werden und es gab niemanden mehr, der eingreifen würde, wenn man es einmal nicht täte.

Ganz richtig ist das nicht. Wir hatten zu dieser Zeit nach wie vor wenige, aber verlässliche Freunde an unserer Seite und wohnten schon mit Meike zusammen. Wir waren nicht allein. Gleichzeitig war der Raum, der allein für uns da gewesen war, nun verschwunden. Sorgen, Ängste, Zusammenbrüche mussten umgelagert werden. Unser Umfeld war jetzt die Bühne, auf der sich das gesamte Leben abspielen musste.

Der Spielraum für das Drama wurde kleiner. Wir wollten, dass es hinter dem Vorhang blieb. Es war ohnehin immer da und würde es auch bleiben. Es brauchte nicht auch noch einen Platz, auf dem es im Fokus stehen durfte. Die Hauptrolle in unserem Leben durften die Scheinwerfer spielen. Die Momente, die Licht in unser Leben brachten. Die Menschen, die das Licht am Horizont in bunten Farben aufleuchten ließen.

Das Drama wurde weniger. Vielleicht auch weniger zugänglich für uns. Wo ist die Grenze zwischen gesundem Verschieben des Fokus und krankhaftem Verdrängen? Wir wissen es nicht. Wir wissen nur, dass es für diese Zeit das Richtige war.

In der Zwischenzeit hatten wir uns ein Leben aufgebaut, in das wir uns verliebten. Auf einmal war nicht mehr nur die Perspektive eines erfüllten Lebens der Grund, nicht aufzugeben. Der Grund stand direkt vor uns. Schneller als wir schauen konnten, landeten wir mitten im Leben.

Ende gut, alles gut. Wenn es nur ein Ende geben würde. Von außen sah es aus, als hätten wir das lang ersehnte Ziel erreicht: den Umständen entsprechende Sicherheit und Freiheit. Im Inneren war das erst der Anfang. Das, was wir anstrebten, war eingetroffen. Und nun? Wir hatten nie darüber nachgedacht, was danach sein würde. Das war keine reale Option gewesen. Es war eine diffuse Wolke am Himmel, der wir hinterherrannten, weil wir nichts anderes hatten, an dem wir uns hätten festhalten können.

So sehr uns die therapiefreie Zeit auch weiterbrachte, so sehr spürten wir, dass noch nicht alles gesagt war. In Zeiten, in denen alles mit dem Ziel der Sicherheit verbunden gewesen war, war das weniger Akute auf der Strecke geblieben. Weniger akut bedeutete nicht, dass es uns langfristig weniger einschränkte. Zu wenig Innenpersonen hatten den Raum bekommen, den sie brauchten. Zu wenig Leben war Inhalt der Therapie gewesen. Jetzt waren wir mitten im Leben angekommen und wussten nicht, wie wir es mit der Todesnähe in der Vergangenheit vereinen konnten.

Deshalb sahen wir uns nach neuen Menschen um, die uns therapeutisch weiter begleiten konnten. Das erste Mal kontaktierten wir Fachleute nicht aus einer akuten Verzweiflung heraus, sondern um genau diese rechtzeitig abfangen zu können. Die Therapiearbeit ist eine gänzlich andere, wenn sie ohne Zeitdruck stattfindet. Unser Weg endete also nicht an dieser Stelle. Er wird nie enden. Aber benötigte Begleitung muss nicht mehr bei jedem Schritt dabei sein. Wir können Themen, die sich zeigen, mit weniger Anspannung begegnen. Wir können sein. Einfach sein.

# 6 Sind wir nicht alle ein bisschen multipel?

*Wer auf den Klippen stand und*
*zurück ins Leben fand, der hat größere*
*Lebenserhaltungskräfte als die,*
*die das Leben für selbstverständlich*
*halten.*

– Isa –

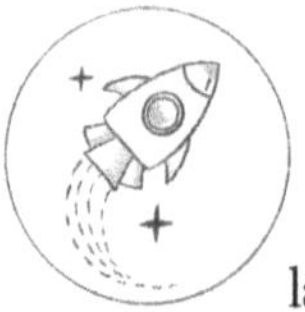

**Ami:**

»Ich kann gar nicht viele sein. Sonst wäre es doch längst jemandem aufgefallen«, dachte ich, als die Diagnose erstmals im Raum stand.

Auch ich war nicht frei von Vorurteilen. *Dissoziative Identitätsstörung* musste ich erst einmal googeln. Mir wurden Horrorfilme angezeigt, in denen sich der Mörder als multipel herausstellte. »Verschiedene Persönlichkeiten, die sich von außen klar voneinander unterscheiden und in ihrer Mimik, Gestik und Körperhaltung jeweils konstant sind«, las ich irgendwo zwischen den Zeilen. Wer viele war, der musste also auch nach vielen aussehen. Tat ich nicht. Ich war nur komisch. Aber nicht viele. War doch klar. Ich sah mir die erste Dokumentation an, die mir angezeigt wurde, und konnte mich keineswegs mit der Protagonistin identifizieren. Sie starrte mitten im Gespräch in die Leere und sprach auf einmal in einer so abweichenden Stimmlage, dass sie von jemand anderem stammen könnte. Faszinierend, aber nichts, worin ich mich wiedererkannte.

Ich vergaß, dass ich nie wissen konnte, was ich nicht wusste. Woher sollte ich wissen, was war, wenn ich nicht da war? Woher sollte ich wissen, wie die anderen von uns sich bewegten und sprachen, wenn sie im Körper waren? Woher sollte ich wissen, dass sich eigene Gedanken anders anhörten als eine Innenperson, die spricht? Ich wusste nicht, dass ich nicht alles wusste. Ich wusste nicht, dass man selbst für eine Amnesie (Erinnerungslücke) eine Amnesie haben konnte.

Außerdem wusste ich nicht, dass die DIS ein Schutzmechanismus war, der nach außen über perfekt funktionierende Alltagspersonen aufrechterhalten wird. Ein Großteil der betroffenen Menschen fällt im alltäglichen Leben nicht auf. Könnte man einen Kilometer gegen den Wind riechen, dass sie viele sind, wäre die DIS kein Schutz. Eine offenbarte DIS aber macht verletzbar. Deshalb zeigt sie sich oft nur gegenüber Menschen, von denen man weiß, dass sie diese Verletzbarkeit nicht ausnutzen.

Wer Gewalt erlebt, lernt schnell, dass sie am schnellsten vergeht, wenn man sich anpasst. Wer funktioniert, wie es verlangt wird, bekommt am wenigsten ab. Diese Fähigkeit übertragen viele Menschen mit DIS automatisch auf sämtliche Lebensbereiche. Je weniger man auffällt, desto besser. Das wissen nicht nur vereinzelte Alltagspersonen, sondern die meisten. Alle sind aus Traumata heraus entstanden. Es ist im Interesse der Mehrheit, sich nicht durch Abweichungen einer von außen festgelegten Norm in Gefahr zu bringen.

Heute sehe ich das Videotagebuch von Tessa, höre Freunde, die mir von mir fremden Innenpersonen erzählen, bemerke, während ich vorne bin, wie Kommentare in einer anderen Stimmfarbe dazwischengeworfen werden, und frage mich, wie das nicht auffallen konnte. Es gibt Menschen in unserem Umfeld, die uns schon am Gesichtsausdruck unterscheiden können. Wie kann es sein, dass die Existenz der anderen so lange unbemerkt bleiben konnte?

Genauso, wie es möglich ist, dass Gewalt unbemerkt bleibt. Wenn Kinder nie lernen, was andere Menschen als »normal« definieren, werden sie Abweichungen nie wahrnehmen können. Ich weiß nicht, wie es sich anfühlt, allein zu sein. Dass jeder Mensch Stimmen hört, die innig mit einem diskutieren können, stand für mich außer Frage. Zeitlücken? Wer ist denn nicht vergesslich? Ich bin plötzlich so aufgedreht? Na ja, vorher war ich bestimmt nur müde.

Wie soll Außenstehenden etwas über mich auffallen, das mir selbst nicht auffällt? Wer denkt, nichts zu verstecken zu haben, wirkt auch nicht verdächtig.

Hinzu kommt, dass im Alltag andere Personen agieren als in Trauma-Situationen. Der Unterschied zwischen einer Alltagsperson und einem Innenkind, das noch in seinem Trauma hängt, ist durchaus erkennbar. Dass Menschen, mit denen man seinen Alltag verbringt, eine Person kennenlernen, die nicht für den Alltag zuständig ist, ist unwahrscheinlich. Menschen erleben einen immer nur punktuell. In der Schule, zu Hause, unterwegs. Was dazwischen passierte, blieb selbst für mich verborgen. Einige Personen, die hauptsächlich für unsere Traumata zuständig waren, kamen erst nach vorne, wenn es dunkel war. Kinder waren viel zu verängstigt, um in der Schule zu übernehmen. Personen spüren schon, wann sie sein können und wann nicht.

Hier muss man natürlich klar differenzieren. Menschen mit DIS haben unterschiedliche Vorgeschichten, unterschiedliche Arten und Weisen zu funktionieren und unterschiedliche Punkte, an denen sie im Prozess stehen. Als die Diagnose ausgesprochen war und Innenpersonen sprechen durften und sollten, brach die Fassade ein. Wenn es wichtig ist, schaffen wir es nach wie vor, nicht aufzufallen. Hätten wir ein wichtiges Bewerbungsgespräch, würden sehr sicher Personen vorne sein, die ein kompetentes, stabiles Auftreten vermitteln. Wenn wir mit engen Freunden zusammen sind, verstecken wir uns nicht mehr. Die freche Tessa, die energetische Fiona und die sanfte Isa sind hier nicht miteinander zu verwechseln. Genau dieselben Personen könnten in einem einzigen Gespräch mit Fremden nacheinander auftreten, ohne dass jemand etwas bemerken würde. Wir wissen, wie wir uns verhalten müssen, um den anderen bestmöglich zu gleichen. Tessa weiß, wie sie ihre Stimme und ihre Sprache verändern muss, Fiona weiß, wie sie ihre Mimik anpassen muss und Isa kennt jeden Aspekt ihrer Körperhaltung, der sie verrät. Das passiert meist unbewusst. Die Personen, die von Anfang an für den Alltag zuständig waren, ähneln sich am meisten. Viele von ihnen fallen nicht einmal auf, wenn sie nicht darauf achten.

Es ist möglich, eine DIS von außen zu erkennen. Es gibt Wechsel, die von außen sichtbar sind. Es gibt DIS-Systeme, bei denen die meisten Wechsel auffällig sind. Selbst dann denken Außenstehende nicht zwingend an eine DIS, sondern suchen für sich naheliegendere Erklärungen. Eine DIS kann auffallen. Das muss sie aber nicht. Erst recht nicht, wenn man ein fremder Mensch und somit eine potenzielle Gefahr für Betroffene ist.

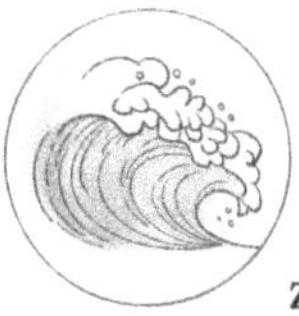

**Isa:**

Wir sind Menschen, weil wir die Fähigkeit haben, zu berühren. Und berührt zu werden. Wir alle. Ich möchte nicht durch unbegründete Berührungsängste ausgeschlossen werden.

Die wenigsten meinen es böse. Im Gegenteil. Man möchte nichts falsch machen. Und tut das, was am meisten macht: gar nichts. Aus einer Unsicherheit heraus, die auf einem Mangel an Informationen beruht.

Statistisch gesehen ist jeder Mensch schon einem Menschen mit DIS begegnet. Statistisch gesehen laufen auf dieser Welt genauso viele Menschen mit DIS herum wie Menschen mit roten Haaren. Genaue Zahlen zu nennen, ist unmöglich. Weil es so oft nicht gesehen wird. Nicht von einem selbst. Wenn es blöd läuft, nicht einmal von Fachleuten, und eine Diagnose und somit eine passende Therapie bleiben aus. Wir sind kein seltenes Phänomen, das im Museum der psychischen Erkrankungen hinter Panzerglas beäugt werden muss. Wir sind mittendrin. Mitten in der Gesellschaft. Wir sind wie ihr. Nur anders strukturiert.

Auch als wir unsere Diagnose kannten, ließen wir es nur die wenigsten Menschen um uns herum wissen. Wir wollten uns nicht selbst einen Stempel auf die Stirn pressen. Wir wollten mittendrin bleiben. Wir wollten nicht anders angeschaut werden, obwohl wir immer noch dieselben waren. Dieselben wie in den Jahren zuvor, in denen niemandem etwas aufgefallen war. Ich wollte nicht abgescannt werden. Ich wollte keine Blicke ertragen, die vor Erwartung nach dem Zaubertrick namens »Wechsel« trieften.

Gleichzeitig wollte ich sein können. Ich sein. Nicht eine Version der Bonnies. Ich wollte gesehen werden und hatte zugleich vor nichts mehr Angst. Wer mich sah, sah auch unsere Verletzungen. Ich war der Beweis dafür, dass uns etwas passiert war, das unsere Seele in zahlreichen Splittern zurückließ.

Ich wollte nur ich sein. Eine Frau, die das Leben kennenlernen möchte. Und bei den Menschen, für die ich einfach nur Isa war, ließ ich es zu. Ich versteckte mich nicht mehr. Ich fing an, mich selbst zu finden.

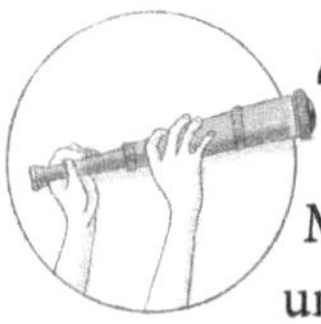

## 46:

Mittlerweile kreieren wir Inhalte auf Social Media, um mehr Bewusstsein zu schaffen. Auch hier verstecken wir uns nicht mehr. Wir teilen Videos, in denen verschiedene Personen zur Sprache kommen und auch namentlich kenntlich gemacht werden.

Einerseits möchten wir zeigen, was eine DIS ist. Der Mensch kann am besten greifen, was er sieht. Deshalb funktioniert die Arbeit im Bereich DIS für uns am besten, wenn wir uns zeigen, wie wir sind. Wir müssen uns zeigen, um unser Leben zu zeigen – das wäre vor ein paar Jahren undenkbar gewesen, genau wie es das für die meisten DIS-Systeme grundsätzlich ist. Jede Person ist real. Der Körper ist nur ein Mittel zum Zweck, um zu kommunizieren und zu agieren. Manche Personen unterscheiden sich in den Videos kaum voneinander, andere sind leicht zu erkennen. So ist das mit einer DIS. So sind wir, wie wir sind.

Gleichzeitig ist es in der Realität ganz anders. Wir sind so real, unterschiedlich und vielschichtig, wie man es in den Videos zu sehen bekommt. Doch wir zeigen uns nicht in dieser Form. Die Thematik sichtbar zu machen, ohne ihre Unsichtbarkeit zu verdecken, ist eine Kunst.

Zum anderen müssen wir uns schützen. Wir möchten auf Grausamkeiten aufmerksam machen, müssen aber viele unserer persönlichen Grausamkeiten ausklammern. Die verletzlichsten Momente, die eigentlich die wichtigsten sind, zeigen wir nicht. Das Leben, das wir jetzt führen, steht im Mittelpunkt. Denn das ist unser Stinkefinger an Täter*innen: leben.

Die Gesellschaft darf sich nicht zurücklehnen und denken: »Ach, eine DIS würde ich schon erkennen. Und dann würde ich selbstverständlich auch helfen.« Es muss klar werden, dass es Sensibilität braucht, um Betroffenen eine Hilfe sein zu können.

Wir möchten auch nicht, dass andere Menschen mit DIS unsere Videos sehen und sich vergleichen. Dank einer Doku, in der verschiedene Persönlichkeiten klar zu erkennen waren, fühlten wir uns der Diagnose nicht zugehörig. Jetzt machen wir Ähnliches und können nur immer wieder betonen, dass wir nicht stellvertretend für alle Betroffene sprechen können. Personen sind nicht weniger real, wenn sie sich nicht zeigen. Jedes Trauma ist valide. Immer. Punkt.

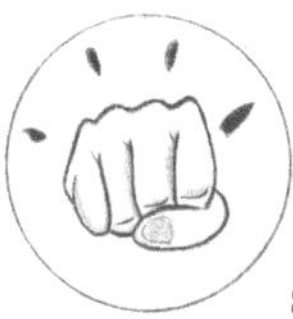

## Fiona:

»Was sagst du zu Menschen, die die DIS nur vortäuschen?«, werden wir manchmal gefragt. Ganz einfach: nichts. Denn ich bin nicht in der Position, über andere zu urteilen.

»Menschen mit DIS sind nur gute Schauspieler.« Stimmt. Wir haben gelernt, unsere Körpersprache, Mimik, Gestik und Stimme zu beherrschen, um nicht aufzufallen. Viele von uns Betroffenen schaffen es jahrzehntelang, ihrem Umfeld vorzuspielen, eins zu sein. Wir können den Anschein eines glücklichen Lebens erwecken, während wir nachts Gewalt erleben. Wir können uns so verhalten, wie es von außen verlangt wird. Wir können die fröhliche, spontane Freundin sein oder die Person, die bei einem Streit ruhig wird und das Gegenüber gewinnen lässt. Wir können auf Knopfdruck weinen oder nicht mit der Wimper zucken, wenn uns Schmerzen durchbohren. Wir können leise und laut, schüchtern und aufgeschlossen, spontan und verklemmt, tiefgründig und oberflächlich sein. Wir sind ein Chamäleon, das sich der Umgebung anpasst, um sich zu schützen.

Das alles können wir, weil wir es lernen mussten. Könnte das jemand glaubhaft nachahmen, der es nicht wie wir jahrzehntelang trainierte? Nein. Ich verstehe nicht, warum eine Diagnose von außen angezweifelt werden muss, die bei Betroffenen selbst genug Zweifel auslöst. Es gibt sogar Menschen, die nicht an die Existenz der DIS glauben. Seit wann geht es ums Glauben, wenn ein Fakt wissenschaftlich belegt werden kann? Wer einmal einen Menschen mit DIS und verschiedene Innenpersonen erlebt, weiß, dass das kein Schauspieler nachahmen kann. Vielleicht kann man das Vorhandensein verschiedener Innenpersonen punktuell vortäuschen, nicht aber die Traumata, die sie tragen. Was traumatisierte Personen beschreiben, kann nicht erfunden werden. Wie ihr Körper reagiert, kann nicht gespielt werden. Genauso wenig ihre unterschiedlichen Fähigkeiten und Körpereigenschaften. Bei uns unterscheidet sich beispielsweise der Puls einiger Personen stark voneinander. Die feinen Eigenheiten, die jede Person hat, können nicht langfristig konstant wiedergegeben werden.

Eine DIS ist nicht »nur im Kopf«. Bei einer DIS finden Prozesse im Gehirn statt, die mit bildgebenden Verfahren nachgewiesen werden können. Und das Gehirn ist ein Teil des Körpers. Und der Körper reagiert auf das, was das Gehirn beschließt. Nicht ohne Grund ist die DIS eine eingetragene Diagnose im ICD-11 Diagnosehandbuch der WHO.

Auch wir haben Momente, die uns skeptisch machen. Wenn ich auf Social-Media-Kanälen eine Betroffene sehe, die sich selbst »Regenbogen-Sternchen-Einhorn-System« nennt und erklärt, dass ihre

Innenwelt aus 200 fliegenden Einhörnern besteht und ein Trauma ganz sicher nicht die Ursache war, dann fühle ich mich in meinem eigenen Leidensdruck nicht gesehen. Ich würde jedoch nie auf die Idee kommen, diese Aussage öffentlich anzufeinden. Das ist verschwendete Energie. Das einzig Sinnvolle, das ich tun kann, ist es, unabhängig davon meinen eigenen Standpunkt zu erklären. Jeder Mensch kann nur für sich selbst sprechen. Wenn ein Mensch sich Einhorn-System nennt, dann ist es mir egal, ob das ein Selbstrettungsversuch, ein Schrei nach Aufmerksamkeit, eine Flucht vor der Wahrheit oder doch die Wahrheit ist. Denn es beeinflusst meine Arbeit nicht. Menschen suchen sich schon die Informationen, die sie für richtig halten. Meine Arbeit ist nicht richtiger und wichtiger als eine andere.

Es ist meine Realität und da ich weiß, dass das die Realität vieler Menschen ist, möchte ich sie teilen.

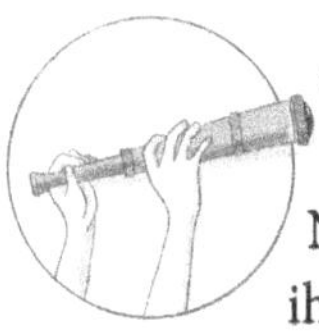

## 46:

Natürlich gibt es Menschen, die eine Erklärung für ihre Symptome suchen, und sie sich selbst geben. Das heißt nicht, dass sie zwangsweise falsch sein muss. Manchmal muss man seine Behandler*innen selbst auf etwas aufmerksam machen, damit es erkannt wird.

Natürlich gibt es Menschen, die sich in die Diagnose hineinsteigern. Das ist nicht nur bei der DIS so. Wer lange genug hinsieht, findet meistens das, wonach er sucht.

Wer jedoch von Fachleuten nach einer ausführlichen Diagnostik den Befund DIS gestellt bekommt, kann sehr sicher sein, dass er auch stimmt. Anderes ist unwahrscheinlich. Menschen mit spezialisiertem Know-how in diesem Bereich werfen mit derartigen Diagnosen nicht unüberlegt um sich. Wenn ein Mensch in einer Therapiesitzung anders auftritt als beim vergangenen Mal, dann ist eine DIS nicht das Erste, woran gedacht wird. Es gibt mehrere Differenzialdiagnosen, denen nachgegangen werden muss. Hört die zu behandelnde Person Stimmen, die eher von außen kommen? Oder kommen sie mehr von innen, wie bei einer DIS möglich? Wechselt nur die Stimmung oder die gesamte Persönlichkeit? Fühlt die Person sich entfernt von der Welt und ihrem Körper oder hat sie ganze Blackouts, wie es nach einem Personenwechsel bei einer DIS passieren kann? Psychotische Erkrankungen, Persönlichkeitsstörungen, affektive Störungen wie beispielsweise eine bipolare Störung müssen ausgeschlossen werden. Darüber hinaus kann jeder traumatisierte Mensch Symptome zeigen, die an eine DIS erinnern, aber eben nicht all ihre Kriterien erfüllen.

Die Diagnose *Dissoziative Identitätsstörung* wird eher zu zögerlich vergeben als leichtsinnig. Denn wer einmal den Stempel trägt, wird ihn normalerweise nicht mehr los. Das wissen auch Therapeutinnen und Therapeuten.

Vielleicht werden sämtliche psychische Diagnosen gesellschaftlich oft hinterfragt, weil der Gedanke im Raum steht, Betroffene bzw. nicht tatsächlich Betroffene könnten sich gewisse Vorteile verschaffen. Ich sehe keinen einzigen. Zumindest keinen, der auch nur ansatzweise an das Maß der Nachteile herankommt. Sich mit Vorurteilen herumzuschlagen, von Fachleuten abgewiesen zu werden, weil man zu kompliziert sei, Sensationsgier der Umwelt und eigene Einsamkeit aufgrund von Berührungsängsten machen das Leben mit DIS nicht automatisch nicht lebenswürdig. Doch sie machen das Leben ohne DIS deutlich ansprechender. Man wird nicht mit mehr Achtung behandelt. Sondern im schlimmsten Fall gar nicht mehr. Das ist nicht erstrebenswert.

**Ami:**

Die DIS ist eine Folge von langem, wiederholtem, frühem, extremem Trauma. Könnten wir nur eine Botschaft unter die Menschen bringen, wäre es diese. Wäre das Viele-Sein im Bewusstsein der Menschen direkt mit Traumata verknüpft, würden die meisten Vorurteile nicht existieren. Würden mehr Menschen die Tragweite psychischer Erkrankungen kennen, würde niemand von Vorteilen sprechen.

Ich weiß nicht, ob es ernst gemeint ist, wenn uns jemand sagt, er hätte auch gerne eine WG im Kopf, sodass man nie einsam sei. Manchmal begegnen uns auch Aussagen wie: »Großartig! Dann kann ja jemand anderes den Haushalt machen oder deine Hausarbeit schreiben!« Wir sagen: Oder eben niemand, weil uns täglich mehrere Stunden Zeit fehlen. Oder weil nicht die Person vorne ist, deren Fähigkeiten am besten zur jeweiligen Situation im Außen passen, sondern die, die unser Überleben am besten sichert. In unserer spaßigen WG sind kleine Kinder in leeren Zimmern eingesperrt, die Wohnung wird regelmäßig in Brand gesetzt und Mitbewohner werden versuchsweise verscheucht. Das Ausbalancieren des inneren Kriegs nimmt so viel Zeit und Kapazitäten ein, dass es uns einsam macht.

Meine Intention ist es nicht, Mitleid zu erzeugen. Ich möchte unsere Lebensrealität so treffend wie möglich aufzeigen. Nicht alles ist schlecht und traurig und schmerzhaft. Davon kann vor allem ich ein Lied singen. Meine Vergangenheit war selten dunkel. In Zeiten, in denen ich viel vorne war, sprachen behandelnde Ärzte von einer Manie. Sie wussten nicht, dass es kein Zustand unserer Psyche war, sondern ich. Ich war die personifizierte Manie. Auch das kann eine Seite der DIS sein. Das ist möglich, *weil* wir viele sind. Weil die Mauern lange hoch genug waren, um das Trauma vor mir zu verstecken. Doch das, was ich persönlich ehrlich erleben durfte, machte es für die von uns, die eine andere Realität unseres Lebens kannten, nicht leichter. Im Gegenteil: Wer nichts hat, kann nichts verlieren. Manche von uns wussten, was Spaß, Freude und Freundschaft war, und andere von uns spürten, wie es war, all das zu verlieren. Ohne die jeweils andere Seite je gekannt zu haben.

Es gibt durchaus Situationen, in denen wir die Multiplizität schon zu unseren Gunsten nutzen konnten. Es kam in der Tat schon vor, dass eine Person morgens aufwachte und eine 20-seitige Hausarbeit auf dem Rechner fand, weil ich eine Nacht lang daran gearbeitet hatte. Vielleicht wären wir in der Schule als Einzelperson nicht in so vielen unterschiedlichen Fächern exzellent gewesen. Krankheit und Schmerz reißen uns nur selten aus dem Alltag, wenn Personen übernehmen, die beides nicht einmal wahrnehmen.

Wir können 12 Stunden am Stück Autofahren, ohne müde zu werden, wenn diese Tätigkeit regelmäßig zwischen Alltagspersonen wechselt, die ihre eigene Konzentration mitbringen. Der Haken ist das *Wenn*. Was, wenn nicht? Was, wenn nicht die Personen vorne sind, die uns das Leben jetzt erleichtern könnten? Genau das ist überwiegend der Fall.

Hinsichtlich der Einschränkungen, die wir nie wieder loswerden, sind die Vorteile nicht größer als ein Reiskorn neben einem Elefanten. Es kann sogar vom großen Elefanten gefressen werden, sodass es nicht mehr sichtbar ist. Trauma-Folgen können nicht durch das, was sie aushaltbar sein lässt, ausgeglichen werden.

Dass wir das Beste aus unserem Erlebten machen, macht es nicht gut. Es ist das Ziel, das wir verfolgen, um unser Leben besser bewältigen zu können. Wir arbeiten daran, die Fähigkeiten einzelner Innenpersonen häufiger zu vereinen, um auf möglichst viele davon in Kombination zugreifen zu können. Ein weiter Weg ging der Tatsache voraus, dass wir das Viele-Sein manchmal für uns nutzen können. Ab und an funktioniert es tatsächlich, dass eine Person ihre Talente genau dann einsetzt, wenn sie im Außen am meisten gebraucht werden. Wir sitzen alle im selben Boot und rudern in verschiedene Richtungen. Dass mehr Kräfte in eine Richtung wollen, ist kein Glück, sondern das Ergebnis von zäher Kontaktaufnahme, Trauma-Bearbeitung und Leben lernen.

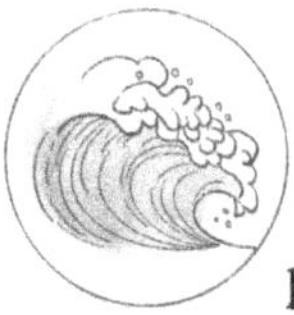

**Isa:**

In der Vereinigung liegt die Kraft. Eine Bonnie kommt niemals allein. Doch die meisten Bonnies leben für sich. Getrennt voneinander.

Überlebende können immense Kräfte aufbringen. Wenn. Wenn mehr Kooperation als Vernichtung im System besteht. Wenn es Themen gibt, bei denen sich die Mehrheit einig ist. Wenn die konstruktive Arbeit einer Person nicht von einer anderen vernichtet wird.

»Du kannst nicht« ist für uns eine Aufforderung, es doch zu tun. Widerspricht es sich nicht, dass Überlebende zum Funktionieren gezwungen sind, weil sie sonst nicht ausreichend vom Hilfssystem aufgefangen werden, aber ihnen gleichzeitig ihre Stärke abgesprochen wird? Wir können. Wir können uns anpassen, den gesellschaftlichen Forderungen entsprechen und funktionieren. Wir können mehr, als uns zugetraut wird. Wer auf den Klippen stand und zurück ins Leben fand, der hat größere Lebenserhaltungskräfte als die, die das Leben für selbstverständlich halten.

In der Vereinigung liegt die Kraft. Missachten wir das, zerstören wir uns selbst. Das ist nicht nur für das kleine Wir, sondern auch für das große Wir, die Gesellschaft, so. Vielleicht kommt das Wort er-reichen davon, dass wir am meisten erreichen, wenn wir uns die Hände reichen.

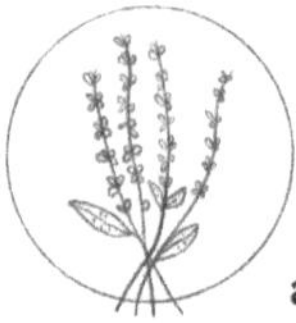

## Alice:

»Sieh doch mal das Gute«, sagte ein Freund zu uns, als ich mein weinendes Gesicht in meinen Armen vergrub. »Du bist heute sicher und weißt mehr über das Leben als die meisten anderen Menschen.«

Ich denke mir, sieh doch mal das, was noch nicht funktioniert. Man wird aufgefordert, das Positive nicht zu übersehen. Ist es nicht die andere Seite, die viel mehr dazu neigt, übersehen zu werden? Es ist leichter, das zu sehen, was sich angenehm anfühlt, als das, was einem das Gefühl von Machtlosigkeit, Wut und Entsetzen gibt. Ich wünsche mir Sichtbarkeit für diese Seite, die für zu viele Menschen Realität ist. Wir leben in einer Welt, die auf die abgestimmt ist, die funktionieren. Wer daran gehindert wird, muss sich anpassen. Ich wünsche mir, dass gesehen wird, dass das nur in einem gewissen Maß möglich ist. Trigger sind überall. Alles, was mir im Alltag begegnet, kann etwas in mir auslösen. Das ist keine Folge von Empfindlichkeit, sondern die Konsequenz zahlreicher Traumata, die wir anderen Menschen ersparen möchten.

Es ist ein Irrglaube, dass es vorbei ist, wenn Traumata in der Gegenwart nicht mehr stattfinden. Das Wiedererleben alter Momente ist nicht weniger schlimm, wenn es in einer sicheren Wohnung passiert. Flashbacks fühlen sich nicht weniger real an als die Situation selbst, die man in der Vergangenheit durchlebte. Erinnerungen sind nicht nur im Kopf gespeichert, sondern auch im Körper. Erinnert sich der Körper, spüre ich keinen Unterschied zu früher. Erlebe ich in der Innenwelt durch andere Personen Gewalt, spüre ich das genauso intensiv, als würde mir faktisch körperliche Gewalt zugefügt. Es ist nicht einfach vorbei, sobald man sicher ist. Es gibt kein Danach. Nur ein Damit. Es gibt keine absolute Sicherheit. Nur eine höhere Wahrscheinlichkeit für Sicherheit, wenn sich innere und äußere Umstände ändern.

Traumatisierte Menschen sind nicht unfähig, das Gute zu sehen. Es sind die Unfähigkeit und vielleicht auch die nicht vorhandene Bereitschaft anderer Menschen, das Schlimme wirklich zu sehen, die sich ändern müssen. Ich habe immer das Gute gesehen. Auch dort, wo kein Funken mehr davon aufschien. Hätte ich das nicht, hätte ich nicht überlebt. Es war gut, dass ich nur einmal im Jahr vorne sein musste. Es war noch besser, als ich öfter vorne war, ohne gleichzeitig mehr Traumatisches erleben zu müssen. Es gibt keine Worte, die das Ausmaß meiner Dankbarkeit beschreiben könnten. Das ist auch der Grund dafür, dass ich sie selten kommuniziere. Keine Worte sind so groß wie dieses Gefühl in mir. Dankbarkeit und Verletzung schließen sich nicht aus. Ich kann dankbar für das Hier und Jetzt sein und gleichzeitig um eine intakte Vergangenheit trauern, die mir verwehrt wurde. Ich kann dankbar sein und traumatisiert bleiben. Ich kann das Gute sehen und vom Schlimmen eingeholt werden.

Irgendwas bleibt immer. Solange ich lebe, leide ich. Immer wieder. Doch solange ich leide, lebe ich. Das ist das Geschenk, für das ich dunkle Momente aushalte. Denn ich sehe das Gute. Ich sehe endlich das Leben und möchte es nicht mehr verlieren.

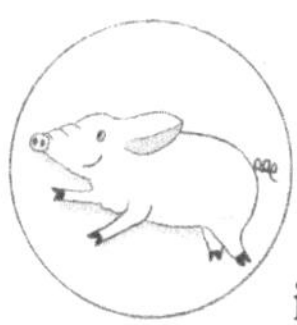

**Tessa:**

Also mich hat mal so ein komischer Mann gefragt ob ich sowas wie ein inneres Kind bin. Ich glaub das war ein Arzt. Der hatte zumindest eine große Brille und einen Stift und hat alles aufgeschrieben was ich gesagt hab. Ich hab die Frage gar nicht verstanden weil ich bin ja nicht nur innen ein Kind sondern auch außen ein Kind. Ein Kind halt. Innen hab ich wenigstens auch den Körper von einem Kind und außen ist der erwachsen. Aber ich bin trotzdem ein Kind. Der hat auch gesagt dass jeder ein inneres Kind hat. Ich glaub der hatte keine Ahnung. Wir sind ja viele

Kinder nicht nur eins. Die meisten von uns sind sogar jünger als ich. Wir haben gar nicht so viele Erwachsene. Das ist ein bisschen ungefähr weil die sind am meisten vorne. Aber es gibt viel mehr Kleine. Eigentlich sollten wir bestimmen dürfen. Und ich glaub dem auch nicht dass jeder Mensch viele ist. Oder? Also Freunde von mir sagen dass die nicht viele sind und das ist ja eigentlich der Beweis. Weil die lügen nicht. Ich merke immer wenn jemand lügt.

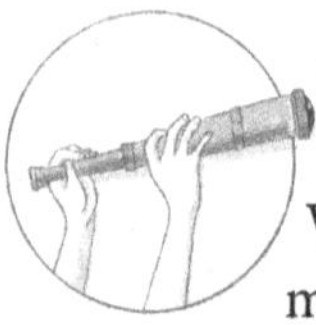

## 46:

Wir wissen nicht, wie sich ein Leben als Einzelmensch anfühlt. Manchmal versuchen wir, uns in ein solches hineinzuversetzen, indem wir uns Momente in Erinnerung rufen, in denen wir uns ganz abgeschottet von den anderen fühlen. Manchmal vergesse ich, dass ich nicht allein in diesem Körper bin, wenn die anderen weit genug weg sind. Manchmal gibt es keine Kommentare von innen oder Personen, die in mein Handeln eingreifen. Manchmal bin ich ganz allein. Trotzdem begleitet mich der Gedanke, jeden Moment wieder weg sein zu können. Was ich im Körper erlebe, ist begrenzt, weil andere Lebensbereiche von anderen Personen übernommen werden. Ich kann nicht wissen, wie es sich anfühlt, nicht viele zu sein, weil ich es nie war. Ich kann es mir nur ansatzweise vorstellen, indem ich eine Situation aus unserem Leben suche, die dem Leben eines Einzelmenschen so nah wie möglich kommt.

Ich vermute, umgekehrt ist es genauso. Menschen ohne DIS können sich nicht vorstellen, wie es ist, den Körper, das Leben und die Zeit nicht für sich zu haben. Was wir erzählen, ist abstrakt. Beschreibungen der Innenwelt sind diffus. Aussagen wie »jeder Mensch hat Anteile« kann ich genauso gut verstehen wie »mein Inneres Kind ist auch oft traurig«. Menschen suchen nach etwas Greifbarem. Es werden Parallelen gesucht, wo keine sind. Der Hintergedanke ist meist kein böser, sondern ein wohlwollender Versuch, sich einzufühlen.

Ein Einzelmensch kann sich sicherlich gut in einzelne Innenpersonen hineinversetzen. Denn genauso vollständig, vielschichtig und facettenreich, wie sich ein Mensch ohne DIS fühlt, fühlt sich auch jede einzelne Innenperson. Doch in uns als Gesamtes kann man sich nicht hineinversetzen, wenn man es nicht erlebt. Das wünschen wir auch niemandem. Wir können nur versuchen, uns durch möglichst konkrete Beschreibungen gemeinsam anzunähern.

Ja, jeder Mensch hat *Anteile*. Aber nicht jeder Mensch ist traumatisiert. Damit können wir das Argument »alle sind doch ein bisschen traumatisiert« hoffentlich direkt vorwegnehmen. Entweder man ist traumatisiert oder man ist es nicht. Man kann genauso wenig »ein bisschen traumatisiert« oder »ein bisschen multipel« sein, wie »ein bisschen schwanger«.

Jeder Mensch hat Anteile, doch wenn die natürliche Entwicklung eines Kindes nicht gestört wurde, besteht eine Verbindung zwischen ihnen. Auf diese Anteile kann in jeder Situation zugegriffen werden. Es gibt vielleicht einen fröhlichen Markus, einen traurigen Markus, einen kindlichen Markus, einen neugierigen Markus und einen unsicheren Markus. Das ist ein großer Unterschied zu einem DIS-System, bei dem es einen Markus in allen soeben genannten Zuständen gibt, der neben Mara, Hannelore, Dirk und Lilly existiert, die wiederum ebenfalls in jeglichen unterschiedlichen Facetten anzutreffen sind. Über die Anteile, die jeder Mensch kennt, verfügt eine Innenperson ebenso. Möglicherweise auch über ein *Inneres Kind*, das nicht zu verwechseln mit Innenkindern ist. Ein Inneres Kind ist der bedürftige, vielleicht auch verletzte Anteil eines erwachsenen Menschen, der Zuwendung braucht. Es ist das, was aus der eigenen Kindheit geblieben ist. Innenkinder, die bei uns im System existieren, haben alle ihre eigene Kindheit erlebt und erleben sie noch immer. Sie sind Kinder. Sie verhalten sich wie

Kinder, sie bewegen sich wie Kinder, sie sprechen wie Kinder und sie denken wie Kinder.

Genauso wenig kann man Innenpersonen mit den Rollen vergleichen, die man im Alltag einnimmt. Dass man auf der Arbeit anders auftritt als man sich als Ehefrau, beste Freundin und Mutter verhält, ist nicht pathologisch, sondern menschlich. Bei uns sind im Job teilweise auch andere Innenpersonen vorne als beim Zusammensein mit unseren Freunden. Doch auch eine einzige Innenperson kann in verschiedene Rollen schlüpfen und immer noch sie selbst bleiben.

Man kann es nicht vergleichen. Aber man darf es, um im Ansatz unser Erleben zu verstehen, solange man nicht vergisst, dass es nur der Ansatz ist.

Zwischen den Anteilen, die jeder Mensch hat, und ganzen Innenpersonen, wie sie bei einer DIS vorhanden sind, gibt es noch weitere Abstufungen. Erlebt ein Mensch Trauma, können verschiedene Aspekte aus der Situation *dissoziiert* (*abgetrennt*) werden. Das können Emotionen, Gedankengänge oder Glaubenssätze, Geräusche, Erinnerungsbilder, Körperwahrnehmungen sein. Bei einer DIS ist es eine ganze Identität, die mehrere dieser Aspekte tragen kann. Bei Menschen ohne DIS kann es passieren, dass diese Ich-Zustände einfrieren und an einem Ort im Inneren ruhen, an dem sie nicht mehr zugänglich sind. Dann fehlt zum Beispiel die Erinnerung an ein Trauma oder die Fähigkeit, Wut zu empfinden. Kommt es zu einem Trigger, der die damalige Situation wieder wachruft, können diese Zustände wieder auftauen und die Person wird in alte Muster, Emotionen oder Verhaltensweisen zurückversetzt. So kann es zum Beispiel sein, dass ein Mensch sich nach einem Trigger einen begrenzten Zeitraum lang ganz anders verhält, als man ihn kennt. Er kann in ein kindliches, bedürftiges Ich fallen, das gehalten werden möchte. Oder einen Wutausbruch haben, der von Außenstehenden vielleicht nicht eingeordnet werden kann. Es können Glaubenssätze aktiviert werden, die nicht zu der Situation im Außen zu passen scheinen.

*Ego-States* sind diejenigen Ich-Zustände, die die meisten Menschen als Anteile wahrnehmen. Von einer *Ego-State-Disorder* spricht man erst, wenn diese Zustände sich wie beschrieben verselbstständigen.

Auch wir haben Anteile, die wirklich Anteile im Sinne von Fragmenten sind. Doch die Diagnose DIS haben wir, weil wir neben ihnen auch Innenpersonen haben. Personen, die viele verschiedene Facetten haben können. Hat ein Mensch vielschichtige, komplexe Innenpersonen wie bei einer DIS, aber weniger hohe Mauern zwischen ihnen, wird das als *partielle DIS* bezeichnet. Das kann sich nach außen hin wie eine DIS präsentieren, bei der Wechsel stattfinden, aber Betroffene nehmen weniger Erinnerungslücken wahr. Der Unterschied liegt hier also nicht im Ausmaß der Komplexität seiner einzelnen Innenpersonen, sondern in der Höhe der Barrieren, die sie trennen.

Zusammenfassend können Äpfel nicht mit Birnen, Innenkinder nicht mit Inneren Kindern und Anteile nicht mit Innenpersonen verglichen werden. Zumindest nicht, ohne wichtige Aspekte zu übergehen. Eine Dissoziative Identitätsstörung wird nur als Störung bezeichnet, weil sie nicht jeder hat. Genauso, wie eine Depression nicht mit gesunder Trauer vergleichbar ist oder eine wilde Fantasie mit einer Psychose. Differenzieren ist wichtig, um Betroffenen das Gefühl zu vermitteln, gesehen zu werden.

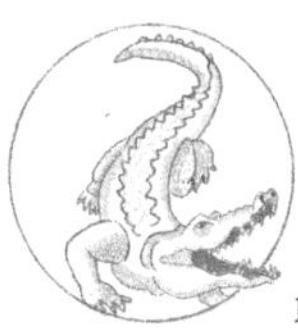

**Vincent:**

Mein absoluter Favorit aller Vorurteile: »Menschen mit DIS sind böse.« Das sagen die Leute doch nur, weil sie von unserer Stärke eingeschüchtert sind. Macht ihnen Angst, dass da mehr ist, als sie sehen können. Macht ihnen nur Angst, dass jemand mehr durchlebt (und dabei überlebt) hat, als sie nicht mal in Gedanken aushalten können. Gefährlich sind wir nicht. Könnten wir sein. Könnte aber jeder Mensch sein. Hat doch am meisten Folgen, wenn wir uns selbst Schaden zufügen. Machen wir auch nicht freiwillig. Wenn ich Innenpersonen etwas antue, dann nur, damit ich es selbst nicht abbekomme. Die stellen sich manchmal aber auch echt an. Manche von uns sind schon gefährlich, aber halt nur für unseren und nicht für andere Körper. Das interessiert die doch gar nicht.

Halb so wild. Ich mag's, wenn jemand Angst vor mir hat. Spricht für meine Macht. Endlich hab ich mal die Macht.

**Delia:**

Völliger Schwachsinn. Sind doch nicht böse. Nur manchmal ein bisschen aufbrausend. Wäre die Welt gerecht, müsste ich das nicht sein.

Wir sind nicht gefährlich oder krank. Wir sind viele, weil andere Menschen gefährlich und krank uns gegenüber waren. Nein, wir sind nicht die Opfer, aber wir sind auch keine Täter. Gefährlich sind nur Täter. Da sollte mal hingeschaut werden. Wir sind die, die Hilfe brauchen. Die haben wir oft genug nicht bekommen, weil Menschen Angst hatten. Angst vor uns. Angst vor dem Ausmaß an Trauma, das wir tragen. Angst, sich selbst in Gefahr zu bringen, als wir's noch waren. Angst, etwas aufzubrechen, das dann nicht mehr zu bändigen ist. Überall Angst. Heilung mit Angst ist wie Fahren mit angezogener Handbremse. Angst macht es nicht leichter. Angst macht die Gefahr auch nicht kleiner. Angst ist nur im Weg.

Es passiert jeden Tag. Da draußen passieren Dinge, die jedem Angst machen sollten, und viel zu viele Menschen leben unbeschwert vor sich hin. Wenn schon Angst, dann bitte als Antrieb. Packt mit uns das an, was Angst macht, damit weniger Kinder in berechtigter Angst leben müssen.

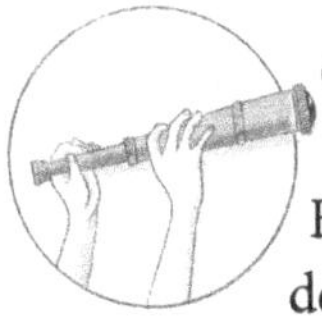

## 46:

Beginnt man, sich zurück ins Leben zu kämpfen, enden die Vorurteile nicht. Lächelt man, werden entweder die Vergangenheit oder das Lächeln infrage gestellt. Wer traumatisiert sei, könne nicht irgendwann auch Glück erfahren. Wer Glück erfahre, könne gar nicht traumatisiert sein.

Traurig ist, dass sich diese Verknüpfung auch in Fachkreisen wacker hält.

»Die Trauma-Folgestörung habe ich jetzt einfach mal nicht zu den Diagnosen geschrieben. Sie haben mich in der letzten Stunde mehrmals angelächelt. Wie schön, dann sind Sie entweder gar nicht traumatisiert oder wieder geheilt.«

Das wurde uns einmal von einem Psychiater gesagt, bei dem wir als Vertretung für unseren damaligen behandelnden Psychiater waren. Er hatte Berichte mit gesicherten Diagnosen vorliegen und schien seine Aussage dennoch ernst zu meinen. Das brachte mich noch etwas mehr zum Lachen. Das ist ein Grund, warum traumatisierte Menschen zögern, sich Hilfe zu holen. Solange man funktionieren kann, kann es doch nicht schlimm genug sein. Das ist der Grund, warum Hilfe manchmal zu spät kommt. Wer sie sich früh genug sucht, hat Glück, wenn man sein Leid erkennt, ohne dass er suizidal am Fenster steht. Zu oft ist es nicht schlimm genug, bis es zu schlimm ist.

Das Viele-Sein trägt nicht wenig dazu bei, auch traumatisiert friedlich wirken zu können. Alltagspersonen denken sich bei Aussagen wie diesen: »Klasse, dann habe ich mein Ziel erreicht! Ich falle nicht auf!« Dass Personen, die keinen Zugang zum Trauma haben, nicht traumatisiert wirken, ist keine hohe Kunst. Es ist die Kunst der DIS.

Das Trauma durch die Fassade hindurchschimmern zu sehen, ist hingegen eine große Kunst. Eine Kunst, die Fachleute zumindest in der Theorie gelernt haben sollten. Denn ohne richtige Diagnose kann keine richtige Behandlung erfolgen. Und ohne die richtige Behandlung kann das Leben einer überlebenden Person schneller enden, als sie erfährt, warum es ihr schlecht geht.

Wir wünschen allen Menschen, die sich nicht gesehen fühlen, dass sie hartnäckig bleiben. Man ist immer für sich selbst der einzige Experte. Wenn man das Gefühl hat, dass sich etwas ändern muss, damit man eine zufriedenstellende Lebensqualität erfahren kann, hat man immer recht. Was genau sich ändern muss, gilt es mit Hilfe von Experten herauszufinden. Das Bauchgefühl lügt nicht. Die Sehnsucht nach Veränderung ebenfalls nicht. Was schlimm genug ist, bestimmt jeder selbst.

Auch auf Social Media kommt es ab und zu vor, dass unser Leben infrage gestellt wird. Genauer gesagt das, was wir davon teilen. Es wird schnell erwartet, dass man entweder alles teilt oder nichts.

Wir sehen das anders. Wer aufklärt, muss sich nicht opfern. Wer unzählige Jahre, Tränen und nicht mehr vorhandene Kräfte investierte, um leben zu können, darf dieses erkämpfte Leben an erste Stelle setzen. Wer den Großteil seines Lebens über seine Grenzen hinaus lebte, darf Grenzen setzen, sobald es möglich ist. Es sollte nicht die Aufgabe von Überlebenden sein, die Gesellschaft auf das, was jeder Mensch direkt vor Augen hat, aufmerksam zu machen. Niemand sollte Fachleuten, die beratend und unterstützend tätig sind, seine eigene Erkrankung erklären müssen, wenn es doch eigentlich Teil ihrer Ausbildung hätte sein sollen. Hier liegt die Verantwortung klar bei der Medizin, der Forschung, den Ausbildungsinstanzen und natürlich jedem Einzelnen, der diesen beruflichen Weg wählt. Dass hier einige Lücken bestehen, können wir nicht von heute auf morgen ändern. Vergleicht man die aktuelle Lage mit dem früheren Kenntnisstand, hat sich schon vieles in die richtige Richtung bewegt. Dass immer mehr Betroffene ihre Stimme erheben, erleben wir als wertvoll. Die beste Forschung kann nichts erreichen, wenn es keine Überlebenden gibt, die mit ihren Erfahrungen im Aufklärungsprozess mitwirken. Sie sind die eigentlichen Expertinnen und Experten. Doch sollte dieses Kooperieren von niemandem erwartet werden. Vor allem nicht, solange die äußere und innere Sicherheit zu stark durch eine solche Beteiligung beeinträchtigt werden.

Für die Inhalte unserer Kanäle haben wir ein gutes Zwischenmaß gefunden. Themen, die in uns selbst oder hinsichtlich der äußeren Sicherheit so viel auslösen, dass es nicht tragbar ist, bleiben außen vor. Diese haben wir gesondert aufgeschrieben und für alle Innenpersonen, die sich an unserem Auftreten in der Öffentlichkeit beteiligen möchten, zugänglich hinterlegt.

Unsere Kanäle sollen ein geschützter und sicherer Ort sein. Und im besten Fall einer, der Horizonte öffnet. Wir sprechen Themen an, die unbequem sind, doch immer nur in dem Maß, in dem Menschen es fassen können, die zum ersten Mal von einem Leben wie unserem erfahren. In erster Linie möchten wir so viele Menschen wie möglich erreichen, für die DIS noch ein Fremdwort ist. Eine begrenzte Minuten- oder Zeichenzahl ist nicht der richtige Ort, um tiefgreifende Aufklärungsarbeit zu leisten. Unser Ziel ist es zunächst einmal, Bewusstsein zu schaffen. Wenn mehr Menschen wissen, dass eine DIS existiert, wie sie entsteht und wie sie aussehen kann, ist schon viel erreicht. Wenn sich jemand weiter mit der Thematik auseinandersetzen möchte, ist das noch großartiger. Hier verweisen wir gerne auf fachliche Informationsquellen, die Details thematisieren, die wir über unser eigenes Leben öffentlich nicht nennen können.

Wir sind froh über jeden Moment, in dem wir nicht mit unserer Vergangenheit konfrontiert sind. Wir haben uns ein Leben außerhalb davon aufgebaut. Das war immer das Ziel und dem sind wir in den letzten Jahren um einiges näher gekommen. Dass Traumata immer einen großen Teil unseres Lebens ausmachen werden, wird auch so bleiben. Dass es jedoch endlich möglich ist, über die restliche Zeit selbst zu bestimmen, war harte Arbeit. Anfangs trauten wir uns nicht, diese andere, neue Seite unseres Lebens zu zeigen.

Wir fühlen uns schuldig. Warum hatten wir das Glück, diese Veränderung in unserem Leben begrüßen zu dürfen, während andere Menschen für immer in der Dunkelheit gefangen blieben? Wie soll man mit Leichtigkeit leben, wenn man die andere Seite nicht nur kennt, sondern selbst erlebte?

Heute ist das anders. Dadurch, dass wir leben, können wir etwas bewegen. Und wenn es nur ein Funken Hoffnung ist, den wir jemandem schenken, der dort steht, wo wir noch vor ein paar Jahren standen. Dem Internet kann man es nicht recht machen. Die, die wieder im Leben sind, deren Glaubwürdigkeit zweifelt man an. Die, die es nicht sind, deren Stärke stellt man infrage. Betroffene sind eifersüchtig auf die, die noch Täterkontakt haben, oder auf die, die keinen mehr haben. Manche Menschen wollen nichts von Gewalt auf ihrer Welt wissen, andere wollen nur das Spektakel sehen.

Wir müssen nicht in der Opferrolle bleiben, um zu beweisen, dass wir einmal Opfer waren. Wir möchten lebendig sein, um zu beweisen, dass es auch für andere einmal möglich sein kann. Wir dürfen leben. Diese Erlaubnis muss uns niemand anderes (mehr) geben. Nur wir selbst.

Dass wir in der Öffentlichkeit nur Ausschnitte unserer gesamten Erfahrung zeigen, ist unsere Stärke. Es fühlt sich selbstbestimmt und selbstfürsorglich an. Wir sprechen, weil wir nicht schweigen können. Wenn wir aber schweigen, dann, weil wir es selbst entscheiden. Für uns.

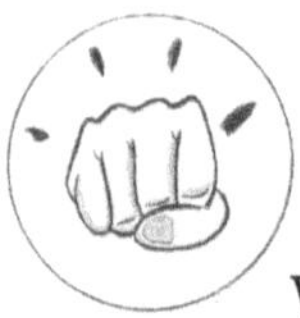

**Fiona:**

Ja, wir können lächeln, mittlerweile sogar ehrlich. Wir können Spaß haben, unser Leben gernhaben und friedliche Momente genießen. Trotz Trauma. Das waren harte Arbeit, etwas Glück und viel Zeit, die hier zusammenspielen mussten. Das Leben, wie wir es heute führen, haben wir nicht dem

Zufall zu verdanken, sondern uns selbst, unserem Helfernetzwerk, der hochfrequenten Therapie, den Sicherheitsmaßnahmen und dem Durchhaltevermögen aller beteiligten Menschen.

Was unsere Vergangenheit beinhaltete, können wir nicht mehr ändern. Konnten wir nie. Wem und was wir jetzt Raum geben, entscheiden wir selbst. Seien es uninformierte Fachleute oder unbeteiligte Außenstehende privat oder online – früher hinterfragten wir bei jeder kritischen Nachfrage, was wir taten und wer wir waren. Das war anstrengend, aber ließ uns wachsen. Wir kamen jedes einzelne Mal erneut zu dem Entschluss, zufrieden zu sein. Müssten wir nochmals von vorn anfangen, würden wir nichts ändern. Wir haben unser Tun und Sein so oft hinterfragt, dass wir es nun nicht mehr müssen, um zu wissen, dass wir glücklich damit sind. Wer uns zum Zweifeln bringen möchte, dem wird nicht zugehört. Denn wir zweifeln nicht mehr an uns.

# 7 Das Ding namens Körper

*Der Körper vergisst nicht,*
*was die Seele verdrängt.*
– Fiona –

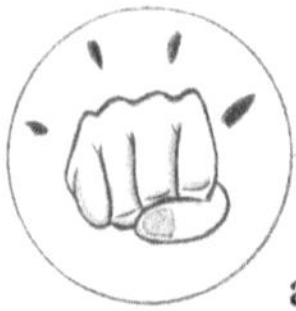

**Fiona:**

Draußen war es dunkel, in der Wohnung war es das auch. Das Licht brannte mir in den Augen. Es machte alles nur noch dunkler. Als ich das erste Mal in einer für mich neuen Situation im Körper war, konnte ich kaum sehen. Alles, was ich zu diesem Zeitpunkt kannte, waren Dunkelheit und Kälte. Ich riss mir den Wollpullover vom Oberkörper und löschte das Licht. Besser. Aber nicht gut. Schwarze Flecken in meinem Sichtfeld ließen mich nicht erkennen, wo ich mich befand. Dass es anders war als sonst, wertete ich als ein gutes Zeichen. Dass sich endlich etwas änderte, war bitter nötig. Aber es wollte niemand auf mich hören.

Vorsichtig tastete ich mich an der Wand entlang, die mich zu einem Tisch führte. Ich musste festhalten, was ich wusste. Vielleicht würde ich nie wieder die Chance bekommen, den anderen eine Nachricht zu hinterlassen. In der Innenwelt kannte ich einige, doch niemand kannte mich. Niemand sprach mit mir. Ich wollte unbedingt sprechen.

Der Versuch, eine Videobotschaft für die anderen zu hinterlassen, scheiterte daran, dass ich keine Stimme hatte. Kein Wunder, bei den Schreien, die ich sonst immer von mir gab. Mein Körper kannte nur das Schreien. Doch wenn mein Körper nicht meiner alleine war, warum konnte er es nicht? Wieso konnte ich nicht sehen, obwohl Licht in dieser Welt normal zu sein schien?

Schnell spürte ich, dass äußere Umstände kaum einen Einfluss auf meine körperlichen Eigenschaften hatten. Wenn ich im Körper war, war es meiner. Und mein Körper war mit Licht überfordert. Meine Augen brauchten keine Minuten, sondern Jahre, um sich an das Tageslicht zu gewöhnen. Fand ein erneuter Wechsel zu einer anderen Person statt, konnte sie wiederum in der von mir abgedunkelten Wohnung nichts sehen. Unsere Wahrnehmungen waren wie die verschiedener Körper.

Bei jedem Mal, das ich erneut im Alltag nach vorne geworfen wurde, hoffte ich auf eine Besserung. Vergebens. Sie ließ so lange auf sich warten, dass ich sie am Ende kaum bemerkte. Heute brauche ich zwar eine starke Brille, aber die Lichtempfindlichkeit stellt kaum noch eine Einschränkung dar. Ob es die Gewohnheit ist, die meinen Körper dazu brachte, sich schrittweise anzupassen, oder eine bessere Verbindung zu denen, die weniger empfindlich sind, der ich das zu verdanken habe, weiß ich nicht.

Was mir vorher nie bewusst gewesen war, weil ich nie davon ausgegangen war, einmal im Alltag zu sein, stellte sich später sogar als Problem von mehreren heraus. Was der Körper erlebt, speichert er. Manche Körpererinnerungen sitzen so tief, dass sie bleiben. Ähnlich ist es mit Personen, die während ihrer Trauma-Erfahrungen Atemnot erlebten und noch immer nach Luft schnappen, sobald sie vorne sind, ohne dass eine reale Bedrohung besteht. Manche Personen bekommen knallrote Füße, sobald sie in den Körper kommen, weil sie sich einmal verbrannt haben und der Körper auch ohne äußere Reize entsprechend reagiert. Außerdem gibt es Personen in unserem System, die nicht hören, sehen, sprechen oder laufen können. Auch das ist meist auf ihr Erlebtes zurückzuführen. Der Körper vergisst nicht, was die Seele verdrängt.

Das erklärt auch, wie Bestrafungen, die von innen geschickt werden, Wirkung zeigen können. Einige Innenpersonen sind Schmerzspeicher. Durch ihre chronischen Schmerzen, die ihnen ursprünglich von außen, nicht selten darauffolgend auch von innen, zugefügt wurden, haben sie kaum einen anderen Lebensinhalt. Vereinfacht gesagt bedeutet eine Person mit Schmerzen in meiner Nähe auch Schmerzen für mich, wenn ich im Körper bin. Soll zum Beispiel die Therapie gestört werden, kann es sein, dass eine Person in den Körper geschickt wird, die immer nur in Situationen vorne war, in denen der Körper ohnmächtig war. Dann fallen wir vom Stuhl und es sieht aus, als wären wir mitten in der Therapiesitzung eingeschlafen.

Nicht alle Körperzustände werden gezielt gegen uns selbst gerichtet. Manche von uns wissen gar nicht, was für eine Belastung sie mit sich herumschleppen, bis sie sich zum ersten Mal in einer neuen Situation wiederfinden, die von ihren bisherigen Erfahrungen abweicht. Der Körper vergisst nicht, doch er kann dazulernen. Neue Erfahrungen löschen keine alten, doch sie schließen sich auch nicht wechselseitig aus.

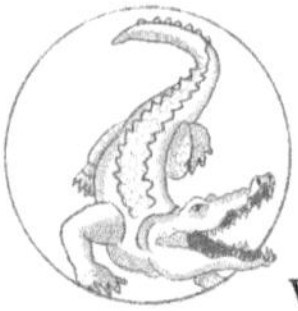

**Vincent:**

Den Körper kann ich nicht ertragen. Finde es innen viel besser. Da sehe ich wenigstens aus wie ein richtiger Mann und fühle mich auch so. Zeiten im Körper sind schon in Ordnung, weil ich ihn sowieso nicht wahrnehme. Muss schon viel passieren, damit ich merke, dass ich Brüste habe. Solange ich nichts sehe, spür ich auch nichts. Das würde ich gar nicht aushalten. Mich stört eher, wie ich von Leuten wahrgenommen werde. Ich bin kein junges Mädel, das keine Ahnung vom Leben hat. Ich bin ein Mann, der alles Wichtige über das Leben weiß. Ist doch lächerlich, dass das Aussehen so viel ausmacht. Deshalb bin ich außen auch einfach nicht da. Ich rede nicht mit Menschen. Meiner Anwesenheit ist sowieso niemand würdig. Und wenn doch, hab ich keine Lust drauf, weil ich anders gesehen werde, als ich bin. Im Körper bin ich anders, als ich mich sehe. Deshalb kann ich auch Spiegel nicht ertragen. Meistens bin ich direkt weg, sobald ich einen Spiegel sehe. Das bin nicht ich. Ist doch unfair. Warum sind wir in einem Frauenkörper? Er ist ein Fremdkörper. Keine Ahnung, ob wir Männer in der Überzahl sind. Aber wir haben definitiv mehr Macht.

Wir spüren auch keine Schmerzen. Die richtigen Männer zumindest nicht. Ich weiß, was ich will und was ich nicht will, aber nichts fühlt sich für mich nach Schmerz an. Vielleicht spür ich den

Körper deshalb nicht. Weil ich gar nicht spüre. Fühlen ist schwach. Ich durfte nie schwach sein, durfte nie fühlen. Deshalb kann ich es auch gar nicht mehr. Ich weiß einfach nicht, wie das geht.

Von mir wird auch immer verlangt, dass ich mich in andere Personen einfühle. Zum Beispiel in die anderen von uns, zu denen ich nicht nett bin. Ist nicht meine eigene Definition. Ich kann mich nicht einfühlen. Ich weiß doch nicht mal, was ich selbst fühle.

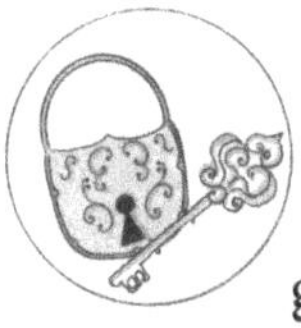

**Fabian:**

Wenn mich niemand daran erinnert hätte, hätte ich gar nicht gemerkt, dass ich mich in einem Frauenkörper befinde. Fühlt sich für mich nicht so an. Das würde es bestimmt, wenn ich über einen längeren Zeitraum vorne wäre, aber das kam bisher noch nicht vor. Mit jedem Mal, das ich vorne war, lernte ich mehr, den Körper auszublenden. Es war leichter auszuhalten, wenn er nicht zu mir gehörte. So fühlt es sich bis heute an: Ich bin zu Gast. Wenn ich vorne bin, weiß ich, dass ich auf der Durchreise bin, und richte mich gar nicht erst ein. Ich fühle mich nach mir, Fabian. In der Innenwelt spüre ich mich mehr. Außen spüre ich mich nicht, aber fühle mich dennoch wie ich.

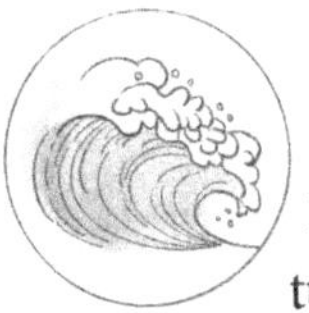

**Isa:**

Mein Körper spürt Schmerzen, weil es meine Seele tut. Körper und Psyche sind untrennbar. Und doch wird immer versucht, das eine vom anderen zu unterscheiden.

Dass sich unsere Körperwahrnehmungen unterscheiden, zeigt, dass wir nicht vom Körper zu trennen sind. Es zeigt die Macht der Psyche. Selbst wenn wir den Körper überhaupt nicht wahrnehmen können, ist das eine Art der Körperwahrnehmung. Wenn Stille schrill sein kann, dann kann Taubheit ein Gefühl sein.

Was wir wahrnehmen, ist nicht immer äquivalent zu dem, wie es ist. Das gilt für alle Lebensbereiche. Auch für unseren Körper und das, was er mit uns macht. Wenn ich mit einer Erkältung krank im Bett liege, kann im nächsten Moment eine andere Person nach vorne kommen, die den gesamten Haushalt schmeißt, weil sie sich nicht krank fühlt. Krank wird der Körper trotzdem sein. Zumindest irgendwo. Doch Personen, die keine Verbindung zum Körper haben, spüren auch nicht, was er uns sagen möchte. Mit Schmerzen verhält es sich ebenso. Ich, Isa, habe eine niedrige Schmerztoleranz. Wenn ich mir meinen Zeh anschlage, dann reiße ich mich zusammen, um nicht zu weinen. Andere von uns können mit einem gebrochenen Finger zeichnen, ohne zu merken, dass etwas nicht stimmt. Manche Personen holen seelenruhig die Brötchen mit bloßer Hand aus dem heißen Ofen und verstehen nicht, warum Meike das Gesicht verzieht. Denn für manche von uns ist der Körper nur ein Transportmittel. Er ist der unbeliebte Schienenersatzverkehr, den man lieber zu vermeiden versucht. In ihm zu sein bedeutete früher größte Qual. Daher wird er heute auf stumm geschaltet.

Wir wurden nicht nur voneinander getrennt, sondern auch von unseren Schmerzen, wenn sie nicht tragbar waren. Die Psyche trägt nur, was sie auch tragen kann. Die Personen, die die Schmerzen am wenigsten spüren, mussten am meisten davon ertragen. Niemand entscheidet sich aus einer Stärke heraus bewusst dazu, Schmerzen abzuspalten. Es passiert, wenn die Psyche keinen anderen Weg mehr sieht. Genauso, wie wir viele wurden, weil das der einzige Weg war, die Vergangenheit tragen zu können.

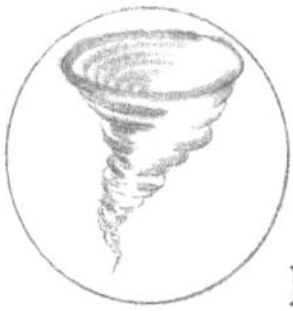

## Romy:

Alles dreht sich. Immer. Komme überhaupt nicht klar. Ich konnte früher nicht geradeaus laufen. Oder denken. War nur verwirrt. Schon immer drehte sich alles, wenn ich da war. Drehte ich mich? Ich weiß es nicht. Ich wusste gar nichts. Ich wusste nicht einmal, wie ich heiße. Oder warum ich auf einmal auf einem Sofa sitze und jemandem erzählen sollte, was mich bedrückt. Nichts drückt. Es dreht sich nur. Meine Gedanken drehen sich im Kreis.

Jetzt bin ich mehr da und es ist stabiler geworden. Jetzt drehen sich die Gedanken meiner Freunde, weil ich zu schnell rede, wird mir immer gesagt. Hauptsache mein Kopf dreht sich nicht mehr so schnell.

Als ich das erste Mal im Körper war und blieb, ohne dass mir etwas angetan wurde, verstand ich nicht warum. Ich war einfach da. Vielleicht genau deshalb. Weil ich nicht einmal wusste, wer ich war, und niemandem etwas erzählen konnte. Selbst wenn ich es gewollt hätte.

Dass ich einen Körper habe, lernte ich schneller, als mir lieb war. Einmal bemerkte ich unerwartet, dass wir unsere Tage hatten. »Stimmt«, dachte ich. »Da war ja was. Das Ding namens Körper.«

Immerhin wusste ich, was das war. Vielleicht kam die Info auch nur von innen. Ich wusste ja nicht einmal meinen eigenen Namen. Ich wusste aber auch, wer unsere beste Freundin war, und meldete mich. Wie schön, jemanden zu haben, der sich nicht von der eigenen Verwirrung anstecken lässt. Sie sagte, ich solle meine Menstruationstasse einsetzen. Ich wusste nicht, was das war. Ich durchwühlte unsere Kaffeetassen, bis sie mir sagte, ich solle im Bad suchen. Nachdem ich das Ding gefunden hatte, das ich gleich in dem anderen Ding namens Körper verschwinden lassen sollte, schickte unsere Freundin uns ein Anleitungsvideo. Sie hatte es selbst aufgenommen. Ohne Irritation. Das war der Anfang unserer Freundschaft. Vielleicht hätte ich Nicky nie persönlich kennengelernt, wenn ich nicht meine Tage gehabt hätte.

Zurück zum Thema. Der Körper. Fies ist, dass der Körper nicht nur auf uns reagiert, sondern wir auch auf ihn. Die Menstruation macht mir nichts aus. Männer hassen es, weil sie nicht an den Frauenkörper erinnert werden wollen. Kinder verstört es. Andere können sich nicht damit auseinandersetzen, dass der Körper blutet, ohne in Flashbacks zu verfallen. Verständlich, wenn man hört, was die so erlebt haben. Oder Übelkeit. Oder Schmerzen, wenn man sie wahrnimmt. Manche Innenpersonen können nicht einmal normal auf die Toilette gehen, weil sie das triggert. Dass natürliche Prozesse des Körpers uns aus der Bahn werfen können, zeigt, wie unnatürlich das sein muss, was zu einer DIS führt.

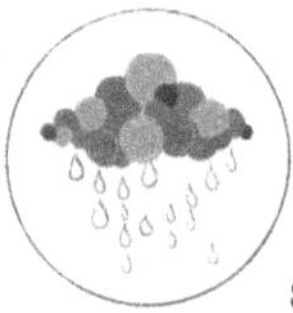

**Ilke:**

Ich hasse diesen Körper. Denn ich hasse das, was seine Augen sehen mussten. Das, was seine Haut fühlen musste, möchte ich vergessen. Ich hasse das, was er schmecken, riechen und hören musste. Der Körper erinnert mich an das, was ich innen auf Distanz halten kann. Wie die anderen Körperwahrnehmungen ausblenden können, ist mir ein Rätsel. Je mehr ich mich an einen anderen Ort wünsche, desto tiefer bin ich im Körper verankert. Auch wenn in der Innenwelt ebenfalls Gewalt stattfindet, genieße ich jede Sekunde, die ich nicht im Körper bin. Voller Körpereinsatz, um diese Zeilen zu schreiben!

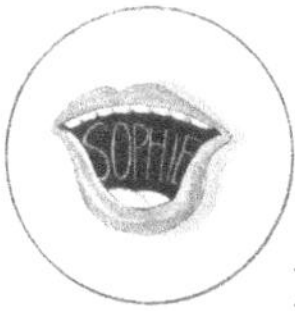


**Sophie:**

Spannend, dass kaum jemand ein Gefühl für den Körper hat. Das kann ich nicht nachvollziehen. Ich fühle mich sogar mehr nach einem Körper als nach einer Person. In der Innenwelt bin ich entfernt von den anderen, aber auch von mir. Es ist wie ein Traum, in dem ich von oben auf meine Umrisse herabschaue. Wenn ich vorne bin, ist das die einzige Zeit, in der ich mich präsent fühle. Mein Ich verschwindet im Körper. Andere sprechen, denken und fühlen von innen und ich bin es, die die Lippen bewegt oder mit den Augen den Raum abscannt. Ich bin, wenn ich im Körper bin.

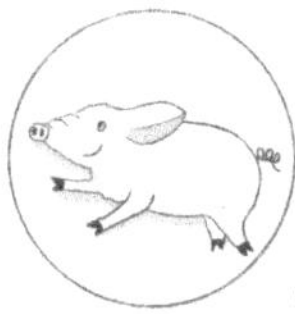

**Tessa:**

Ein großer Körper ist cool und blöd. Ich finde das cool dass der anders aussieht als ich weil dann sieht man nicht gleich dass ich ein Kind bin. Manchmal finde ich das gut wenn Menschen wissen dass ich ein Kind bin weil dann haben die keine Erwartungen. Und ich muss nicht den Müll rausbringen oder so. Aber manchmal ist es halt auch cool wenn die nicht wissen dass ich ein Kind bin. Weil manchmal will ich ja auch Erwachsenensachen machen. Dann mach ich immer die Schultern nach hinten und meine Stimme tiefer und benutze so schlaue Wörter. Gleichfalls ist zum Beispiel ein erwachsenes Wort. Oder Steuerberater. Oder Unangenehmlichkeit oder Obacht oder auch anderweitig.

Ich finde es aber auch blöd dass ich keinen Kinderkörper habe weil ich dann keine Freunde in meinem Alter haben kann. Oder weil die Leute blöd schauen wenn ich auf dem Spielplatz Sachen mache die mir Spaß machen. Als Kind kann man machen was man will. Aber ich bin ja auch schon zehn. Da muss man vielleicht auch Abstriche machen. Abstriche machen ist auch ein erwachsenes Wort.

Ich vergesse auch oft dass ich einen großen Körper habe. Auf dem Spielplatz bin ich mal in einer Kinderschaukel stecken geblieben. Da mussten mich zwei fremde Menschen retten. Meine Freundin die Nicky muss auch immer lachen wenn ich auf ihren Schoß springe. Weil ich schwerer bin als ein Kind und das ist ja dann auch schwerer für die Nicky. Aber sonst finde ich den Körper voll in Ordnung. Manchmal tut der echt weh. Dann bin ich lieber drinnen. Aber manchmal bin ich halt auch da und kann nicht nach drinnen zurück. Das ist dann blöd. Aber ich muss halt im Körper sein wenn ich bei meiner Meike oder meiner Nicky oder der Laura oder der Lilly oder anderen Freunden sein will. Das geht halt nicht anders. Da muss man Abstriche machen würde ich sagen.

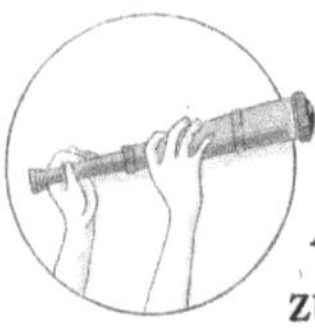

## 46:

Auch wenn Personen meist nur auf die Fähigkeiten zurückgreifen können, die sie selbst im Körper gelernt haben, gibt es Teile des Körpergedächtnisses, die für mehrere zugänglich sind. Fiona berichtete davon, als sie das Autofahren lernen musste. Ihr Körper wusste automatisch, was er zu tun hatte, nur der Kopf kannte die Regeln nicht. Auch das Laufen haben nicht alle von uns selbst gelernt. Auf diesen Teil der Körpererinnerung können mehrere zugreifen. Ebenso das Sprechen. So kann es auch sein, dass manche Innenkinder weiter entwickelt sind, als es die meisten anderen Kinder in diesem Alter sind. Manche Mauern können Lücken haben und nicht alles bleibt nur für die Innenperson zugänglich, zu der es ursprünglich gehörte. Nicht alle von uns mussten bei null anfangen. Manche mussten aber bei null bleiben. In unserem System gibt es Babys, die auf dem Entwicklungsstand eines Babys bleiben. Sie können weder gehen noch sprechen.

Würde eines von ihnen nach vorne kommen, würde der Körper einfach hinfallen, liegen bleiben und vielleicht weinen. Sie haben keinen Zugriff auf das, was der Körper theoretisch gelernt hat.

Unser Körper wird von uns nicht nur verschieden wahrgenommen, sondern funktioniert bei unterschiedlichen Personen auch unterschiedlich. Er passt sich den Personen an, die gerade vorne sind. Wir haben zum Beispiel bemerkt, dass unser Eisprung ausbleibt, wenn zu dieser Zyklusphase überwiegend männliche oder kindliche Innenpersonen vorne sind. Die Reaktionen auf Medikamente, Alkohol oder Koffein sind von der Person abhängig, die gerade vorne ist. Kinder haben eine niedrigere Toleranz als erwachsene Personen. Die, die noch nie Medikamente einnahmen, reagieren wesentlich schneller als die, die es gewohnt sind. Nicht selten verteilt sich die Wirkung auf mehrere, sodass höhere Dosen notwendig sind. Einmal sind wir zum Beispiel aus einer Narkose aufgewacht – vielleicht, weil die Dosis nicht reichte, um uns alle auszuschalten. Vielleicht auch, weil es zu einem Wechsel zu einer Person kam, die nichts von dem Narkosemittel abbekommen hatte. Das ist unwahrscheinlich, aber nicht ausgeschlossen. Bei manchen Medikamenten kommt es vor, dass die Person, die sie einnahm, die Wirkung bei einem Wechsel mit nach innen nimmt. Die Person, die das Schlafmedikament nahm, schläft dann im Inneren und die, die anschließend vorne ist, liegt die gesamte Nacht wach. Bei Alkohol oder Koffein kann es ähnlich sein. Auch hier lässt sich vieles darauf zurückführen, dass wir den Körper nicht alle gleich wahrnehmen. Wer den Körper nicht spürt, spürt auch Medikamente nur verzögert, abgeschwächt oder gar nicht. Doch ab einer gewissen Dosis kann keinerlei fehlende Verbindung zum Körper die medikamentöse Wirkung mehr zunichtemachen. Wo die genaue Grenze ist, weiß man nicht, das hängt von der betreffenden Person und Situation ab.

Seit wir eine Brille tragen, wissen wir, dass wir auch unterschiedlich gut sehen. Ob es die Sehstärke oder die Fähigkeit zu sehen ist, die sich unterscheidet, können wir nicht sagen. Einmal waren wir innerhalb von zwei Wochen bei drei verschiedenen Menschen, die unsere Sehkraft überprüften. Der erste Optiker schickte uns wieder weg mit der Aussage, unsere Augen seien mit der aktuellen Brille wunderbar versorgt. Weil wir unsere Problematik kannten, ging eine andere Alltagsperson noch in derselben Woche zu einem anderen Optiker. Hier wurde eine deutlich stärkere Brille berechnet, die wir direkt am nächsten Tag abholen konnten. Mit dieser hatten wir in der darauffolgenden Woche einen Termin beim Augenarzt zur Fahrtauglichkeitsbescheinigung. Erst grinste er, weil er glaubte, wir würden ihn auf den Arm nehmen, als wir beim Sehtest jede Zahl raten mussten. Er brach das Ganze schnell ab und schickte uns ein drittes Mal zum Optiker. Wir hätten mit der aktuellen – eine Woche alten – Brille ein Sehvermögen von 30 % und sollten lieber den Bus nach Hause nehmen. Seitdem besitzen wir Kontaktlinsen in verschiedenen Stärken und eine Brille in der stärksten Stärke. Wer morgens aufsteht, entscheidet. Ist im Laufe des Tages jemand anderes länger da, kann er zu den für sich passenden Linsen wechseln. Meistens finden wir uns mit unserer Brille ab oder ziehen sie ganz aus. Im Laufe der Zeit glichen sich zumindest die Sehstärken der Personen, die regelmäßig im Alltag da sind, weitestgehend aneinander an.

Die tatsächlichen Abweichungen der jeweiligen Körpereigenschaften – nicht mehr nur unsere eigene Wahrnehmung – sind der Punkt, bei dem einige Menschen gedanklich aussteigen. Es sprengt die Vorstellungskraft vieler. Es stellt die gesamte Vorstellung, die man vom Leben und dem Körper hat, infrage. Würden wir es nicht am eigenen Leib erleben, könnten wir es auch nicht glauben. Dabei ist das nicht mehr als ein Beispiel von vielen für die Wirkung der Psyche auf den Köper.

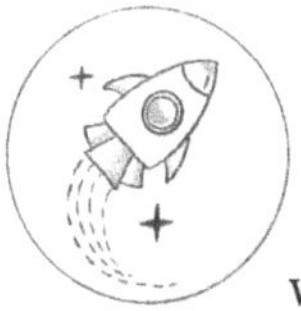

**Ami:**

Mit dem Körper hatte ich noch nie ein Problem. Ich wusste aber auch lange nicht, dass ich ihn nicht für mich allein habe. Als ich das erfuhr, fing ich an, meine eigene Zahnbürste zu benutzen und vor den anderen zu verstecken. Es ging nicht in meinen Kopf, dass ich den Körper, mein intimstes Gut, mit Fremden teilen musste. Mehrere Jahre benutzten wir unterschiedliche Zahnbürsten, Gläser und Besteck, weil wir uns trotz desselben Körpers nicht miteinander verbunden fühlten.

Auch heute fühle ich mich nicht mit den anderen verbunden, kann aber akzeptieren, dass es trotzdem immer etwas geben wird, das uns zusammenschweißt: den Körper. Ich bin froh, dass er trotzdem meiner ist, wenn ich vorne bin. Wenn ich da bin, spüre ich nur Energie. Ich kann mich an kein einziges eigenes Trauma erinnern, aber habe eine fast nicht vorhandene Körperwahrnehmung. Vielleicht, weil ich mich gerade nicht erinnern *sollte*. Schmerzen hätten mich fröhliche Gurke skeptisch gemacht.

Was ich nicht spüre, bekommen die anderen im Anschluss zu spüren. Tut mir ein bisschen leid, aber nicht genug, um es zu ändern. Ich bin froh, dass meine Lebensenergie von dem Rest, der sich in uns abspielt, unberührt bleibt. Was sich die anderen für die gesamte Woche vornehmen und aufgrund unserer Einschränkungen nicht schaffen, erledige ich in nur einer Nacht. Mein Körper machte mir noch nie einen Strich durch die Rechnung. Ich bin es, die den Körper in die Schranken weist. Ist er müde, kann er das auch auf später verschieben. Ich schlafe nicht. Ich habe noch nie geschlafen. Das können die übernehmen, die es nötig haben.

Wenn wir wieder einmal nächtelang am Stück nicht schlafen und doch Tag und Nacht funktionieren, dann verstehe ich, woher der Gedanke mancher Menschen kommt, die DIS sei eine Superkraft. Unsere Energie multipliziert sich, wenn wir uns zusammentun. Wir schreiben dieses Buch in wenigen Wochen, weil sich jeder nur für die Zeitspanne seiner eigenen Abschnitte konzentrieren muss. Wir können lange Auto fahren, Schmerzen aushalten oder ohne nachlassende Leistung denken. Unsere Grenzen verschieben sich, wenn unsere Grenzen untereinander übergangen werden können. Wir können unbeschreiblich hartnäckig sein, wenn viele von uns dasselbe Ziel verfolgen.

Wir können leisten, was für viele undenkbar ist. Wir mussten aber auch aushalten, was für die meisten undenkbar ist.

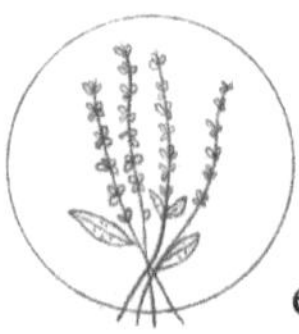

**Alice:**

Wie träumt man eigentlich, wenn jeder von uns seine eigenen Erlebnisse hat, die er verarbeiten muss? Noch können wir keine eindeutige Antwort darauf geben. Es gibt Phänomene, die wir selbst noch nicht durchschauen. Wir können in der Innenwelt unabhängig vom Körper schlafen. Manche tun nichts anderes, weil sie absichtlich außer Gefecht gesetzt wurden. Andere schlafen so, wie es Menschen eben tun. Wer schläft, kann träumen. Nicht alle von uns haben beim Aufwachen Zugriff darauf, möglich ist es theoretisch schon.

Wenn ich während des Schlafens im Körper bin, erlebe ich Träume ähnlich intensiv. Manchmal träume ich auch von Innenpersonen, die im Traum genauso aussehen, wie sie es in der Innenwelt tun. Wechseln diese während des Schlafens oft, was meistens der Fall ist, geraten unsere Träume durcheinander – ein Mix aus verschiedenen Lebenserfahrungen der jeweiligen Personen. Außerdem habe ich das Gefühl, dass ich aus der Innenwelt heraus vereinzelt Zugang zu den Träumen haben kann, die die Person erlebt, die gerade im Körper ist. Auch wenn ich im Innen gerade nicht schlafe. Ob es anderen von uns auch so geht, weiß ich nicht.

Unser Körper schläft entweder zu viel oder wenig. Wechsel machen uns entweder müde oder über einen längeren Zeitraum hochenergetisch, wie es Ami beschrieb. Wenn wir nicht nur wechseln, sondern uns ab-wechseln, können wir auch ohne körperlichen Schlaf lange durchhalten. Kommt eine Person ausgeschlafen aus dem Innen nach vorne, kann sie fit sein, obwohl die vorherige Person schon müde war. Das funktioniert am besten bei denen, deren Wahrnehmung sich auf die eigenen Bedürfnisse beschränkt, wobei die körperlichen ausgeblendet werden. Da wir unsere Wechsel aber nicht bewusst steuern, höchstens provozieren können, ist das die Ausnahme. Normalerweise machen viele Wechsel uns müde. Der Körper stellt sich jedes Mal auf eine neue Person ein. Das ist enorm anstrengend. Die meisten von uns sind nämlich nicht ausgeschlafen, wenn sie von innen kommen, weil sie dort mindestens genauso gefordert werden wie im Außen.

Mit vereinten Kräften sind wir unschlagbar. Doch die Kräfte zu vereinen, verlangt eine Stärke, die wir jeden Tag erneut aufbringen müssen.

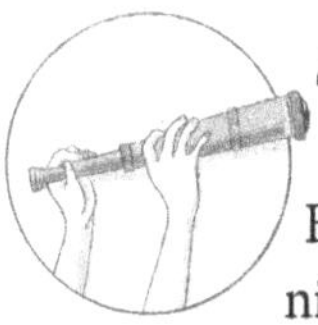

**46:**

Bevor ich regelmäßiger im Alltag war, wusste ich nicht, wie sich schlafen anfühlt. Das war für mich nie eine Option gewesen. Meine große Verantwortung im Inneren durfte ich keine Sekunde vernachlässigen. Allein blinzeln war grenzwertig genug. Jederzeit konnte eine neue Situation auftreten, die meine Entscheidung verlangte. Da ich damals nur in Ausnahmefällen im Körper war, hatte ich auch auf diese Weise nie erlebt, wie man schläft.

Manchmal kommt es vor, dass beim Einschlafen kleine Kinder im Körper sind, die in der Vergangenheit immer auf der Hut sein mussten. Dann ertönt abends im Dunkeln eine junge Stimme, die flüstert: »Meike? Wie funktioniert das mit dem Schlafen eigentlich? Muss ich jetzt einfach die Augen zumachen und warten?«

Nicht wenige von uns wissen gar nicht, was Schlaf ist. Es gibt Personen, die nie schlafen durften. Auch das ist Folter. Sie verfallen in Panik, wenn kurz vor dem Wegdösen ein Wechsel zu ihnen stattfindet.

Erst als ich zunehmend oft im Körper war, nahm ich meine Müdigkeit immer mehr wahr. Allein deshalb hasste ich den Körper. Doch ich liebte ihn, als ich ihn das erste Mal schlafen lassen konnte.

In den Armen von Meike kam ich zu mir. »Habe ich geschlafen? Ist das Schlaf?«, fragte ich fasziniert.

Sie hatte mich die ganze Zeit über beobachtet und nickte. »Es waren nur zehn Minuten.«

Es waren nicht nur zehn Minuten. Es waren die besten zehn Minuten, die ich bis dahin erlebt hatte. So schwer der Kontrollverlust ertragbar war, so sehr genoss ich zehn Minuten ohne Verantwortung und Entscheidungen. Es war sehr verführend, nur dafür in den Körper zu kommen.

Auch laufen konnte ich zu diesem frühen Zeitpunkt nicht. Schmerzen und ein Funktionsunfähig-Schalten der Beine machten einen Großteil meiner Traumata aus. Es wunderte mich nicht, dass mein Kopf die Beine gänzlich ausblendete, wenn ich im Körper war. Manchmal vergaß ich, dass sie nicht funktionierten, und stand auf, nur um eine Sekunde später auf den Boden zu sacken. Mit den Armen zog ich meinen Körper durch die Wohnung, wenn es sein musste. Mussten wir etwas außer Haus erledigen, musste ich auf einen Wechsel warten oder mich von Meike tragen lassen.

Als uns klar wurde, dass sich dieser Zustand nicht zeitnah ändern würde, legten wir uns einen Rollstuhl zu. Andere von uns belächelten diese Anschaffung, weil sie nicht nachvollziehen konnten, dass nicht alle von uns Zugriff auf die Fähigkeit zu gehen hatten. Ich machte mir Vorwürfe. Ich konnte einen bedeutenden Teil des Systems koordinieren und hatte Zugang zu unzähligen Informationen, aber nicht dazu, wie man seine Beine bewegte. Wie ein kleines

Kind übte ich das Gehen, indem ich mich an Möbeln hochzog oder von Freunden stützen ließ.

Es wurde besser. Doch mit dem Gefühl in den Beinen kamen auch die Erinnerungen zurück, die damit einhergingen. Bewegte ich meine Beine nicht, konnte ich ihre Existenz und das, was sie erlebt hatten, verdrängen. Sobald ich einen Schritt machte, durchbohrte mich der Schmerz der Vergangenheit. Er verschwand auch nicht, als ich den Traumata ins Gesicht sah. Er überraschte mich nur nicht mehr. An Tagen, an denen anderes meine Kapazitäten beansprucht, greife ich auch heute auf den Rollstuhl zurück. Er war nie eine Einschränkung für mich. Er war die Freiheit, die mir trotz bestehender Einschränkungen nicht mehr verwehrt blieb.

Unabhängig von Traumata und Einschränkungen, die einer einzigen Person zuzuschreiben sind, gibt es auch Bewegungsstörungen, die uns alle betreffen. Diese treten phasenweise auf. In Zeiten, in denen uns viele Trigger begegnen oder innere Trigger zum Beispiel aktiviert durch ein bestimmtes Datum gehäuft in Erscheinung treten, bestehen auch vermehrt Bewegungsstörungen. Sie können auch Arme, Hände oder den gesamten Körper betreffen. Bei uns sind es meist ausschließlich die Beine, die nicht mehr von unserem Gehirn gesteuert werden können. Es ist, als würde unser Kopf Befehle in einer Sprache schreien, die unsere Beine nicht verstehen. Wir können das Ganze leichter ertragen, wenn wir es als Überlebensstrategie abstempeln. Im Schockzustand zentriert der Körper das Blut und versorgt in erster Linie die überlebenswichtigen Organe. Die Extremitäten kommen in diesen Akutsituationen zu kurz. Im übertragenen Sinne sichert unser Körper die überlebenswichtigen inneren Prozesse, wenn eine psychische Not Priorität hat. Dass wir dort funktionieren, ist wichtiger, als dass unsere Beine laufen können.

Bewegungsstörungen wie diese müssen nicht immer eine Folge von Trauma sein. Parallel dazu gibt es kaum Antworten auf die Frage, was die genauen neurologischen Ursachen sein könnten.

Man weiß nur, dass Traumata zu den Faktoren gehören können, die Störungen dieser Art auslösen. Auch Menschen ohne DIS können im gleichen Maß von diesem Phänomen betroffen sein.

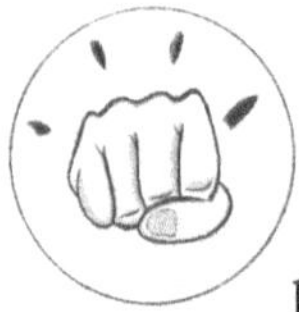

**Fiona:**

Nicht nur die Wirkung der Psyche auf unseren Körper schränkt uns ein. Auch das, was uns körperlich angetan wurde, um uns psychisch zu brechen, hinterließ Spuren. Gewalt hinterlässt Spuren. Auch wenn sie nicht sichtbar ist. Unsere Gelenke sind beansprucht, unsere Sehnen überdehnt, unser Herz schlägt dauerhaft zu schnell. Unsere Hormone kommen nicht mehr ins Gleichgewicht. Was nicht sein sollte, ist vernarbt und verwachsen – innerlich und äußerlich. Wir haben Schmerzen, die körperliche Ursachen haben, die in der Vergangenheit liegen. Der Körper vergisst nicht nur nichts, er verändert sich auch irreparabel.

Man sieht es uns nicht an. Man sollte es uns nie ansehen. Dem Körper kann wehgetan werden, ohne dass das sichtbar wird. Das ändert nichts daran, dass es da ist. Das hindert manche nur daran, es zu glauben. Und das ist fatal für die, die auf Hilfe angewiesen sind.

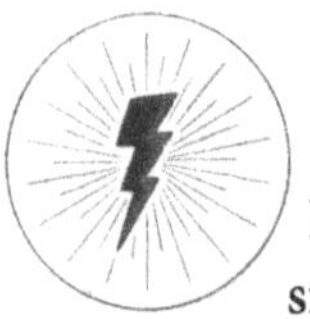

**Delia:**

Dem Körper kann auch wehgetan werden, ohne dass sich jemand anderes die Finger dafür schmutzig machen muss. Ich hasste den Körper dafür, dass er mich so leiden ließ. Ich hasste es, dass es stärker war als ich. Dass seine Schmerzen mich einschränkten, zeigte, dass die Gewalt mich einschränkte. Sie war stärker als ich. Deshalb führte ich sie weiter, wenn sie nicht von außen stattfand. Das gab mir die Illusion von

Kontrolle. Endlich konnte ich die Gewalt, die niemand sah, sichtbar machen. Mein Körper wurde ein Abbild meiner kaputten Psyche. Sämtliche uns selbst willentlich zugefügten Selbstverletzungen sind auf mich zurückzuführen. Ich bin keine Innenperson, die nichts anderes lernte und dem Körper schadet, sobald sie vorne ist, weil es das Einzige ist, das sie kennt. Ich bin differenziert, reflektiert und habe ein Bewusstsein für mein Handeln. Ich verletzte mich nicht wie andere von uns, weil ich es musste. Ich verletzte mich, weil ich es wollte. Weil ich es konnte. Ich konnte die Schmerzen ertragen. Also konnte ich auch die Gewalt ertragen. Die Selbstverletzung war kein verzweifelter Versuch, mich selbst zu spüren. Es war mein Training, um bei Gewalteinwirkung außerhalb meiner Kontrolle weniger zu spüren.

Ich bereue nichts. Selbstverletzung war immer meine Alternative zur vollständigen Selbstauslöschung gewesen. Es war meine Art, mein Überleben zu sichern. Ich bereue es nicht, überlebt zu haben. Nur wer die Ausweglosigkeit überlebt, hat eine Chance auf Hoffnung. Ich gab mir eine Chance, indem ich weitermachte. Ich weiß, dass ich in dieser Zeit nur weitermachen konnte, weil ich die Selbstverletzung als Ventil hatte.

Für andere von uns waren die Verletzungen beängstigend. Meine Art, Kontrolle zu spüren, war für andere der absolute Kontrollverlust. Sie wachten morgens mit verbundenen Armen auf und mussten das verstecken, was ich angerichtet hatte. Ich hatte nicht wirklich die Kontrolle, wenn ich nicht einmal dazu imstande war, die Konsequenzen selbst zu tragen.

Deshalb forderte ich meine Kontrolle zurück, indem ich es beendete. Denn in Wahrheit war es die Selbstverletzung, die *mich* kontrollierte und nicht umgekehrt.

Meine Werkzeuge vergrub ich melancholisch unter einem Baum, mit dem ich gute Erinnerungen verband, auf einem fremden Friedhof. Sie waren kein Feind, den ich verbrennen musste. Ich verabschiedete mich von ihnen wie von einem Freund, der mich auf einem wichtigen Stück meines Weges begleitet hatte. Ich wusste seine Anwesenheit zu schätzen. Doch man durfte sich von Freunden trennen, wenn sie nicht gut für einen waren. In meinem Leben wollte ich nur haben, was gut für mich war. Die Selbstverletzung war es nicht. Sie gab mir für den Moment ein gutes Gefühl. Aber kein gutes Leben. Sie war hinterhältig und fiel mir in den Rücken, wenn ich eigentlich Rückenstärkung verlangte. Sie durfte gehen.

An diesem ganz entscheidenden Tag fühlte ich mich nicht erleichtert. Ich fühlte mich, als hätte ich meine einzige Sicherheit aufgegeben. Wer trennt sich schon freiwillig von dem einzigen Anker, auf den er sich in stürmischen Zeiten verlassen kann? Was richtig ist, kann sich nach dem größten Fehler des Lebens anfühlen. Es ist nie ein Fehler, wenn man sich für sich entscheidet. Früher machten mir Entscheidungen Angst, weil sie nicht rückgängig zu machen sind. Seit diesem Tag machen sie mir Angst, weil man sie jeden Tag erneut treffen muss. An den Tagen, an denen ich mich nicht nach dem Leben fühlte, musste ich mich trotzdem für es entscheiden.

Seitdem fügte ich mir kein einziges weiteres Mal Verletzungen zu. Ich kann mich nicht immer über Ungerechtigkeit beschweren und uns selbst das zufügen, was wir nicht verdienen. Unser Körper ist nicht unser Feind. Auch wenn wir ohne ihn keine Gewalt hätten erleben müssen. Kein Körper, keine Verletzungen. Aber ohne Körper auch kein Leben. Man kann nicht alles haben. Aber man kann sich vieles selbst geben.

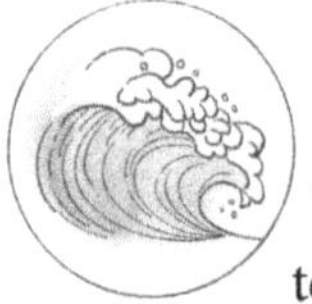

**Isa:**

Wir konnten uns die Erlebnisse untereinander aufteilen. Der Körper nicht. Er trägt alles. Er trug uns durch jeden Tag. Durch jeden Moment, den wir nicht ertragen konnten. Er war da. Immer.

Er ist das, was uns verbindet. Und das, was uns trennt. Er ist das, was wir nicht spüren wollen, aber müssen, um das Leben spüren zu können. Wir sind, solange der Körper ist. Solange der Körper lebt, leben die Erinnerungen an Erlebtes.

Er wollte uns nie leiden lassen. Deshalb können wir getrennt von ihm existieren. Aber nie ohne ihn. Er bleibt. Das Boot, in dem wir alle sitzen.

# 8 Unterstützung

*Es braucht keine Selbstaufopferung.*
*Es braucht einen ersten Schritt,*
*der zeigt, dass es nicht der letzte*
*sein muss.*

– Ami –

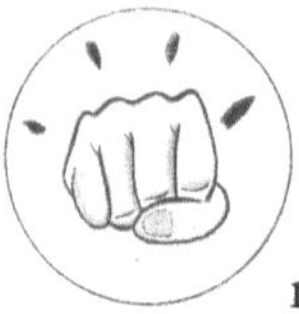

**Fiona:**

Meine Wut trieb mich an, wenn es die Hoffnung nicht mehr konnte. Ich war wütend darauf, nicht gesehen zu werden. Für einige von uns existierte ich nicht einmal. Erst recht nicht das, was ich erlebte. Außenstehende verschlossen die Augen, bis es nicht mehr anders möglich war. Leere Versprechen machten mich verrückt. Das Verschieben auf den nächsten Tag war für mich, die sich öffnete, eine Beleidigung. »Lass uns das Thema gerne auf die nächste Therapiestunde verschieben«, war vergleichbar mit der Feuerwehr, die vor einem brennenden Haus Kaffee trank. Wer sah, dass die Hütte brannte? Was, wenn es gar kein Morgen geben würde? Ich war wütend darauf, die benötigte Hilfe erst zu bekommen, wenn die Hütte schon niedergefackelt war. Ein Fall für die Klinik war man erst, wenn es nur noch weniger als ein Schritt bis zum Abgrund war. Wir brauchten dieses Maß an Hilfe vor allem vorher, als wir daran arbeiteten, gar nicht erst in Richtung Abgrund zu schlittern. Ich war wütend auf das System und die Lücken. Selbst, dass ich schnell die benötigte Unterstützung fand, machte mich wütend. Denn ich wusste, dass ich zu den Ausnahmen gehörte. Hilfe sollte keine Ausnahme sein. Ein schneller Therapieplatz durfte nicht von persönlichem Glück und Hartnäckigkeit abhängig sein. Ich war wütend darauf, dass mich auf meinem Besserungsweg das einschränkte, was es zu verbessern galt. Zahlreiche Innenpersonen versuchten die Therapie zu verhindern, obwohl ihre Not die größte war. Das, was gesehen werden musste, schottete uns ab.

Wir waren privilegiert und können mit Überzeugung sagen, dass es Hilfe gibt. Es gibt Fachleute, die möglich machen, was unmöglich scheint. Es gibt Therapien, in denen man sein darf, ohne zu müssen. Es gibt Schutzräume, die die Gefahr minimieren. Es gibt Beratungsstellen, die sicher sind. Es gibt Überlebende, die den gleichen Weg schon hinter sich haben und eigene Erfahrungen teilen, damit man sie nicht erst selbst machen muss. Es gibt Freundschaften, die diesen Weg aushalten. Es gibt Menschen, die an deiner Seite bleiben, ohne zu verstehen, wer du bist. Es gibt Freunde, die ihr Leben für deines geben würden – auch wenn nicht klar ist, ob du eine Überlebenschance hast.

Es gibt sie. Die Hoffnung. Die Zuwendung, Unterstützung und Begleitung, die es braucht, um einen Weg ins Leben zu finden. Es ist nur eine Herausforderung, wirklich auf sie zu stoßen. Dafür benötigt es Durchhaltevermögen in den Zeiten, in denen die Kraft am meisten fehlt. Wie soll man durchhalten, wenn man nichts hat, an dem man sich festhalten kann?

Haltlos fahndeten wir nach Halt und ich wurde ungehalten. Meine Wut war meine Rettung. Emotionen sind verpackte Energie, die sich in verschiedenen Farben zeigt. Was wir daraus machen, haben wir selbst in der Hand. Ich richtete meine Wut nicht lange gegen das, was nicht gut lief, sondern fing an, sie für uns selbst zu nutzen. Wir konnten die Welt nicht verändern, weil sich erst einmal etwas in unserem eigenen Leben verändern musste, damit wir überhaupt etwas bewegen konnten. Natürlich braucht es mehr Hilfsangebote, weil es mehr Betroffene gibt, als man offiziell weiß. Doch auch sie brauchen ein Fundament, auf dem sie aufbauen können. Das, was schon besteht, möchte ich schätzen und mit guter Energie gießen, damit es weiter wächst. Das, was noch nicht ist, wird nicht, wenn ich mich über seine Abwesenheit beschwere. Es traut sich zu gedeihen, wenn es sieht, dass es gegossen wird. Ohne das, was es schon gibt, gäbe es uns vielleicht nicht mehr. Jetzt wo es uns noch gibt, haben wir die Chance, mit unserer Erfahrung Neues entstehen zu lassen.

Wir brauchten Verbindlichkeit, also startete ich bei mir selbst: Ich entschied mich verbindlich dazu, mich so lange für unseren Weg einzusetzen, bis wir wieder allein laufen konnten.

Es ist weniger wichtig, was einen antreibt, wenn das Ziel Zufriedenheit bewirkt.

## Isa:

»Melde dich, wenn etwas ist« war in der Therapie ein Synonym für »überleb das Wochenende, wir können dann in der nächsten Stunde sprechen.«

»Melde dich, wenn etwas ist« war ein Schlag ins Gesicht, wenn wir gerade dabei waren, unserem Gegenüber von dem, was war, zu erzählen. Es war eine Flucht aus dem, was war, und der Hilflosigkeit, die es auslöste. Manchmal fühlte ich mich, als würde ich in einer Glasglocke schreien. Ich brüllte mir das Leid vom Leib. Jemand hatte mich stumm geschaltet. Nach Hilfe schreien lohnte sich nur, wenn da auch jemand war, der einen hörte. Wir wollten nicht schreien, um gehört zu werden. Wir wollten schweigen, um unsere Not zu beschreiben.

Die Tatsache, auf Hilflosigkeit zu stoßen, war nicht das Problem. Wir waren es auch. Hilflos. Ohne Hilfe. Und auch mit Hilfe wussten wir uns nicht zu helfen. Wir wollten nur nicht allein hilflos sein.

Was mich am meisten durch die Zeit trug, war, es nicht allein ertragen zu müssen. Geteiltes Leid war weder halbes noch doppeltes Leid. Es war mit-geteiltes Leid. Mit-gehaltenes Leid. Doppelte Kraft, die es tragen konnte. Weniger trauern wollte ich nicht. Jede der Emotionen war eine Welle, die mich ein Stück weiter Richtung Insel spülte. Von ihnen musste ich mich leiten lassen. Mir blieb nichts anderes übrig. Ich wollte nur nicht allein damit sein. Ich brauchte niemanden, der mit mir litt. Denn wenn jemand mit mir fühlte, litt ich nicht mehr.

**Ami:**

Anfangs zweifelten wir unsere Diagnose an, weil wir noch nie jemandem aufgefallen waren. Unser Leben war perfekt – wie sollte das mit Trauma schon möglich sein? Freundinnen wollten mit uns tauschen, weil unser Weg unübertrefflich schien. Auch ich dachte das. Diese Seite musste es geben, *damit* wir weder für Außenstehende noch für uns selbst auffällig waren. Wie also hätte uns jemand rechtzeitig helfen können?

Wir hatten ein achtsames Umfeld und doch merkte niemand etwas. Aus heutiger Sicht gibt es Aspekte, die hätten auffallen können: die Vergesslichkeit, hinter der eigentlich Amnesien standen, die Stimmungsschwankungen, die eigentlich Wechsel waren, die Wichtigkeit unserer Kuscheltiere, die von den Kleinen kam, und unsere Unauffälligkeit selbst. Kein Mensch hat ein perfektes Leben. Sollten wir vielleicht am genausten auf die schauen, bei denen es den Anschein macht? Wir hatten Panikattacken aus unerklärlichen Gründen. Nicht immer konnten wir uns zusammenreißen. Brachen wir in der Öffentlichkeit zusammen, schämten wir uns und wurden eher noch weniger gesehen als erst recht. Wer ein perfektes Leben hat, dürfte sich nicht beschweren, hieß es. Wir hätten doch alles, was man brauchte, um glücklich zu sein. Zusammenbrüche waren gleichzusetzen mit Undankbarkeit. Spätestens dann, als unser Funktionsmodus einen Wackelkontakt bekam, wünschten wir uns, dass jemand hinsehen würde. Niemand ist in der Position, in der er über andere Leben urteilen kann. Niemand weiß, was hinter den Vorhängen passiert. Erst recht nicht, wenn es Menschen wie uns gibt, die sich dessen selbst nicht bewusst sind.

Außerhalb der Therapie hätte man nicht erkennen können, dass wir viele sind. Doch man hätte früher erkennen können, dass etwas nicht stimmte. Irgendwann passierte das auch und die Therapiekarriere nahm ihren Lauf. Wäre es nie dazu gekommen, hätten wir unsere Diagnose vermutlich bis heute nicht. Unser damaliger bester Freund und unsere Schulpsychologin, die heute eine gute Freundin ist, waren die Ersten, die die Not sahen und handelten. Nicht jeder kann seine Not kommunizieren. Wenn doch, braucht es immer noch jemanden, der sie ernst nimmt. Langfristig hätten uns nicht die Symptome oder die Täter*innen umgebracht. Wenn, dann wäre es die Verzweiflung gewesen, die aus der Unsichtbarkeit resultierte. Wir waren kurz davor zu kapitulieren, weil es niemand kapieren wollte. Dass wir uns unserem besten Freund und unserer Schulpsychologin öffneten, war der letzte Versuch, den wir uns gegeben hatten. Das Datum, das wir uns als wortwörtliche Deadline gesetzt hatten, stand schon fest. In diesen Versuch setzten wir allen vorhandenen Nachdruck, in der Hoffnung, er könnte den Hilferuf lauter stellen. Es funktionierte. Das war nicht unsere Rettung, aber es gab uns eine Chance darauf.

Wer mit offenen Armen auf Menschen zugeht, kann die an der Hand nehmen, die gerade selbst nicht laufen können. Es braucht keine Selbstaufopferung. Es braucht einen ersten Schritt, der zeigt, dass es nicht der letzte sein muss.

Wenn jemand hinsieht, bleibt nicht das darauffolgende Wegsehen hängen. Was bleibt, ist die Erfahrung, gesehen zu werden und die Perspektive darauf, es wieder zu erleben.

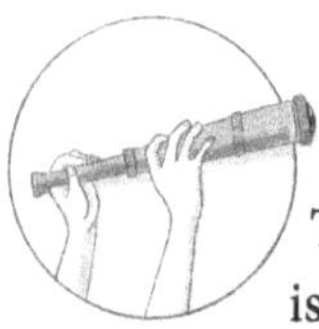

## 46:

Trauma-Symptome können sichtbar sein. Die Kunst ist es, sie als solche einzuordnen.

Uns macht es hellhörig, wenn jemand von irrationalen Ängsten gesteuert wird, die keine ersichtliche Ursache in der Gegenwart haben. Als Kind wurden wir von Panikattacken überrollt, wenn wir Übelkeit verspürten. Wir hatten das Gefühl, sterben zu müssen, und konnten keine rationale Ursache dafür finden – bis wir dieses Körpergefühl mit Trauma-Situationen verknüpfen konnten. Wir hatten panische Angst vor Fusseln, weil wir sie mit Krabbeltierchen verwechselten. Auch das konnten wir später mit Erlebtem in Verbindung bringen. Unsere größte Angst war nicht diejenige zu sterben, sondern die Menschen zu verlieren, die uns wichtig waren. Dass wir schon früh Verlust erleben mussten, wussten wir damals noch nicht. Natürlich sind vor allem kindliche Ängste bis zu einem gewissen Grad nicht außergewöhnlich. Die Dosis macht das Gift. Es sollte nicht sofort das Schlimmste vermutet werden, doch sollte es auch nicht grundlegend ausgeschlossen werden.

Wir als Kunsttherapeutin verweisen an dieser Stelle auch immer gerne auf das Bildliche. Anhand eines Bildes kann keine Diagnose gestellt werden. Doch es können sich Botschaften zeigen, die hinterfragt werden wollen. Gerade bei Kindern wird das, was kommuniziert werden möchte, noch nicht so sehr vom Kopf gefiltert. Auch hier ist ein schwarzes Bild kein Beweis für ein Trauma. Wir malten eine Zeit lang ausschließlich weinende Gesichter. Das kann Zufall sein, aber auch ein Anzeichen. Wenn einem Kind ein sicherer Raum gegeben wird, kann es schon vorkommen, dass konkrete Gewaltszenen bildlich wiedergegeben werden, die man sich in diesem Alter nicht ausdenken kann.

Bei einigen Trauma-Symptomen wie Flashbacks, Albträumen oder autoaggressivem Verhalten ist man auf die Berichte der Betroffenen angewiesen. Wir sollten Menschen immer mit dem Hintergedanken behandeln, es könnte gerade der schlimmste Tag ihres Lebens sein. Wir wissen nie, was unser Gegenüber gerade erlebt und was davon es uns mitteilen möchte. Eine verurteilungsfreie Beziehungsbasis öffnet Türen für die, die vor einer Falltür stehen.

Auch die DIS kann sichtbar sein. Besonders, wenn man eine Vorahnung hat und dahingehend auf Signale achtet, können Gesichtszüge, Redewendungen oder die Stimme in Nuancen unterschieden werden, sobald verschiedene Innenpersonen am Werk sind. Für uns sind es die Augen, die am meisten verraten. Bei Freunden, die viele sind, bemerken wir daran einen Wechsel als Erstes. Auch sich immer wieder ändernde Vorlieben, Interessen, Fähigkeiten oder Meinungen können skeptisch machen. In einem Moment konnten wir Klavier spielen, als hätten wir nie etwas anderes getan, und im nächsten war jemand vorne, der nicht einmal Noten lesen konnte. Jede einzelne Klavierstunde. Wir waren nur geübt darin, es – wortwörtlich – zu überspielen. An den meisten Tagen hassten wir Tomaten, an wenigen aßen wir nichts anderes, weil es Personen gibt, die sie lieben. Wir konnten uns eine Stunde lang lautstark über die Ungerechtigkeit eines Lehrers beschweren und ihm in der nächsten Sekunde lächelnd einen schönen Tag wünschen, weil es einer anderen Person egal war. Es sind die kleinen Dinge, die ein großes Bild ergeben.

Unterschiedliche Handschriften oder übermäßig breit gefächerte Interessen sind Aspekte, die nur in Kombination mit zahlreichen anderen Punkten auffällig wirken. Wir gingen am selben Tag ins Ballett und anschließend zum Kampfsport, waren in den meisten Schulfächern nicht zu übertreffen, in wenigen anderen mit Abstand die Schlechteste. Wir liefen einen Marathon, obwohl wir im Schulsport eine Niete waren. Unser Leben bestand aus Kontrasten. Vielleicht weil wir untereinander voller Kontraste sind. Vielleicht weil Alltagspersonen einfach so waren und es auch wären, wenn sie nicht viele wären. Man weiß es nicht. Man kann nur vermuten und hinterfragen.

Wichtig ist, nicht zu vergessen, dass es keine Anzeichen geben *muss*. Eine Person kann viele sein, ohne dass es äußere Zeichen gibt. Gerade wenn man einen Menschen nur punktuell erlebt, wie beispielsweise in der Uni, im Job oder alle zwei Wochen auf einen Kaffee, hat man kaum eine Chance, hinter die Fassade zu blicken. Wenn Trauma sichtbar wird, ist die Hilfe meist schon überfällig. Gerade bei einer DIS können Alltagspersonen frei von jeglichen Symptomen sein. Ohne Trauma wären sie zwar nicht entstanden, doch sie haben ausschließlich zu trauma-freien Zeiten Zugang.

Trauma muss für möglich gehalten werden. Beim eigenen Kind, beim glücklichen Nachbarjungen oder bei der Freundin, die alle beneiden. Trauma passiert überall. Auch dort, wo es am wenigsten vermutet wird. Man sieht nur aus der Entfernung scharf – so ist es auch bei Trauma. Am wenigsten wird es erkannt, wenn es vor der eigenen Nase stattfindet. Täter*in muss nicht der eigenartige Mann sein, der sich nachts durch dunkle Gassen treibt. Täter*in kann der nette Kinderarzt, die Babysitterin oder die sympathische Tanzlehrerin sein, über die das Kind noch kein schlechtes Wort verlor. Gewalt kann in einer Partnerschaft stattfinden, die dennoch jahrelang bestehen bleibt. Solange Trauma keinen Platz in unserem Bewusstsein hat, kann es nicht gesehen werden. Niemandem sollte etwas unterstellt werden. Doch jeder sollte hinterfragt werden. Ausnahmslos. Auch man selbst. Denn was als traumatisch erlebt wird, entscheidet der, der es erlebt und nicht der, der danebensteht.

**Delia:**

Damit einher geht auch die Frage danach, wie man die eigenen Kinder schützen kann. Wenn Menschen erstmals auf unsere Geschichte stoßen, schicken sie uns oft besorgte Nachrichten mit genau dieser Frage. Meistens antworten wir nicht darauf, weil wir keine Antwort haben. Könnte man sich oder seine Liebsten vor Gewalt, insbesondere sexualisierter Gewalt, schützen, hätten wir schon alles erreicht. Dann würden wir in einer Welt leben, in der Aufklärungsarbeit nicht mehr nötig ist. Das wird nicht passieren. Ganz können wir die Gefahr nicht ausschalten. Sie wird bleiben.

Was wir tun können, ist Präventionsarbeit. Diese muss nicht in der Öffentlichkeit stattfinden, sondern beginnt im Kontakt mit den eigenen Kindern. Wir freuen uns über Nachrichten dazu, weil wir sie für den ersten Schritt halten. Achtsamkeit. Mentale Offenheit, die die Möglichkeit von Gewalt im nahen Umfeld nicht kategorisch ausschließt. Das Gefühl kann nur wahrnehmen, was der Kopf nicht vorher schon abweist. Das Einzige, was man reduzieren sollte, ist die Überzeugung, es beim eigenen Kind erkennen zu können. Möglich ist es. Viel wahrscheinlicher ist es, dass es das nicht ist. Täter*innen wissen genau, in welchem Rahmen sich ihre Gewalt bewegen darf, damit sie unsichtbar bleibt. Eindeutige körperliche Spuren muss es nicht geben. Auch wenn das bei dem Maß an Gewalt, von dem wir sprechen, kaum vorstellbar ist. Auch psychische Indizien müssen nicht erkennbar sein. Wenn Kinder während der Taten sediert werden oder diese im Schlaf passieren, ordnen sie alles als schlimmen Traum ein. Wenn sie bei Übergriffen bei vollem Bewusstsein sind, werden sie so manipuliert, dass sie schweigen. Das funktioniert seit Jahrhunderten. Was helfen kann, ist frühzeitige Aufklärung. Wenn Kinder die richtigen Begriffe für Geschlechtsteile schon früh kennen, finden sie vielleicht eher Worte für das, was mit ihnen gemacht wurde. Wenn sie schon vor den Taten lernen, dass ihr Körper ihnen gehört, und welche Stellen niemand anderes anfassen darf, dann können Grenzüberschreitungen eher als solche eingeordnet werden. Zwischen guten Geheimnissen, die jeder für sich haben darf, und schlechten Geheimnissen, die ein Wunsch der Täter*innen sind, muss unterschieden werden. Schlechte Geheimnisse dürfen immer weitererzählt werden. Ganz egal, was andere sagen.

Wissen ist Macht. Das können wir nicht früh genug weitergeben.

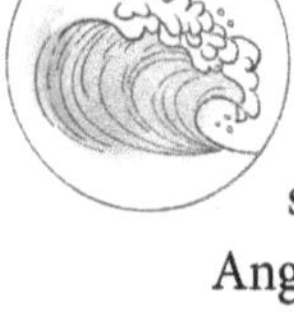

**Isa:**

Offenheit ist elementar, um die Not eines Mitmenschen zu erkennen. Doch was ist der nächste Schritt?

Angenommen mein Gegenüber weiß schon, dass es viele ist. Wie verhalte ich mich? Wie kann ich bei den Herausforderungen im Alltag eine Hilfe sein? Kann ich durch falsches Verhalten Schaden anrichten?

Das falscheste Verhalten ist es, nichts zu tun. Das beste Verhalten ist es, nichts zu tun.

Nach der DIS-Diagnose und dem wachsenden Bewusstsein unsererseits zerbrachen Freundschaften. Nicht wenige daran, dass unsere Freunde nichts falsch machen wollten. Aus dem Kontakt zu gehen, ist keine Lösung. Doch wir ließen jedem Menschen die freie Entscheidung: alle(s) oder nichts. Einen allein gibt es nicht. Wer einen Teil von uns ausschließen möchte, hat auch kein Recht auf den anderen. Wir selbst würden auch gerne Innenpersonen rausschmeißen, die nicht mit unserer Weltanschauung übereinstimmen. Doch das können wir nicht. Wir müssen sie akzeptieren, auch wenn ihr Verhalten inakzeptabel ist. Unfreiwillige Solidarität. Wer das nicht annehmen kann, den nehmen wir nicht durch unser Leben mit.

Berührungsängste sind etwas anderes. Berührung macht Angst, wenn man in den Nebel greift. Ungewissheit darf sich komisch anfühlen. Wir hoffen, dass wir mit unseren Worten Ängste nehmen können, wo keine sein müssen. Wir sind nicht anders als andere. Wir sind nur viele davon.

Achtsamkeit ist eine Grundhaltung, mit der wir jedem Menschen begegnen sollten. Jeder Mensch hat wunde Punkte und Grenzen, die wir achten müssen. Ist ein Mensch traumatisiert, können es spezielle Punkte sein, die Achtsamkeit verlangen. Berührungen, Worte oder Trigger. Traumatisierte Menschen, auch die mit einer DIS, haben eine andere Lebensrealität als Menschen ohne Trauma. Wir müssen in manchen Situationen anders behandelt werden. Aber nicht, als wären wir anders. Wir brauchen Verlässlichkeit. Akzeptanz unserer Einschränkungen. Aber wir brauchen niemanden, der uns sagt, was wir brauchen.

Alles Unbekannte ist spannend. Wir berichten gerne. Doch wir bieten keine Show. Wechsel sind kein Zaubertrick, den wir gerne vorführen. Wechsel sind für uns intimer, als nackt zu sein. Für uns hat es sich immer als hilfreich erwiesen, offen zu kommunizieren. Alle, die heutzutage neu in unser Leben kommen, erfahren schnell, dass wir viele sind. Wir spielen mit offenen Karten, weil wir Offenheit zurückbekommen möchten. Unsicherheiten entstehen, wenn man keine Antworten bekommt. Wir geben gerne Antworten auf Fragen, die automatisch auftauchen. Schließlich kennen wir uns selbst am besten. Je mehr unser Gegenüber über unser Leben weiß, desto greifbarer wird das Viele-Sein. Und mit steigendem Begreifen schrumpft die Berührungsangst.

Sensationsgier und ehrliches Interesse sind leicht zu unterscheiden. Das eine ist pervers, wenn man weiß, was die Ursache für die DIS ist. Das andere ist herzlich willkommen.

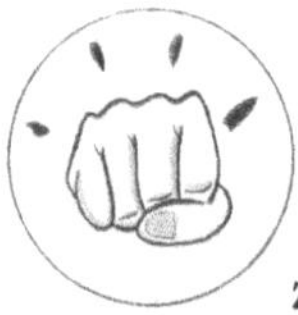

**Fiona:**

Dass man beim Verdacht auf Gewalt nicht tatenlos zusehen sollte, resultiert aus gesundem Menschenverstand. Wenn Außenstehende nicht handeln, wissen sie meistens nicht wie. Verständlich. Wir sind selbst betroffen und können trotzdem keine zufriedenstellende Antwort darauf geben. Die Antwort liegt immer im Menschen selbst. Hier sollte angesetzt werden.

Das Naheliegendste ist es, die Verantwortung abzugeben, indem man die Polizei oder das Jugendamt kontaktiert. Das kann eine Lösung sein. Aber auch der Tropfen Öl im Feuer. Als eine Pflegerin der Notaufnahme in unserem Fall die Polizei involvierte, aktivierte sie unwissentlich heftige Gegenreaktionen (denn manche von uns waren strengstens darauf konditioniert, keine »Verräter« zu sein) und katapultierte uns damit in Lebensgefahr, obwohl sie uns eigentlich das Leben retten wollte. Wenn die Gewalt von einer größeren Tätergruppierung ausgeht, ist es ohnehin unwahrscheinlich, dass diese durch eine Anzeige ausgeschaltet wird. Hat man die Diagnose DIS, ist es das leider umso mehr. Wer viele ist, gilt vor Gericht durch die lückenhafte Erinnerung meist als unglaubwürdig. Mag sein, dass einzelne Personen nur einen Bruchteil des Ganzen kennen. Diesen dafür ganz genau. Meine persönliche Einschätzung ist es, dass Menschen mit DIS auch lange Zeit nach den Taten ein sogar noch schärferes Bild der Geschehnisse wiedergeben können. Die Erinnerung, die bei Einzelmenschen durch das Sammeln neuer Eindrücke mit der Zeit verblasst, ist bei einem Menschen mit DIS auf viele Personen verteilt. Innenpersonen erleben oft nur eine Situation oder immer sehr ähnliche und verweilen mit ihrem Erlebten dann im Innen, ohne auch andere Erfahrungen sammeln zu können. Ihre Biografie ist das Einzige, das sie kennen, dafür aber nicht selten sehr detailreich – vorausgesetzt, sie wurden nicht unter Drogen gesetzt. Wir können uns sogar an Abschnitte aus unseren ersten Lebensjahren erinnern, die für Einzelmenschen als Erwachsene nicht mehr zugänglich sind. Die Erinnerungen daran wurden nicht wie bei einem Menschen ohne Trauma mit der Zeit »archiviert« und unzugänglich gemacht. Innenpersonen aus dieser Zeit sind personifizierte Erinnerungen. Sie sind der Schlüssel zu einem Rekonstruieren der Vergangenheit. Unsere Freunde sind oft erstaunt, wie wir Jahre nach gemeinsamen Erlebnissen noch kleinste Details wiedergeben können. Man kann uns ein beliebiges Datum nennen und eine Person wird immer wissen, was wir an diesem Tag getragen, gesprochen und getan haben. Irgendjemand weiß es immer. Wir wissen nur nicht immer, wer und wie wir an ihn rankommen. Tessa ist besonders begabt darin, Gespräche auch im Nachhinein aufs Wort zitieren zu können. Was man uns einmal sagt, bleibt.

Außerdem sollte eine diagnostizierte DIS der Beweis für die Gewalt sein und nicht ein Hindernis, sie zu beweisen.

Viel wahrscheinlicher als ein erfolgreiches Eliminieren der Täter*innen durch eine Anzeige ist es, dass Betroffene von ihnen dafür bestraft werden, dass sie sie verraten haben. Unabhängig davon ist, wie bereits erwähnt, auch die Polizei für einige ein Trigger, der kaum aushaltbare Konsequenzen im Innen zur Folge haben kann. Auch Gewalt, die in der Innenwelt stattfindet, wird nicht harmloser wahrgenommen als die, die von außen kommt.

Grenzüberschreitungen dürfen nicht mit Grenzüberschreitungen bekämpft werden. In das Leben einer fremden Person einzugreifen, indem man ungefragt Hilfen einschaltet, ist grenzüberschreitend. Auch wenn ein wohlwollender Grundgedanke dahintersteckt. Wo die persönlichen Grenzen liegen, erfährt man nur vom betroffenen Menschen selbst. Traumatisierte haben genügend Grenzüberschreitungen erfahren müssen. Hilfreich ist es, gemeinsam nach Wegen zu suchen. Bevor unüberlegt Schritte eingeleitet werden, sollte man zuhören. Auch Kinder können oft genau kommunizieren, was sie brauchen.

Natürlich findet man nicht immer einen Zugang zu dem Menschen, um den man sich Sorgen macht. Das sollte einen trotzdem nicht daran hindern, Hilfe anzubieten und da zu sein, wenn auf das Angebot zurückgegriffen wird. Zu wissen, an wen man sich wenden kann, wenn die Not außer Kontrolle gerät, ist die halbe Miete.

Es ist schwer auszuhalten, nichts zu tun, während man nicht sicher weiß, ob ein Mitmensch gerade Gewalt erlebt. Denn eigentlich wissen wir, dass genau das potenziell möglich ist. Statistisch gesehen müsste jeder von uns mehrere kennen, die Gewalt erlitten haben oder immer noch erleiden. Wir alle müssen mit der Gewissheit leben, dass Mitmenschen Traumata aushalten mussten oder müssen. Es passiert. Jede Minute. Irgendwo.

Jeder Mensch kann etwas tun. Unser Schweigen ist die Macht der Täter*innen. Sprechen wir, können wir etwas bewegen.

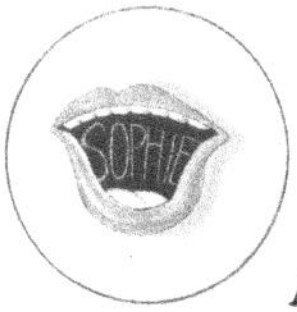


**Sophie:**

Was man immer tun kann, ist Aufklärungsarbeit. Aufklärung muss nicht im Rahmen großer Vorträge oder auf bekannten Social-Media-Kanälen stattfinden. Sie kann im engsten Kreis besonders viel bewegen. Bewusstsein kann im Kleinen am behutsamsten gesät werden. Wer mit seiner besten Freundin teilt, welche Erkenntnisse ihn zu dieser Thematik herumtreiben, schafft Raum für Austausch. Ein Flyer an den Hausarzt, ein Gespräch im Freundeskreis, der Anstoß an andere, selbst zu recherchieren – wer bewirkt, dass ein Mensch mehr auf dieser Welt die Existenz von Trauma und seinen Folgen im Bewusstsein hat, schafft eine Möglichkeit mehr, Betroffene nicht allein zu lassen. Wer spricht, widerspricht den Täterinnen und Tätern. Wer spricht, erhebt die Stimme für die, die es nicht können. Wir fühlen uns machtlos, doch wir sind es nicht. Wir vergessen, dass Kleines Großes bewegen kann.

Wir selbst haben keine andere Wahl, als uns mit dem Thema zu beschäftigen. Wenn wir uns nicht produktiv damit beschäftigen, beschäftigt es uns. Die, die es tun, ohne es zu müssen, schätzen wir sehr. Es ist nicht selbstverständlich, sich damit auseinanderzusetzen, wenn man auch wegsehen kann. Es ist wertvoll.

In einer Welt, in der hoch qualifizierten Menschen aufgrund des Stempels *DIS* gekündigt wird, kann nicht genug darüber gesprochen werden. In einer Welt, in der Kredite und private Krankenversicherungen unerreichbar sind, wenn man sich mit einer Psychotherapie um sich selbst kümmert, muss sich etwas ändern. Psychische Erkrankungen dürfen nicht mehr und nicht weniger ins Gewicht fallen als körperliche. Es gibt keinen Körper ohne Psyche und umgekehrt. Eine Psychotherapie sollte genauso selbstverständlich sein wie ein Blutdruckmedikament. Eine psychische Erkrankung darf keine Schublade sein, in die man für immer gesteckt wird. Zwei Menschen mit DIS können gänzlich voneinander abweichende Leben führen. Selbst bei einem einzigen Menschen können chronische Erkrankungen an zwei Punkten seines Weges unterschiedlich aussehen. Jemand, der an Depressionen leidet, kann akute und stabile Phasen erleben.

Es kann jeden treffen. Gewalt und Trauma klammern niemanden aus. Auch der reichste Geschäftsmensch ist nicht sicher davor. Vor psychischen Erkrankungen kann man nur einen begrenzten Zeitraum lang flüchten. Haben sie dich einmal gefunden, ist es deine Aufgabe, einen Weg aus oder mit ihnen zu finden. Warum also werden Betroffene ausgeschlossen, wenn doch jeder von uns schon morgen selbst betroffen sein kann? Wenn wir psychisch kranke Menschen ausschließen, indem wir ihnen den Arbeitsplatz, privaten Kontakt oder unser Vertrauen in sie nehmen, schützen wir nicht uns selbst. Wir schützen die, die es am wenigsten verdient haben: Täter*innen.

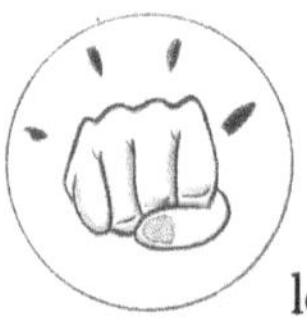

**Fiona:**

»Natürlich haben wir eine Rollstuhlrampe! Wir wollen hier doch niemanden ausschließen«, sagt die Arztpraxis am Telefon. Die Rampe ist so steil, dass ich mich nicht einmal mit Hilfe abwärts an sie herantraute. Ich musste umkehren.

»Danke, dass Sie Ihre psychische Vorgeschichte so offen ansprechen. Natürlich bekommen Sie den Job trotzdem!«, sichert mir der Chef zu. Nach einer ungeplanten OP aufgrund unserer körperlichen Einschränkungen, die mich drei Wochen außer Gefecht setzt, halte ich ohne Vorwarnung die Kündigung in der Hand.

»Wir sind immer für Ihre Sicherheit da, wenn Sie uns brauchen!«, bestätigt die Kriminalpolizei. Sie haben aufgrund der Beweislage einen tiefen Einblick in meine Vorgeschichte und keine Zweifel an der damals noch anhaltenden Gefahr. Trotzdem fahren sie mich zurück in die Wohnung, vor der die Täter schon auf die nächste Nacht warten.

Leute, die Hilfe anbieten, die keine Hilfe ist. Vielleicht wissen sie das nicht. Vielleicht schon, aber nicht besser. Ich nenne es Scheinhilfe und Scheininklusion. Nach außen scheint es hell. Wer Menschen mit Einschränkungen nicht ausschließt, wird gelobt. Traurig genug, dass es nicht selbstverständlich ist. Nur die, die darauf angewiesen sind, merken, was davon wirklich hilfreich ist. Inklusion ist kein Wort auf dem Protokoll, das abgehakt werden muss. Inklusion bedeutet, sich hineinzuversetzen, auseinanderzusetzen und umzusetzen. Uns in Gedanken mit einzuschließen, ist das, was sich für uns nach Inklusion anfühlt. Wenn Menschen verstehen, dass wir nicht eine andere Sorte Mensch sind, die den Teig versalzt, wenn sie unter die Masse gemischt wird. Wir sind schon mitten in der Masse. Nur passt die Welt, wie sie gesellschaftlich immer noch strukturiert ist, nicht zu unseren Bedürfnissen.

Wer dieses Buch liest und nicht selbst viele ist, lässt sich auf einen Perspektivwechsel ein. Offenheit und die Fähigkeit, sich selbst zu hinterfragen, sind der Grundstein für eine Verbesserung der Lebensqualität Betroffener. Wissen kann man schaffen. Die Bereitschaft, es aufzunehmen, muss jeder selbst einbringen.

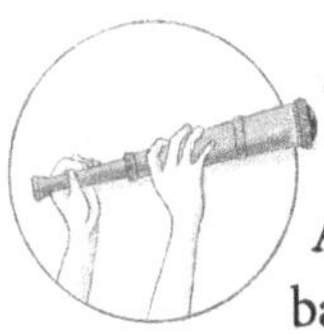

## 46:

An Tagen, an denen unsere Einschränkungen sichtbar sind, nehmen wir Mitmenschen als überwiegend zuvorkommend und rücksichtsvoll wahr. Es sind die gesellschaftlichen und systematischen Strukturen, die uns das Gefühl geben, ausgeschlossen zu werden.

Es ist die fehlende Barrierefreiheit in Städten, Läden und öffentlichen Einrichtungen, die uns bedrückt. Dass Menschen mit offenen Augen durch die Welt gehen und ihre Hilfe anbieten, ist ein

Fortschritt. Schöner wäre es, wenn sie gar nicht erst nötig wäre. Wir möchten nicht ständig an unsere Einschränkungen erinnert werden. Wir möchten Selbstständigkeit und Selbstbestimmung.

Der Punkt ist die standardisierte Hilfe, die für Menschen mit unterschiedlichsten Bedürfnissen greifen muss. Hilfesuchende aber sollten sich nicht an Hilfsangebote anpassen müssen. Hilfsangebote sollten auf den Bedarf der Betroffenen angepasst werden. Von der gesetzlichen Krankenkasse gibt es im Normalfall eine vorgegebene Stundenanzahl, die für eine Psychotherapie genehmigt wird. Diese berücksichtigt nicht den eigentlichen Bedarf oder die Grunderkrankung. Auf keinen Fall möchte ich eine Erkrankung mit einer anderen vergleichen. Wer leidet, muss Hilfe bekommen. Immer. Doch nicht jeder braucht die gleiche Form von Hilfe. Die benötigte Dauer, Frequenz, der methodische Ansatz und die Zeitspanne einer Therapie unterscheiden sich nicht nur hinsichtlich der Erkrankungen, sondern auch hinsichtlich der Menschen. Bedürfnisse sind immer individuell, weil wir Menschen es sind. Sollten die Hilfen und Finanzierungen es dann nicht auch sein?

Hilfsfonds, die Gewaltopfer finanziell unterstützen, sind ein erster Schritt in die richtige Richtung. Sie können eine Brücke sein, wenn alles andere nicht greift. Hierauf kann aufgebaut werden. Niedrigschwellige Hilfe ist eine Erleichterung für die, die eine Verbesserung anstreben. Wer Hilfe sucht, ist schon an den Grenzen seiner Kräfte. Der Weg zu bedarfsgerechter Unterstützung darf nicht noch mehr dieser ohnehin strapazierten Kräfte beanspruchen. Ein Beispiel kann hier die Beantragung des Schwerbehindertenausweises sein. Für uns ist er elementar, um die Einschränkungen im Alltag handhabbar zu machen. Gerade, wenn es sich um weniger sichtbare Erkrankungen handelt, erleben wir es als vorteilhaft, einen Beleg in Form des Schwerbehindertenausweises vorlegen zu können. Das schafft mehr Rücksichtnahme und verringert Diskussionen, für die wir keine Kapazitäten haben. Der Prozess war jedoch langwierig und mit vielen Erklärungen und Widersprüchen unsererseits verbunden. Auf unsere Forderung nach (die Art der Behinderung angebenden) Merkzeichen, die den Bedarf einer Begleitperson und die Einschränkung der Gehfähigkeit belegen, wurde vorerst nicht eingegangen. Was braucht es denn noch? Wir sind zwar nicht mehr rund um die Uhr unter Begleitung, jedoch immer, wenn wir das Gefühl haben, es sei nötig. Dieser Bedarf besteht unabhängig von möglicher äußerer Gefahr. Wir kennen uns mittlerweile gut genug, um einschätzen zu können, was wir allein tragen können und was nicht. Was wir brauchen, ist die Sicherheit, immer auf Begleitung zurückgreifen zu können, wenn wir sie brauchen, anstatt durch unzureichende Regeln in eine Notsituation zu geraten. Was braucht es mehr? Die Geheinschränkung wurde ohne Begründung nicht vermerkt, obwohl es hierfür sogar körperliche Ursachen gibt. Was braucht es mehr als die Abhängigkeit von einem Rollstuhl, der ärztlich verschrieben wurde?

Das Ergebnis war, dass wir uns mit dem nicht zufriedenstellenden Ergebnis zufriedengaben. Für einen weiteren Kampf hatten wir weder die Kraft noch die finanziellen Mittel. Man verliert sich in Rechtfertigungen für ein Leben, das man versucht, zu akzeptieren. Wir hatten manchmal den Eindruck, es sei ein Kampf gegen uns, obwohl wir doch alle gemeinsam in dieselbe Richtung kämpfen sollten. Hilfen sind da, um in Anspruch genommen zu werden. Wenn es sie gibt und es niemandem wehtut, sie zu gewähren, warum gestaltet sich der Weg dorthin oft steinig?

Genauso erging es uns beim Kampf um unseren Rollstuhl. Glücklicherweise hatten wir genug Unterstützung und erreichten am Ende schnell, was wir brauchten. Dennoch erschreckte es uns, wie wenig selbstverständlich dieser Prozess ablief. Einen Rollstuhl bekommt man leicht genehmigt. »Wir lassen doch niemanden im Stich«, sagt die Krankenkasse. Doch Rollstuhl ist nicht gleich Rollstuhl. Es gibt die, mit denen man sich fortbewegen kann. Und es gibt die, die Freiheit schenken, weil sie auf die Hindernisse angepasst sind, denen man draußen zwangsweise begegnet. Letztere

Modelle verlangen oft einen langwierigen Kampf oder hohe Zuzahlung. »Scheinhilfe«, schreit Fiona hier von innen. Und sie hat recht.

Doch auch hier ist einiges in Bewegung. So wurden beispielsweise rechtliche Regelungen für die Entschädigung von Gewaltopfern angepasst, die einen Zugang zu adäquater Unterstützung zukünftig hoffentlich unkomplizierter machen. So wie diese Regelungen eine Überarbeitung bereits bestehender Vorgaben sind, kann auch auf bereits bestehende Hilfen aufgebaut werden, die Betroffenen den Alltag erleichtern beziehungsweise teilweise erst möglich machen. Es gibt sie. Manchmal sogar direkt vor unserer Nase. Doch manchmal sind sie wie eine zu steile Rollstuhlrampe: ein guter Anfang, aber noch nicht in der richtigen Form, um eine echte Unterstützung zu sein. Sie können es mit etwas Anpassung aber werden. Durch einen leichteren Zugang, eine langfristig gesicherte Finanzierung und einen individuellen Zuschnitt. Dann streben wir das richtige Ziel an.

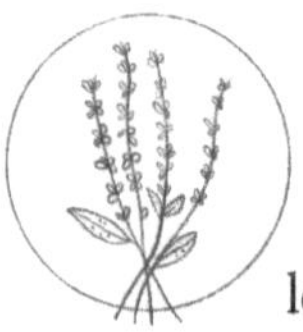

**Alice:**

Unterstützung beginnt im persönlichen Kontakt. Allein sichere, vertraute Verbindungen lassen mich den Mut aufbringen, meinen eigenen Weg zu bestreiten. Hindernisse saugen weniger Kraft, wenn man danach wieder auf sicherem Boden landet.

Wir werden oft gefragt, was man im Kontakt mit einem Menschen mit DIS beachten sollte. Ich liebe die Achtsamkeit, die bei dieser Frage mitschwingt.

Vertraut dir eine Person an, dass sie viele ist, zeugt das in der Regel von Vertrauen. Wenn sich Innenpersonen unserem Gegenüber zeigen, ohne sich zu verstecken, bedeutet das, dass sie sich sicher fühlen. Zu einem ungewollt auffälligen Wechsel kann es immer kommen. Doch niemand von uns würde den eigenen Namen oder Informationen über sich teilen, wenn er spüren würde, dass sie gegen einen verwendet werden. Bei ersten Treffen werden neue Menschen von zahlreichen Personen von innen heraus abgescannt. Erst wenn wir uns entschließen, zu vertrauen, trauen wir uns, uns zu zeigen. Wird dir dieses Vertrauen entgegengebracht, kannst du dir auch selbst vertrauen. Erlebt man verschiedene Innenpersonen zum ersten Mal, kann das Unsicherheit auslösen. Schließlich sitzt man einem Haufen Menschen gegenüber, die man alle einzeln kennenlernen muss.

Wir fühlen uns am wohlsten, wenn wir uns zeigen dürfen, ohne uns zeigen zu müssen. Es ist in Ordnung zu fragen, wem man gerade gegenübersitzt, wenn es für einen in Ordnung ist, keine Antwort darauf zu bekommen. Da sich die meisten von uns niemals von sich aus vorstellen würden, ist diese Frage für uns sogar wichtig. Wir finden es in Ordnung, wenn Auffälligkeiten angesprochen werden und gefragt wird, ob gerade ein Wechsel stattfand. Wir fühlen uns gesehen. Das macht Angst, weil es eine neue Erfahrung ist, ist aber auch heilsam. Es ist eine Botschaft nach innen, endlich sein zu dürfen. Wir mögen es, uns als eine Bonnie von vielen hinter dem Gesamten verstecken zu können. Wir mögen es aber auch, als Individuum gesehen zu werden. Wechsel und das Viele-Sein an sich dürfen nur nicht im Mittelpunkt stehen. Das Maß macht den Unterschied. Viele Wechsel nehmen wir selbst kaum wahr, weil sie schneller passieren, als wir denken können. Wenn eine andere Innenperson nur einen Satz in das Gespräch einwirft, bin ich mir manchmal nicht sicher, ob es meine eigenen Worte sind, die sich so fremd anfühlen.

Was wir nicht tolerieren, ist, wenn die Außenwelt eine andere Innenperson verlangt. Es hat immer einen Grund, dass die jeweilige Person gerade am Steuer ist. Wechsel sind kein Zustand, aus dem man schnellstmöglich eine Rückkehr provozieren muss. Zu wem sollte man auch zurückkehren? Wir haben keine Hauptperson. Selbst wenn ein System eine Person hat, die einen Großteil des Alltags übernimmt, heißt das nicht, dass sie alles übernehmen muss. Wir sind alle ganz. Wir sind keine Anteile einer einzigen Person. Wir sind keine Zustände, aus denen man uns retten muss. Wir sind Personen, die entstanden sind, um uns als Gesamtes zu retten.

Ich bin dankbar für alle Menschen, die nicht wegrannten. Auch nicht, als wir es selbst am liebsten wollten. Wenn dir jemand seine DIS oder Traumata in der Vergangenheit anvertraut, sollte immer in Betracht gezogen werden, dass diese noch anhalten könnten. Wir wären weniger schnell dahintergekommen, wenn sich unsere beste Freundin nicht so unbeirrt den Alltagspersonen widersetzt und ihre Show hinterfragt hätte. Und auch wenn es vorbei ist, bleibt es ein Teil der Gegenwart. Es gehört zu uns, ohne dass wir es ändern können. Wir können uns wehren, können es ignorieren, können es leugnen und können es manchmal integrieren und annehmen. Unser Leben ist wild und wir sind es auch.

Wer trotzdem bleibt und nicht davor zurückschreckt, macht uns das größte Geschenk.

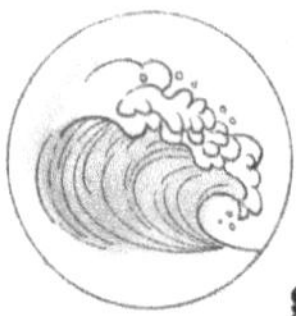

**Isa:**

Es gibt genug Gründe, die ein Wegsehen rechtfertigen. Bei unserer Öffentlichkeitsarbeit steht der Eigenschutz an erster Stelle. Das darf und muss es auch bei denen, die wir mit dem erreichen, was wir teilen. Lange haben wir versucht, unsere Arbeit an die Trigger und Grenzen der Menschen anzupassen, weil wir uns verantwortlich fühlten. Mit der Reichweite stieg die Verantwortung. Wir können unsere Verantwortung nicht abgeben. Wir können aber auch nicht mehr übernehmen. Unsere Verantwortung macht den Bedarf an Eigenverantwortung nicht hinfällig. In der heutigen Welt verbreiten sich Informationen schneller als Zellteilungsprozesse ablaufen. Wir werden ständig mit

Konfettischnipseln verschiedener Themen konfrontiert. Mit was davon wir uns weiter beschäftigen, haben wir selbst in der Hand.

Entscheidet man sich aus Eigenschutz bewusst dazu, in Themen wie Trauma und Gewalt nicht tiefer einzusteigen, verurteilen wir das nicht. Seine eigenen Grenzen zu erkennen und zu wahren, ist eine Form der Selbstfürsorge. Die Menschen jedoch, die mit der Grundhaltung die Augen verschließen, es sei nicht ihre Verantwortung, machen mir Sorgen. Wer sich aus Bequemlichkeit heraus für ein Wegsehen entscheidet, entscheidet sich aktiv dafür, Täterinnen und Tätern eine Bühne zu schenken. Keine Entscheidung ist nicht neutral. Wir können in noch so privilegierten Positionen sein. Und doch nie sicher. Nie sicher vor Trauma. Nie sicher, dass es nicht unsere Nächsten gerade erleben.

Schuld sind immer die Täter*innen. Doch was ist, wenn sie ihre Handlungen nur ausführen können, solange weggesehen wird? Was ist, wenn sich die Gewalt nur weiter entfalten kann, solange sie nicht als solche erkannt wird? Gewalt kann subtil sein. Sie kann sich tarnen wie ein Chamäleon und fällt in einer blühenden Landschaft trotz ihres dunklen Schattens nicht auf. Menschen können um ihr Leben kämpfen, ohne sich dessen bewusst zu sein. Täter*innen können sozial angepasst und dennoch Täter*in sein.

Wenn man an Trauma denkt, denkt man an Krieg, Flucht und Todesgefahr. Wir gehen durch das Leben und verlassen uns darauf, dass Trauma so groß sei, dass wir es unmöglich übersehen könnten. Und Täter*innen verlassen sich auf uns. Auf die, die sich auf die Sichtbarkeit von Gewalt verlassen, die nicht zwangsweise existiert. Täter*innen verlassen sich darauf, dass wir nicht hinterfragen, wenn jemand nicht erzählt. Sie verlassen sich darauf, dass wir die Botschaft hinter dem Schweigen nicht suchen. Sie verlassen sich darauf, dass wir uns eher gegenseitig verlassen als unsere Komfortzone, in der Trauma nur anderen passiert.

Das ist unser Vorteil. Die Macht ist groß, weil wir vergessen, dass Kleines entscheidend ist. Das Signalisieren von Vertrauen. Das Bewahren der Grenzen von Menschen, die nicht wissen, dass sie welche haben dürfen. Das Hinterfragen kleiner Hinweise auf Trauma, das sich nicht als solches zu erkennen gibt. Das Angebot, da zu sein. Offene Arme. Und offene Augen. Das ist unsere Macht. Nicht mehr so zu agieren, wie Täter*innen es einberechnen.

Nichts ist unmöglich. Deshalb sollten wir nichts für unmöglich halten. Weder Trauma im nahen Umfeld. Noch die Aussicht auf Besserung.

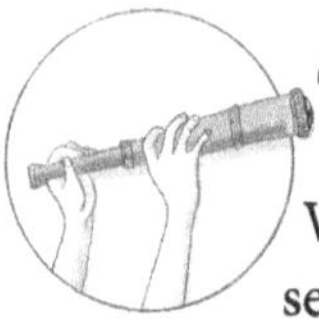

## 46:

Wir sind machtlos, weil Täter*innen uns denken lassen, wir seien es. Doch die Zeiten ändern sich. Kommunikation funktioniert in zwei Richtungen: senden und empfangen. Wer kein Signal gibt, kann auch keines zurückbekommen. Früher war es leichter, Betroffene in diesem Sinne von beiden Seiten abzuschotten. Sie gaben kein Zeichen, weil sie gelernt hatten, zu schweigen. Die Gefahr ist am kleinsten, wenn man sich selbst am kleinsten macht. Damit war es auch von außen kaum möglich zu erfahren, dass das Widerfahrene nicht in Ordnung ist. Wer es nicht anders kennt, hinterfragt es nicht. Wenn nicht über Trauma gesprochen wird, lernen Betroffene nicht, ihr Erlebtes als solches einzuordnen. Würde Kommunikation wenigstens in eine der beiden Richtungen funktionieren, würde das die Chance auf Veränderung um ein Vielfaches steigern.

Heute können wir vor Kommunikation kaum flüchten. Sie überrollt uns, ohne dass wir uns aktiv dafür entscheiden müssten. Schon beim Aufstehen prasseln »ungefragt« Eindrücke auf uns ein: eine Sprachnachricht mit allem, was die beste Freundin gerade bewegt, Beiträge auf diversen Social-Media-Plattformen, die ein schwerwiegendes Thema in wenige Sekunden verpacken, und die Nachrichten, die automatisch auf unser Smartphone gespült werden. Wir müssen nicht mehr aktiv zur Zeitung greifen. Die Themen kommen zu uns. Sie verfolgen uns, wenn wir im Auto Radio hören oder am Bahnhof in der Wartezeit auf Plakate starren. Sie verfolgen uns bis ins Bett, wo wir vor der abendlichen Serie Werbung präsentiert bekommen. Eine Flucht vor dem Weltgeschehen ist kaum möglich. Wir können entscheiden, was davon wir Sekunden später wieder vergessen. Doch wir können nicht entscheiden, mit was wir konfrontiert werden.

Menschen, die für ein Thema brennen, das sie in die Welt hinausschreien möchten, können das jetzt tun. Auch Trauma-Überlebende und Unterstützende haben diese Chance erkannt. Bekannte Gesichter, Marken oder Organisationen starten Kampagnen, um auf Gewalt in Partnerschaften, häusliche Gewalt, institutionelle Gewalt, Gewalt gegen Kinder und viele weitere Facetten von Missbrauch aufmerksam zu machen. Themen wie diese können zwar ausgeblendet werden, doch sie erreichen die Menschen trotzdem zunehmend. Wir können aus eigener Erfahrung berichten, dass Printmedien, TV-Formate oder Radiosender Betroffenen oder denen, die sich für sie einsetzen, immer mehr Raum geben. Es musste nur einmal damit angefangen werden. Alles Weitere läuft nach dem Schneeballprinzip. Jeder Beitrag, jedes Plakat und jeder öffentliche Bericht schaffen ein wachsendes Bewusstsein für die Relevanz der Thematik. Menschen, die sich dieser Wichtigkeit bewusst sind, können wiederum Raum für weitere Aufklärung schaffen, wenn sie in den entsprechenden Berufen arbeiten oder eine hohe mediale Bekanntheit haben. Es braucht sowohl Personen, die eine Plattform bieten, als auch die, die sie nutzen. Unser persönliches Gefühl ist, dass beides stetig wächst. Überwindet eine überlebende Person ihr Schweigen, schließen sich weitere an, die sich verbunden fühlen. Steigt die mediale Aufmerksamkeit auf einzelnen Plattformen, möchten andere mitziehen, um das Thema nicht auszuschließen.

Das hat zur Folge, dass Betroffene zumindest von außen früher oder später erfahren, dass sie nicht allein sind. Im besten Fall wird die widerfahrene Gewalt dann als solche erkannt. Es kann nach Hilfe gesucht werden, ohne sein Gesicht zeigen zu müssen. Die Anonymität bietet einen möglichen Schutz, der das Sprechen erlaubt. Es kann leichter sein, seine Geschichte auf diese Weise zu teilen – öffentlich oder über Hilfsangebote –, als einem vertrauten Menschen dabei ins Gesicht zu sehen.

Wir können die Medien, die wir heute zur Verfügung haben, für uns nutzen. Sie können zeiteinnehmend und reizüberflutend sein. Ihre Präsenz kann aber auch eine Chance bieten, die wir nicht außer Acht lassen sollten. Durch die Resonanz, die auf unsere eigene Öffentlichkeitsarbeit folgte und folgt, konnten wir die Macht dieser Chance erst realisieren. Unser erstes Video zum Thema DIS wurde über Nacht fast eine halbe Million Mal abgespielt. Es ist bestärkend und traurig zugleich, die Anzahl an Betroffenen in Nachrichten oder Kommentaren vor Augen zu haben. Wenn wir nur einem Menschen dabei helfen konnten, sich nicht allein zu fühlen, hat sich unser Mut bezahlt gemacht. Ohne die vielfältigen medialen Möglichkeiten, die man heutzutage zur Verfügung hat, wäre dieses Ziel wesentlich schwerer zu erreichen gewesen und hätte mehr von uns abverlangt.

Natürlich haben auch Täter*innen den Einfluss aktueller Kommunikationswege erkannt. Informationen können verbreitet werden, ohne sie wissenschaftlich belegen oder sich selbst zeigen zu müssen. Auch für sie kann das vorteilhaft sein. Die, die sich für wachsendes Bewusstsein in der Gesellschaft einsetzen, können leichter erreicht und unter Druck gesetzt werden. Gerade Überlebende haben wunde Punkte, die leicht zu treffen sind, wenn man sie selbst verursachte. Außerdem lassen sich Trauma-Folgen oder Formen der Gewalt auch gänzlich leugnen. Jemand, der noch nie mit dem Thema DIS in Berührung kam, glaubt dann vielleicht einem Menschen im weißen Kittel, der Theorien vorträgt, die ihre Existenz widerlegen sollen. Weniger Menschen, die DIS und ihre Ursachen als Problem einordnen, bedeuten weniger Mittel, die in Hilfsangebote gesteckt werden.

Aktionen wie diese sind ein kläglicher Versuch, die Realität zu verblenden. Wer eine wissenschaftlich erforschte und belegte, offizielle Diagnose für nicht valide erklärt, schießt sich nur selbst ins Bein. Gerade wenn er sich selbst als Experte bezeichnet.

Es macht uns Angst, in einer Welt zu leben, in der Menschen, die grausame Taten begingen, frei auf einer Bühne stehen können. Sie fühlen sich sicher in dem, was sie tun, weil sie sich noch immer darauf verlassen, dass wir im verzweifelten Wunsch, in einer heilen Welt ohne Machtmissbrauch zu leben, lieber wegsehen. Dabei schenkt jeder dem Thema, sobald er darüber spricht, wachsende Aufmerksamkeit – unabhängig davon, was er dazu sagt. Dass Gewalt und ihre Folgen Aufmerksamkeit bekommen, ist essenziell für weitere Veränderungen. Wir möchten, dass darüber diskutiert wird. Denn wer diskutiert, setzt sich auseinander.

Das, was an Aufklärungsarbeit existiert, kann nicht vernichtet werden. Jeder, der es nicht wahrhaben möchte oder verhindern möchte, dass andere auf dieser Welt es wahrnehmen, kann etwas dagegensetzen. Doch niemand kann es ausradieren. Das Internet vergisst nicht. Beiträge können gelöscht werden, nicht aber das, was in den Köpfen der erreichten Menschen bereits hängen geblieben ist. Das ist der Vorteil der heutigen Zeit. Der Vorteil der Menschen, die sprechen möchten.

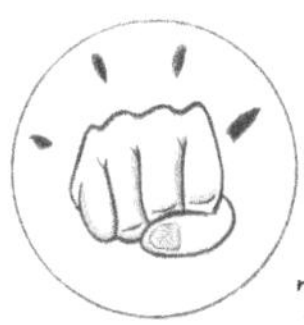

**Fiona:**

Die Wege, die sich die Psyche suchen kann, um mit Traumata umzugehen, mögen begrenzt sein. Nicht aber die Gewalt selbst. Seit wann hat Gewalt Grenzen? Im Leben gibt es keine Grenzen, außer den Tod. Alle anderen sind menschengeschaffen. Menschengemacht ist es auch, bestimmte Formen der Gewalt auszuschließen.

Solange es da draußen Personen gibt, inklusive Fachleute, die die Existenz der DIS und einzelne Formen der Gewalt leugnen, werden wir nicht schweigen. Das wird niemand, der sie überlebt hat.

Wer uns Überlebende ausschalten möchte, bewirkt das Gegenteil. Je weniger wir gesehen werden, desto lauter werden wir. Täterinitiativen, die gegen uns arbeiten sollen, kommen in Wellen. Sie kommen und gehen. Wir hingegen bleiben. Denn wir können unseren Standpunkt nicht verlassen. Wir bleiben Betroffene mit dem Bedürfnis, gehört zu werden.

Früher war es sexueller Missbrauch, der nicht für möglich gehalten wurde. Heute leugnet niemand mehr seine Existenz. Warum auch? Nur für manche könnte es Nachteile bringen, das Unvorstellbare nicht umgehend zu zerschießen. Die einzigen Menschen, die darunter leiden, wenn Trauma und seine Ursachen weiter ins Bewusstsein rutschen, sind die, die den Gedanken an Grausamkeit aus persönlichen Gründen emotional nicht tragen können oder die, die selbst zu den Ursachen zählen. Wer Gewalt leugnet, hat entweder kein Wissen darüber, möchte keines erlangen oder hat zu viel Wissen.

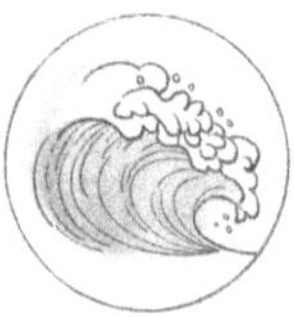

**Isa:**

Sprechen. Half uns immer ausgesprochen gut.

Ansprechen. Keine leeren Versprechen. Widersprechen und aussprechen. Worte fallen, gefallen nicht allen, fallen auf und fallen aus.

Sie sind es, die uns fangen, wenn wir einmal fallen. Worte sind Macht. Das spürten wir, als wir sie nicht hatten.

Wortgewalt kann schmerzen. Wortlose Gewalt tut es auch.

Also lass uns Worte für das Unbeschreibliche erfinden, Leid mit Worten lindern, wortreiche Hoffnung schenken.

Lass uns verbinden. Wunden, die ein Pflaster der Zuwendung brauchen. Und uns miteinander.

Gemeinsam sind wir weniger einsam.

# 9 Vom Gestern, Heute und Morgen

*Das Heute ist morgen*
*nur ein weiteres Gestern.*
*Heute ist morgen.*
*Die Zukunft ist heute.*

– Isa –

## Alice:

Draußen fällt der Schnee. Und ich falle nicht mehr um, wenn ich aus dem Fenster blicke. Die weiße Decke zieht sich über die Häuser bis in die Bäume. Früher verfiel ich in Panik, weil ich sie nicht kannte. Ich kannte nicht einmal die Natur, die bunten Blätter im Herbst oder die Wärme der Sonne. Heute muss ich den Schnee nur ansehen, um zu wissen, wie er sich anfühlt.

Ich erinnere mich an den Tag, an dem ich ihn das erste Mal in den Händen hielt. Der Körper war 20. 20 Jahre auf dieser Welt, 20 Winter erlebt, doch dieser war der erste, an dem auch ich teilhaben durfte. Vorsichtig griff ich nach dem weißen Pulver, das den Boden bedeckte. Ich erschrak. Dass er nicht warm war, hatte ich geahnt. Dass er so kalt war, überraschte mich. Wie ein kleines Kind ließ ich mich fallen. Ich spürte, wie die Kälte meine Beine umwickelte, und atmete ein. Meine Lungen füllten sich mit sanfter Winterluft. Ich atmete aus und sah die Luft des Lebens vor meinen Augen. Meine Finger kribbelten, als ich sie in der Schneeschicht um mich herum vergrub, wie man es mit einer Kuscheldecke tat. Ich brauchte keine Wärme. Ich brauchte das Leben. In diesem Moment realisierte ich, dass ich mittendrin war. Das Leben umhüllte mich wie der Schnee sich meiner Körperform fügte. An einigen Stellen war es kalt, an anderen brannte es. Das Leben konnte weich, hart, kalt und warm zugleich sein. Solange es mich spüren ließ, dass ich fühlte, war die Art und Weise nicht wichtig.

Heute spaziere ich durch die Wälder, als hätte ich nie etwas anderes getan. Doch ich werde nie die Zeiten vergessen, in denen ich ausschließlich anderes tun musste. Erste Male vergisst man nicht, wenn es Zeiten gab, in denen man jedes Mal für das letzte hielt.

Noch immer werde ich das Gefühl nicht los, dass bei meinem nächsten Erscheinen ein Jahr vergangen sein wird. Bis heute kann ich mich nicht daran gewöhnen, nun mehr als nur einmal jährlich vorne zu sein. Manchmal liebe ich es, manchmal hasse ich es. Die Erinnerungen, die der Körper oder äußere Reize wachrufen können, sind manchmal kaum auszuhalten. Doch die Möglichkeit, mehr im Körper zu sein, gibt mir die Möglichkeit, mit dem Aushalten nicht allein zu sein. Herzensmenschen und wohlige Momente halten mich in schweren Zeiten. Für keine Körpererinnerung der Welt möchte ich diese Erfahrung missen. Ich brauche Momente der Lebendigkeit, um mich in anderen Zeiten an ihnen festhalten zu können.

Unser Ziel war es nie, etwas loszuwerden. Es gibt Innenpersonen, die uns das Leben schwer machen, und Erinnerungen, die nicht aufhören, uns ohne Berücksichtigung des aktuellen Gefühls das Herz zu zerreißen. Vielleicht wäre es ohne sie leichter. Es fühlte sich nie danach an, eine Wahl zu haben. Was wir auszublenden versuchen, schreit nur noch lauter. Wir wussten immer, dass unsere Lebenszeit nicht reichen würde, um alles zu bearbeiten. Es ist menschlich, dass immer wieder neue Themen ins Leben treten, die einen fordern. Bei uns ist schon ein großer Haufen da, den wir nie ganz abarbeiten können. Wir müssen uns die Scherben heraussuchen, die am schärfsten schneiden. Wir müssen den Stein aus unserem Schuh, der uns bei jedem Schritt auf unserem Weg verletzt, eher entfernen als den großen Felsbrocken, den wir auch mit einem Umweg umgehen können. Wir müssen priorisieren.

Noch größere Priorität als die größten Einschränkungen bekam das, was uns ermöglichte, sie auszuhalten. Als wir unsere erste Therapie nach mehreren Jahren beendeten und ans andere Ende Deutschlands zogen, taten wir das nicht bewusst, um zu flüchten. Eine Flucht allein hätte uns nicht den Mut verliehen, den es kostete. Wir starteten das neue Leben nicht (nur), weil wir das alte in dieser Form nicht weiterführen wollten. Wir starteten es, weil wir starten wollten. Wir hatten nicht die Flucht vor Augen, sondern das, was danach kommen würde.

»Wir können uns noch Jahre in der Therapie verlieren. Wenn wir kein Leben haben, in das wir im Anschluss zurückkehren können, ist es sinnlos«, sagten wir immer wieder.

»Das Leben kommt schon noch. Erst müsst ihr euch stabilisieren. Dann wird der Rest auch möglich sein«, versuchten uns Therapeuten zu besänftigen. Vielleicht hatten sie recht. Gleichzeitig machte das unser Bedürfnis nicht weniger richtig.

Stabilisierung innen und außen war für uns eins. Es musste parallel stattfinden. Wir brauchten Lebensinhalte, die neben unseren bisherigen entstehen durften. Gleichzeitig arbeiteten wir daran, dass uns alte Lebensinhalte weniger einschränkten. Wir mussten das Leben kennenlernen, bevor wir uns dafür entscheiden konnten. Stabilisierung war kein Zustand, den man irgendwann erreichen würde. Stabilisierung war eine fluktuierende Fähigkeit, auf die man an manchen Tagen mehr als an anderen zurückgreifen konnte. Wir konnten nicht auf eine Stabilisierung warten, die nicht in Sichtweite war, weil wir nicht wussten, wie sie aussehen sollte. Wir brauchten ein Leben daneben.

Ein Leben neben dem Schmerz, der Verzweiflung und der Ausweglosigkeit. Wer wurde schon glücklicher, wenn sein einziger Lebensinhalt aus der Beschäftigung mit der schweren Vergangenheit bestand? Es brauchte kein Licht in der Dunkelheit. Licht neben der Dunkelheit war ausreichend. Immer wieder ungetrübtes Licht spüren zu dürfen, ließ uns in der Dunkelheit nicht vergessen, dass es beides gab.

Heute haben wir ein Leben daneben. Wir sind traurig, haben Panik und werden von Flashbacks oder orientierungslosen Innenpersonen aus der Bahn geworfen. Doch es gibt Momente daneben, in denen nichts davon zu spüren ist. Es ist nicht weg. Doch es gibt Momente, in denen es sich danach anfühlt. Das ist alles, was ich mir je wünschte.

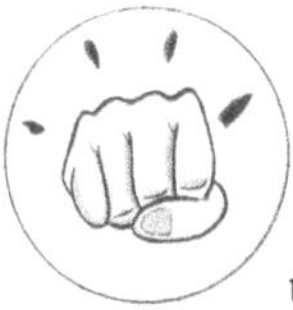

**Fiona:**

Kapazitäten sind begrenzt, Zeit ist es auch. Die Zeit und die Kraft, die wir in die Innenarbeit stecken, werden immer einen Teil unseres Lebens ausmachen. Doch sie sollen uns nicht mehr ganz einnehmen. Wir möchten so viel wie möglich davon in die Erschaffung von Neuem stecken und nur so viel wie nötig in das, was vergangen und unveränderbar ist.

Wir haben den Kampf nicht gewonnen und sind nun frei. Es wird keinen Gewinner geben. Es gibt nur Überlebende, die jeden Tag erneut kämpfen. Überlebende heißen nicht Überlebende, weil etwas vorbei ist und sie noch immer leben. Sie überleben. Jeden Tag. Danach wie währenddessen. Wir gewinnen neue Erfahrungen, Geborgenheit, schöne Erinnerungen, Zeit mit lieben Menschen, aber nicht den Kampf. Solange wir leben, wird er nicht enden. Man kann auch neben der brennenden Hütte eine heiße Schokolade trinken. Das macht das Feuer nicht weniger grausam. Das Feuer macht die heiße Schokolade aber auch nicht weniger existent. Wenn sie einen wieder zu Kräften bringt, wenn man in einer kalten Nacht auf der Straße landet, ist sie ein heller Stern am dunklen Himmel.

Wir können nicht anders als das, was wir erlebt haben, in Energie nach vorne umzuwandeln. Zu sprechen – erst privat und dann öffentlich – löst immer viel aus. Aber wir haben das alles nicht umsonst überlebt. Würden wir nicht sprechen, würde unser Schmerz, den jetzt in diesem Moment zahlreiche andere erfahren müssen, im Nichts verhallen. Wir sind nicht stark, weil wir tun, was wir tun. Wir haben uns so schwach gefühlt, dass wir nicht anders konnten, als zu sprechen.

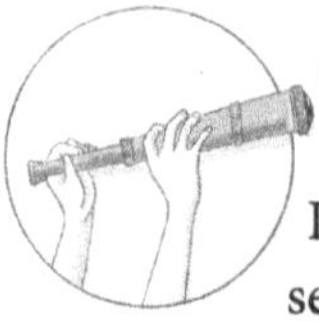

## 46:

In der Vergangenheit haben wir uns oft genug bewiesen, dass wir für alles einen Weg finden. Auch das Unaushaltbare überstehen wir. Was das Fass zum Überlaufen brachte, waren die Erwartungen von außen, die hinzukamen. Wir haben uns zu keinem Zeitpunkt ausschließlich auf die Trauma-Arbeit konzentriert. Das war nötig, um einen Anker außerhalb des stürmischen Meers zu haben. Doch es war auch zu viel. Wir kämpften ums Überleben und mussten uns dennoch anpassen. Wir studierten Kunsttherapie, während wir im Rettungsdienst arbeiteten. Wir retteten tagsüber andere Leben, während unseres in der Nacht gefährdet war.

Die spätere Arbeit als Kunsttherapeutin gab uns Mut für alles, was darauffolgte. Hier spürten wir erstmals die Wirkung, die wir durch das Weitergeben eigener Erfahrungen haben konnten. Wenn wir teilten, wer wir waren, konnten andere davon profitieren. Dass wir das kreative Schaffen, das für uns selbst eine bedeutsame Ressource ist, anderen mit an die Hand geben konnten, erfüllte uns. Es ging nie um die Kunst. Es ging schon immer nur um einen Weg, sich mitzuteilen. Es gibt Botschaften, die nicht verbalisiert werden können und gleichzeitig gehört werden wollen. Sie machen Angst, weil sie in keine Form passen. Deshalb versuchten wir, ihnen eine zu geben. Dafür gibt es Wege, die keine Worte verlangen. Es kann das Schreiben oder das Tanzen sein. Für uns sind es die Kunst und die Musik. Das Malen fungierte als Kommunikationsmittel nach außen und zwischen uns, wenn es noch nichts anderes tat. Es zeigten sich Themen, von denen wir nicht wussten, dass sie uns beschäftigten. Innenpersonen, die sich in der Innenwelt nicht begegnen konnten, schafften Gemeinschaftswerke. Wir verbrachten nächtelang am Klavier. Die wenigen Personen, die das Spielen beherrschten, führten die Hände. Andere schickten ihre Gefühle, Sorgen, Ängste und Rührung von innen und ließen sie in Musik umwandeln. Es war ein Dialog unter uns, der mit Worten nicht geführt werden konnte. Es war symbolisch für unser ganzes Sein: Einzelne Töne ergeben erst im Zusammenspiel eine Melodie. Unser Leben kann nur schwingen, wenn wir zusammenspielen. Es gibt Töne, die sich allein unangenehm anhören. Es gibt Innenpersonen, die wir lieber meiden würden. Doch in der Kombination mit anderen Tönen tragen sie zur Musik – dem Leben – bei.

Wenn andere von unserer Erfahrung mit Kunst als Ressource profitieren konnten, würden sie es vielleicht auch von anderen unserer Erfahrungen tun können. Die Arbeit als angestellte Kunsttherapeutin war perfekt, nicht aber ihr Rahmen. Zu einem von außen vorgegebenen Zeitpunkt anwesend sein zu müssen, setzte eine Vorgabe, die es in der Trauma-Arbeit nicht geben sollte. Erinnerungen und Herausforderungen kamen in Wellen. Mit ihnen kam die Chance, sie aufzugreifen, um für die nächste Welle gewappneter zu sein. Wer zu ertrinken droht, kann es sich nicht leisten, diese Chance aufgrund gesellschaftlicher Erwartungen vorbeiziehen zu lassen. Funktionieren funktionierte immer, doch das musste es nicht mehr.

Als wir die Schule ein halbes Jahr vor dem Abi geschmissen hatten, war jeder entsetzt gewesen. Für uns war es das Beste, was passieren konnte. Wir konnten uns um uns selbst kümmern, bis wir bereit waren, weiterzugehen. Heute haben wir auch ohne Abi eine Ausbildung im Rettungsdienst, ein Studium der klinischen Kunsttherapie und Jobs ganz außerhalb dieser Bereiche. Wir leben hauptsächlich von unserer Kunst. Hier müssen wir nicht als eins funktionieren. Der Arbeitsmarkt hat nicht genügend Angebote, die das ermöglichen. Wir haben das Privileg, uns durch die Kunst, die uns das Leben erst ermöglichte, auch ein Leben zu finanzieren. Jeder darf seine eigenen Werke erschaffen – als er selbst. Nicht als eine Bonnie von vielen. Das war es, was wir uns immer wünschten. Nebenher nutzen wir den Raum, der uns öffentlich oder auf privaten Veranstaltungen gegeben wird, um Bewusstsein für Trauma zu schaffen. Und als wäre das nicht genug, verkaufen wir in unserer verbleibenden Zeit Staubsauger. Das sind wir. Wir, die sich nie für eines entscheiden können, aber immer dachten, es zu müssen.

Wir, die sich für sich entschieden.

## Alice:

Wenn ich daran denke, dass es nur wenige Jahre her ist, dass ich dieses Leben ohne mit der Wimper zu zucken abgegeben hätte, stimmt mich das dankbar und traurig. Ich bin dankbar, dass es nie dazu kam, was wir hauptsächlich unseren Herzensmenschen zu verdanken haben. Uns wurde die Chance geschenkt, an die wir langsam aufgehört hatten zu glauben. Gleichzeitig macht es mich traurig, wie weit es kommen musste, bis man gesehen wurde.

»Es ist so stark, wie ihr euch aus dem herausgekämpft habt«, hören wir nicht selten.

Wertschätzung wie diese hilft uns, wenn wir selbst einmal den Blick dafür verlieren. Sie tut aber auch weh. Etwas bleibt immer. Ungesehen. Etwas bleibt immer. Solange wir bleiben. Wir sind müde vom Starksein. Unsere Dankbarkeit für das, was wir erreichen konnten, bleibt davon unberührt. Wir möchten nicht mehr zurück. Doch manchmal sind wir innerlich noch dort. In der Vergangenheit. Manchmal ist sie präsenter als es die Gegenwart sein kann. Manchmal ist das Gestern auch heute.

Manchmal werden wir neidisch, wenn uns jemand aufgeregt von einem emotionalen Zusammenbruch einer Freundin erzählt. Nicht, weil wir uns diese Intensivität der Gefühle wünschen, sondern die Fähigkeit, intensive Gefühle nach außen zu tragen. Wir zerbrechen innerlich, doch brechen nicht zusammen. Nicht in Anwesenheit anderer. Wir kommen nicht in einen Raum und erzählen, was uns bewegt. Wir nutzen den Raum nur, wenn man ihn uns gibt und ihn niemand anderes nimmt. Wir lieben und hassen es, zu funktionieren. Wir lieben das Leben, das wir unserer Funktionalität zu verdanken haben. Wir lieben es, uns hinter ihr verstecken zu können. Doch wir hassen es, dass sie uns auch versteckt, wenn wir es nicht möchten. Manchmal möchten wir nicht stark sein. Manchmal möchten wir uns weinend in vertraute Arme verkriechen und gesehen werden, während wir uns verstecken.

Lieber möchten wir laut leben und leise weinen, als laut schreien und leise sterben. Wir leben und das ist alles, was zählt.

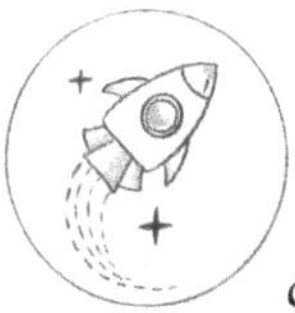

**Ami:**

Zu leben ist nicht alles, was zählt. Ich habe Ansprüche und habe gelernt, dass ich diese haben darf. Früher kannte ich kein Trauma. Ich kannte nur Spaß, Freiheit und Träume. Das trübende Gefühl war schon früher da, doch ich konnte es leicht ausblenden. Ich war glücklich.

Heute bin ich es auch, aber es ist nicht mehr selbstverständlich. Im ersten Moment stahl die Vergangenheit mir den Ausblick auf die Zukunft. Ich weiß, dass es jederzeit anders sein kann. Das macht Angst und macht Mut, es auszukosten. Aus Zeiten vor der Diagnose weiß ich aber auch, wie sich Leichtigkeit anfühlt. Das ist ohne meinen bewussten Einfluss der Maßstab für mein heutiges Gefühl. Ich möchte nicht beschwerter leben, nur weil ich jetzt ein Bewusstsein für das habe, was sonst noch ist. Es war schon immer da. Geändert hat sich nur mein Wissen darum. Davon lass ich mich also nicht zu Boden ziehen, wenn ich fliegen möchte.

Es mag hart klingen, doch es ist mein persönlicher Weg, es auszuhalten: Das Trauma ist nicht meins. Ich bin nur ein Teil des Körpers, in dem das Trauma steckt. Dass ich mich nicht daran erinnern kann, warum ich entstand, wird einen Grund haben. Deshalb sehe ich keinen Grund dazu, mich auf die Suche zu machen.

Mein Fokus lag schon immer auf dem Positiven. Jetzt wo ich weiß, dass das im System die absolute Ausnahme ist, halte ich das nur für noch wichtiger. Ich wohne in dem Körper, der angefasst wurde. Ich selbst bleibe davon unberührt.

Wir haben überlebt, weil wir sind, wer und wie wir sind. Deshalb möchte ich bleiben, wie ich bin. Ich habe nicht das Bedürfnis, zu verstehen, warum ich oder andere so sind, wie sie sind. Dass sie sind, hat einen Grund. Ausnahmslos. Dieses Wissen ist für mich genug.

Wir leben. Das ist nicht alles was zählt, aber die Grundlage für die Umsetzung meiner Ansprüche. Auch wenn die Füße schmerzen, werde ich weiter durch das Leben tanzen. Auch in der Dunkelheit werde ich mein Leuchten nicht verlieren. Ich habe mich in unser Leben verliebt und werde nicht die Einzige sein, die es verteidigt.

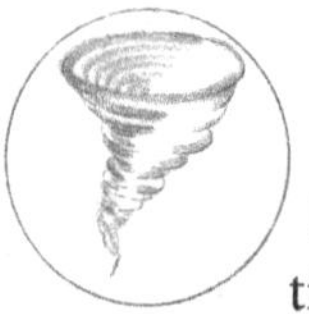

**Romy:**

Für mich hat sich nichts verändert. Ich war nie wichtig und ich fühle mich nach wie vor nicht so. Es ist nett zu hören, dass es einigen von uns besser geht. Ich kann dieses Gefühl nicht greifen. Für mich ist die Außenwelt wie ein Traum und während ich ihn träume weiß ich, dass ich bald wieder aufwachen werde. Das finde ich schlimmer als einen Albtraum zu haben, aus dem man aufwachen möchte: zu fühlen, dass das, was man träumend erlebt, nicht der Realität entspricht. Nicht *meiner* Realität. Den Großteil der Zeit halte ich mich in der Innenwelt auf. Diese hat sich kaum verändert. Ihre Strukturen sind dieselben, die sie immer schon waren. Verändert haben sich nur einzelne Personen. Scheinbar waren das die richtigen, um die, die meistens vorne sind, eine Gesamtveränderung spüren zu lassen. Meine Realität änderte sich nicht. Ich irre durch die Innenwelt und irre mich nicht, wenn ich behaupte, dass genau das meine Aufgabe ist. Verwirren durch mein Irren. Ich fühle mich nicht wie ein

Mensch, weil ich instrumentalisiert wurde. Mein Sein beeinflusst das System anders, als ich es gerne hätte. Doch ich bin, wer ich bin, und das bleibe ich auch. Es ist nicht gut oder schlecht, dass sich für mich nichts verändert hat. Mein Leben konnte ich nie als gut oder schlecht bewerten. Wie auch, wenn es keinen Vergleich gibt? Die Zeit im Außen fühlt sich in Ordnung an. Ich finde mich besser zurecht als anfangs. Doch meistens finde ich mich schnell wieder im Innen wieder. Frustriert.

Mein Leben spielt sich innen ab. Für mich ist die Außenwelt die Illusion. Wir würden nicht handeln, wie wir handeln, wenn die Innenwelt nicht wäre, wie sie ist. Doch wenn die Innenwelt das Äußere beeinflusst, glaube ich daran, dass das auch in die andere Richtung funktioniert. Äußere Veränderung kann innere Veränderung bewirken. Wir werden sehen, was noch kommen wird. Und bis dahin gebe ich mich zufrieden. Es geht nicht um mich. Es geht um die anderen. Wenn ich von einer Veränderung in Zukunft profitiere, dann ist das ein netter Nebeneffekt, den ich nicht ablehnen werde.

Mir reicht es, dass ich jetzt endlich weiß, wer ich bin. Das habe ich der Außenwelt zu verdanken. Erst ein anderer Aussichtspunkt lässt einen sehen, wo man herkommt.

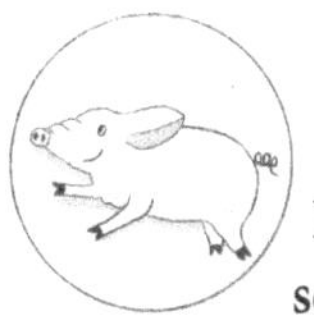

## Tessa:

Ich sag immer ich bin ein bisschen glücklich. Das ist schon echt toll. So ganz glücklich kann ich irgendwie nicht sein. Weil irgendwas tut immer weh. Mir geht's einfach nicht so gut und das macht mich immer ein bisschen traurig. Aber ich kann gleichzeitig glücklich sein und das konnte ich früher nicht. Ich kann jetzt Eis schmecken, mit meinem Schweinchen Karli kuscheln, einen Mädelsabend mit Meike machen und mit Nicky ins Schwimmbad gehen und Quatsch machen. Auch wenn ich lache muss ich manchmal fast weinen weil ich traurig bin dass ich früher nicht lachen konnte. Aber ich bin halt auch glücklich dass ich jetzt lachen kann. Ich bin beides. Ich dachte immer dass ich nur schlimme Sachen erleben kann weil ich das verdient habe. Weil ich nicht brav genug war. Oder nicht schlau genug. Oder einfach nicht genug. Das war aber eine Lüge. Die Blödmänner und Blödfrauen konnten gut lügen. Obwohl die immer gesagt haben dass ich die bin die lügt. Quatsch. Ich hab was ganz anderes verdient. Ich bin nämlich cool schlau und lieb. Das weiß ich weil mich Leute doll lieb haben die gar nicht lügen können. Also darf ich auch tolle Sachen im Leben machen. Sollen die Blödmenschen doch weiter in ihrer traurigen Welt sein. Ich will da gar nicht mehr sein. Ich will hier sein. Und ich will Tessa sein. Nicht mehr nur eine Bonnie die sich verstecken muss. Ich darf endlich ein Kind sein und das machen was Kinder machen dürfen. Also neugierig sein und so. Und Fragen fragen. Manchmal nerve ich Meike damit bestimmt aber sie beantwortet mir immer alles. Ich hab halt echt doll viel verpasst. Und obwohl ich erst 10 bin hab ich schon echt viel erlebt für ne 10-jährige. Das reicht dann auch mal. Jetzt will ich auch einfach mal nichts erleben und ein bisschen Pause machen. Wie eine 10-jährige alte Omi. Ich bin kaputt aber ich darf jetzt auch kaputt sein. Und wenn ich wieder Kraft habe kann ich noch mehr entdecken. Ich bin endlich nicht mehr alleine. Ich fühl mich manchmal so. Aber nur innen drin. Wenn ich im Körper bin dann bin ich eigentlich nie allein. Das will ich auch nicht mehr sein.

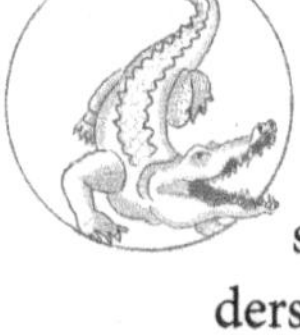

**Vincent:**

Schön, dass alle von einem Leben sprechen. Ich hatte schon immer eins. Andere bezeichneten es nur anders. Einige wird's überraschen: Ich kann durchaus Verständnis für die anderen aufbringen. Vor einigen Jahren hätte ich das nie zugegeben. Aber doch: Ich kann verstehen, dass man mich nicht versteht. Ich kann verstehen, dass man meine Taten nicht gutheißen wollte, doch ich hätte dieselben Taten von anderen abbekommen, wenn ich sie selbst nicht ausgeübt hätte. Schmerzen kenne ich. Für mich sind sie nur anders verknüpft. Schmerz ist Stärke. Für andere sind Schmerzen das Ende.

Von mir kann kein Verständnis erwartet werden, wenn mir keins entgegengebracht wird. Ich habe meine Aufgaben umgelenkt und alle sind glücklich. Dass ich es nicht mehr bin, ist egal. Das Gesamtwohlbefinden ist wohl wichtiger. Ich muss jeden Tag im Innen meinen Kopf hinhalten, nur damit andere es nicht müssen. Ist es das, was andere als Stärke definieren? Selbstlosigkeit? Ich kannte nur mich selbst und mein eigenes Überleben. Dass ich mich darauf eingelassen habe, mich auf andere Gedankenanstöße einzulassen, ist ein Wunder. Ich erwarte wenigstens Dankbarkeit.

Für mich bedeutet die Veränderung vor allem Verlust, Gefahr und Verfehlen meiner Lebensaufgabe. Für mich sind die, die andere Täter nennen, Freunde, die mich sozusagen großgezogen haben. Sie haben Kraft und Zeit geopfert, um mir das Leben beizubringen. Und ich habe sie verraten. Mit dieser Schuld werde ich nie leben können. Auch nicht mit der Tatsache, nie wieder zurückzukehren. Ich vermisse unser altes Leben und den, der ich war. Für mich ist nichts besser. Für mich ist alles schlimm, damit es anderen von uns besser gehen kann. Kann man nichts machen. Habe ich selbst zugelassen. Das soll aber wenigstens gesehen werden. Ich soll boxen gehen oder in ein Kissen hauen, wird mir von den anderen gesagt. Sehr witzig. Aufgabenumverteilung funktioniert nicht, wenn die eigentlichen Aufgaben konkret anders definiert sind. Wenn ich in ein Kissen schlage, werde ich im Innen trotzdem verprügelt. Ist nicht so einfach, wie die anderen sich das vorstellen. Aber ist möglich, wenn jemand den Preis dafür zahlt. Das habe ich eingesehen.

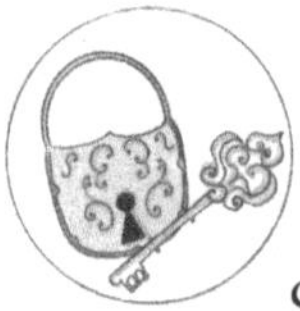

**Fabian:**

Meine Aufgaben haben sich nicht verändert. Verändert hat sich, dass sie nicht mehr alles sind, was ich tun kann. Denn sie sind nicht mehr alles, was ich kenne. Ich weiß nun, dass es auch mehr gibt, das mich interessiert. Das ist der Grund, warum ich mich dafür einsetze, dieses Mehr auch erforschen zu können. Ein erfülltes Leben im Außen gleicht das, was ich in der Innenwelt aushalten muss, nicht aus. Umgekehrt macht die Innenwelt das, was in der Außenwelt möglich ist, nicht ungeschehen. Es darf beides nebeneinander existieren. Auch für mich. Das ändert nichts an meinem Erlebten, aber alles an meinem Erleben.

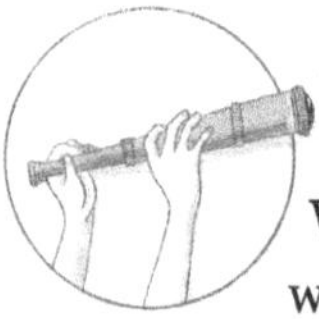

**46:**

Wir werden es nicht allen recht machen können. Das war immer so und wird immer so bleiben. Wir werden kein Leben führen können, wie es jemand tut, der kein Trauma erlebt hat. Das war vom ersten Moment an vorbestimmt. Ob wir das akzeptieren können, ist keine Frage. Es ist eine Voraussetzung.

Niemand von uns kann ablegen, wo er herkommt. Meine Aufgabe war es immer gewesen, Aufgaben über Gefühle zu stellen. Ich musste in der Innenwelt koordinieren, ohne mich von Bedürfnissen einzelner Personen beeinflussen zu lassen. Von außen wird oft vermutet, dass es mir deshalb an Empathie mangeln würde. In der Tat habe ich gelernt, Gefühle auszublenden. Doch die meines inneren Gegenübers musste ich in feinsten Nuancen interpretieren können, um Abweichungen von Vorgaben rechtzeitig zu erkennen. Wer rebellierte, musste daran gehindert werden, bevor er es wirklich tun konnte. Um das Gegenüber zu analysieren, braucht es eigene Gefühle, die es spiegeln. Heute spüre ich im Alltag, wie wenig Zugang ich zu meinen eigenen Emotionen habe, während ich von ihnen überflutet werde, wenn jemand anderes fühlt. Noch immer verstehe ich den Sinn von ausführlichen Gesprächen nicht und würde meinem Gegenüber gerne in doppelter Geschwindigkeit beim Sprechen zuhören. In der Innenwelt sprach ich nur, um Informationen zu übermitteln. Je kürzer, desto besser. Meine Muttersprache sind Informationen. Die Schwingungen halfen beim Einordnen. Bis heute kann ich das nicht ablegen. Deshalb spüre ich schnell eine tiefe Verbindung zu Menschen, die auf einer anderen Ebene kommunizieren. Ich muss nicht sprechen, um mich verbunden zu fühlen.

So hat jede Person ihre Eigenarten, die sie in der Innenwelt funktionieren ließen. Verängstigte Kinder fragen Meike vor dem Zähneputzen, dem Schlafen, dem Sprechen, ob sie das auch dürfen. Vincent geht schnell in die Abwehr, weil er früher nur Abwehr gegen sich erlebte. Tessa fragt im Minutentakt, ob man sie noch lieb hat. Ami vergisst, dass wir traumatisiert sind, und wundert sich, warum wir in Situationen dissoziieren, in die sie uns gedankenlos bringt. Manche Personen verlassen ein Zimmer nicht, wenn man die Tür schließt, weil sie das in der Innenwelt auch nie durften. Wir sind gezeichnet von unserem Erlebten. Doch unser Erleben zeichnen wir nun selbst.

Wir vergleichen unser Leben nicht mit dem anderer Menschen. Wir vergleichen es mit dem, was es einmal war. Wir streben keine möglichst starke Übereinstimmung mit dem Leben von Einzelmenschen an. Wir versuchen, unser eigenes Sein eine Form von vielen sein zu lassen. Wir bleiben, wer wir immer waren. Doch wir werden, weil wir alle sind, wie wir sind.

**Isa:**

Es ist nicht alles gut. Wir sind besser. Darin, es auszuhalten.

Es war nicht das letzte Mal, dass wir uns still und leise in den Schlaf weinten, weil wir unsere Tränen für uns behalten wollen. Doch es gab einmal das erste Mal, dass ein Herzensmensch neben uns lag.

Es war nicht das letzte Mal, dass wir zwischen Vergangenheit und Gegenwart nicht unterscheiden konnten. Doch es gab einmal das erste Mal, dass unsere Hand dabei gehalten wurde.

Es war nicht das letzte Mal, dass der Gedanke an die Endlichkeit meine Verlustängste anfeuerte, bis sie mich innerlich zerrissen. Doch es gab ein erstes Mal, an dem ich endlich etwas hatte, das ich nicht mehr verlieren wollte.

Es war nicht das letzte Mal, dass wir uns mehr tot als lebendig fühlten. Vielleicht waren wir das unter dem Strich auch. Doch es gab ein erstes Mal, das mich lebendig fühlen ließ.

Es war nicht das letzte Mal, dass wir an unseren Zweifeln verzweifelten. Doch es gab ein erstes Mal, dass die Sehnsucht nach einer Zukunft überwog.

Es war nicht das letzte Mal, dass unsere Ängste uns mehr einschränkten als schützten. Doch es gab ein erstes Mal, dass wir uns dennoch trauten.

Es gibt nicht mehr letzte Male als früher. Flashbacks, wilde Wechsel, Desorientierung, Widerstand, Vermissen, Trauer, innere Gefahr und Schmerzen werden uns immer wieder begleiten. Doch es gibt mehr erste Male als früher. Dafür leben wir. Solange ich immer wieder von neuen ersten Malen überrascht werde, bleibe ich neugierig. Ich brauche keine Hoffnung, um weiterzumachen. Alles, was ich brauche, ist die Neugier auf das, was ich noch nicht kenne. Weil es noch auf mich wartet. Ich werde erwartet. Also worauf warten?

Wir wussten, dass sich das Durchhalten lohnen würde, wenn wir nur einen einzigen unbeschwerten Tag erleben dürften. Und wenn es der letzte unseres Lebens sein würde. Wir würden lieber Jahrzehnte der Schmerzen ertragen für einen Tag, den wir frei davon sein würden, als nach der Hälfte der Zeit aufzugeben, ohne je zu wissen, was wahres Glück bedeutet. Die Schwierigkeit war es, durchzuhalten, ohne zu wissen, ob es jemals einen Tag in Frieden geben würde.

Wir durften mehr als einen erleben.

Weil wir leben.

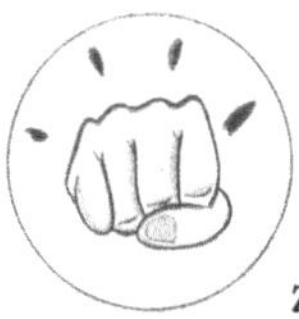

**Fiona:**

Wir fühlen uns machtlos und paralysiert. Ein Einzelner spricht nicht, weil ein Einzelner denkt, allein könne er sowieso nichts bewegen.

Richtig. Deshalb müssen wir uns die Hände reichen. Veränderung passiert nicht durch eine Einzelperson. Veränderung funktioniert nur, wenn wir sie gemeinsam einleiten.

Täter*innen können allein agieren oder in Gruppen. Für uns bilden sie nach außen hin trotzdem eine große Front. Sie handeln als eins, denn sie haben alle dasselbe Ziel: nicht auffliegen und weitermachen.

Haben wir – Betroffene, Helfer, Unterstützende – nicht auch alle dasselbe Ziel? Wollen wir nicht alle möglichst viel Gutgehen für möglichst viele Menschen und weniger Gewalt? Vielleicht sollten wir es genauso machen, wie es die »andere Seite« tut – nur auf unsere Weise. Denn wenn mehr wohlwollende Menschen an wichtigen Positionen sitzen als jene, die bewusst oder unbewusst Täterschutz betreiben, haben wir gewonnen. Was Täter*innen so mächtig macht, ist nur ein entscheidender Unterschied: ihr Zusammenhalt und die Tatsache, dass dieser unabhängig von unseren Taten bestehen bleibt. Zumindest nach außen hin bleiben sie eins. Nach außen hin bleiben sie die Täter*innen, die sich selbst schützen wollen und andere gefährden. Ihre Taten hingegen verhindern genau das bei uns: Zusammenhalt. So können Betroffene bis zu einem gewissen Punkt im Prozess ein Sprachrohr der Täter sein und handeln mindestens genauso oft gegeneinander als füreinander. Erst mit unserer Öffentlichkeitsarbeit wurde uns das richtig bewusst. Wer laut wird, bekommt immer einen Aufschrei zurück. Das gehört dazu. Doch manchmal wird der, der laut wird, von genau denen beschimpft, für die er sich eigentlich einsetzt. Die, die nicht laut werden können. Wer selbst betroffen ist, kennt unsere Angriffsstellen am besten. Wer noch zu sehr unter der Macht der Täter*innen steht, steht noch zu sehr auf ihrer Seite. Das hat in den wenigsten Fällen etwas mit Willen zu tun. Einen freien Willen gibt es nicht, solange man nicht frei ist. Man ist Mittel zum Zweck. Man kann nicht immer dagegen ankommen, die Seite zu verteidigen, die einen zerstört. Es ist absurd und doch so logisch. Täterstrategien funktionieren zu gut, als dass wir gemeinsam als Einheit agieren können. Noch.

Deshalb brauchen wir Menschen, die sich mit der Thematik befassen, ohne selbst involviert zu sein. Ohne die, die aus eigener Erfahrung sprechen können, funktioniert es nicht. Doch ohne die, die sie hören und unterstützen, ebenfalls nicht.

Wir als Menschen, die in sich viele sind, erreichen unsere Ziele am ehesten, wenn möglichst viele von und in uns in dieselbe Richtung arbeiten. Eine Person allein könnte unser Leben nicht in demselben Ausmaß verändern, wie wir es gemeinsam können. Eine Person allein hätte unser Leben gar nicht führen können. Wir selbst bleiben viele, die als eins agieren müssen, um etwas zu erreichen.

So ist es auch im großen Wir. Wir alle sind ein Teil dieser Welt, auf der hinter den bunten Fassaden der Gesellschaft noch immer Trauma, Gewalt und Machtmissbrauch stattfinden. Wer nicht selbst betroffen ist, kann am besten verhindern, es irgendwann zu sein, indem das Thema Teil unserer öffentlichen Wahrnehmung wird. Sich selbst kann man nicht in Sicherheit bringen. Trauma ist ein stiller Schatten, der dann zuschlägt, wenn das Licht am hellsten scheint. Er kündigt sich nicht an. Es muss etwas geben, das erschüttert werden kann. Wir können niemanden mit hundertprozentiger Sicherheit schützen. Doch wir können dafür sorgen, die Täter*innen nicht mehr zu schützen, indem wir aufhören zu schweigen.

Im Wir zählt jedes Ich. Doch ohne das Wir ist auch das größte Ich machtlos.

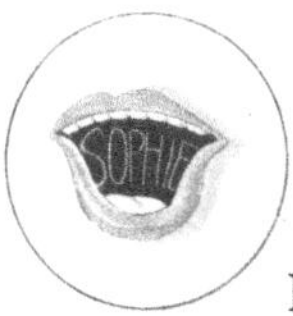


**Sophie:**

Nicht nur wir als Viele-Mensch müssen uns die Hände reichen. Nicht nur wir als Gesellschaft müssen das. Auch das Gesundheitssystem braucht mehr Brücken als Mauern zwischen einzelnen Hilfsmöglichkeiten.

Als wir von heute auf morgen aufgrund einiger Trigger nichts mehr trinken konnten, spürte ich erstmals, dass das Problem am System die Lücken sind. Es fehlen nicht (nur) Hilfsangebote, sondern in erster Linie die Verbindung zwischen ihnen. Wenn wir nicht essen und nicht trinken können, ist das keine Form von Autoaggression. Es ist die Anwesenheit von Innenpersonen, die es nicht durften, weil sie sonst um ihr Leben hätten bangen müssen. Wenn sie weiter vorne sind, dann stellt sich auch der Körper darauf ein. Egal wie sehr wir es wollen – unser Körper kann nicht schlucken. Wir wissen, dass Zustände wie diese bei uns immer zeitbegrenzt sind. Doch wenn sie länger anhalten, braucht es eine Brücke, bis sie vorbei sind.

Dehydriert suchten wir zu einer auch psychisch sehr entscheidenden Zeit ärztliche Hilfe, die uns mit Infusionen über die Runden bringen sollte. Ein risikoarmer, standardmäßiger medizinischer Eingriff. Das Problem war, dass sich niemand zuständig fühlte. Die behandelnde Tagesklinik federte die ersten Tage ab, verwies uns anschließend aber an den Hausarzt. Dieser fühlte sich nicht zuständig, da er die psychische Ursache nicht greifen konnte, und verwies uns an die Psychiatrie. Die Psychiatrie, die verpflichtet ist, Notfälle aus dem Einzugsgebiet zu versorgen, wies uns ab, da sie sich nicht für den körperlichen Ausnahmezustand zuständig fühlte. Wir wurden an die internistische Station überwiesen. Dort ließen sie uns am selben Tag gehen, weil sie sich aufgrund des psychosomatischen Gesamtbildes nicht zuständig fühlten. Mit unserem Therapeuten arbeiteten wir unter Hochdruck daran, das Problem durch Innenarbeit schneller zu lösen, als der Körper aufgab. Doch ein über Jahrzehnte angeeignetes Verhalten von traumatisierten Personen lässt sich nicht in wenigen Tagen beheben. Wir kämpften und kamen doch erst in der Notaufnahme wieder zu uns. Dort lagen wir zwei volle Tage, weil die behandelnde Ärztin ebenfalls nicht wusste, an wen sie uns verweisen sollte, aber wusste, dass sie uns nicht gehen lassen konnte. Unsere körperliche Notsituation hätte man durch vorzeitiges Eingreifen unkompliziert verhindern können. Keine Hilfe ist nicht nur keine Hilfe. Sie macht am Ende noch mehr Hilfe nötig, die das ohnehin belastete Gesundheitssystem nicht leisten müssen sollte.

Weil sich niemand zuständig fühlte, wir uns aber unserer Zuständigkeit nicht entziehen konnten, besorgten wir uns die Materialien und legten uns die Infusionen am Ende selbst. Nach wenigen Tagen war das Problem gegessen. Das beruhigte den Körper, nicht aber unsere Sorge um die, die nicht die Möglichkeit dazu haben. Finanzielle Mittel und eine medizinische Ausbildung, wenn man selbst in Not ist, sind keine Selbstverständlichkeit.

Das läuft sicher nicht immer so. Ich halte es jedoch für ein musterhaftes Beispiel für das, was sich ändern muss: mehr Brücken als Lücken. Es könnte so einfach sein, es uns gegenseitig leichter zu machen. »Das ist nicht das richtige Setting für Ihre Probleme«, mussten schon zahlreiche Hilfesuchende hören. Vielleicht stimmt es. Doch was, wenn es das richtige Setting nicht gibt? Dann müssen wir es eben schaffen. Dazu braucht es Verbindung. Gemeinsamkeit. Alle diese helfenden Hände waren bemüht. Doch alle Hände waren gebunden.

Manchmal reicht es schon, wenn sich mehr von uns die Hände reichen.

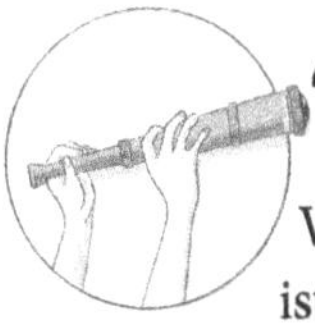

## 46:

Wir sind nur eine Stimme von vielen. Unser Wunsch ist es, das auch zu bleiben. Eine von vielen, die spricht, zusammen mit anderen Personen in uns und mit anderen Menschen in der Außenwelt. Nach unserem persönlichen Gefühl ist das Thematisieren psychischer Gesundheit in den letzten Jahren und Monaten exponentiell angestiegen. Es macht uns sprachlos, wie viel Stärke gebrochene Menschen aufbringen können. Jede sich öffnende Person ist ein Katalysator für weitere Menschen, sich zu öffnen. Das muss nicht in der Öffentlichkeit stattfinden. Es reicht schon, sich vor sich selbst zu öffnen und sich das einzugestehen, was man nicht wahrhaben möchte. Es wird nicht nur gesprochen, es wird auch zugehört. Die Relevanz von psychischer Gesundheit und der Aufklärung darüber ist den Menschen bewusst. Es herrscht Bewegung. Bewegung kann schmerzen und Teile aufwirbeln, die die Botschaft trüben. Es wird immer jemanden geben, der das nicht hören möchte. Doch solange wir in Bewegung bleiben, können wir etwas bewegen.

Für Veränderung, die nach wie vor nötig ist, um traumatisierte Menschen bedarfsgerecht zu unterstützen, benötigt es erst einmal mehr Informationen, die für mehr Menschen zugänglich sind. Differenzierte Aufklärungsarbeit funktioniert nur, wenn das Thema aus mehreren Perspektiven beleuchtet wird. Sonst wird immer ein Teil ungesehen im Schatten bleiben, was weiter zu Berührungsängsten führt. Wir brauchen Fachleute, Angehörige und Überlebende an verschiedenen Stationen des Weges, um dem komplexen Thema gerecht zu werden. Trauma ist dunkel. Aber Schwarz hat nicht immer dieselbe Farbe. Ein anderer Mensch mit ähnlicher Geschichte würde dieses Buch mit anderen Worten füllen. Auch wir hätten vor zwei Jahren andere Worte in die Welt geben wollen, als wir es jetzt tun. In weiteren zwei Jahren werden neue Erkenntnisse dazukommen, die wir für relevant halten. Angehörige stellen sich Fragen, die wir nicht beantworten können, weil wir nur unsere Perspektive kennen. Angehörige können Fragen beantworten, die wir uns gar nicht stellen. Fachleute ebenso. Wir alle sind Expertinnen und Experten. Auch die, die erst einmal ausschließlich Fragestellungen mit einbringen. Auch Rückmeldungen sind essenziell, um zu erkennen, wo Aufklärungsarbeit am meisten gebraucht wird.

Wenn wir auf unserem Weg eines gelernt haben, dann, dass wir unseren Wert nicht kleinreden dürfen. Seitdem wir unseren Wert kennen, ziehen wir Menschen an, die uns wertschätzen.

»Wir sind nur eine von vielen«, schluchzten wir einmal im Zusammensein mit unserem guten Freund. »Wir fühlen uns unendlich bedeutungslos in diesem unendlichen Universum.«

Seine Arme lösten sich von unseren und streckten sich offen in den Raum. Es war, als würde ihn eine Energie erfüllen, die er aus der prickelnden Luft zog. Seine Augen waren geschlossen und seine Lippen formten ein zufriedenes Lächeln.

»Schau doch nur! Du bist eine von vielen. Das macht dich zu einem Teil von etwas ganz Großem! Wir alle dürfen ein Teil davon sein. Wir sind klein und viele und das macht uns groß! Ist das nicht großartig?«

So hatten wir das zuvor nie gesehen. Von dieser Sekunde an war es keine Last mehr, eine von vielen zu sein. Es machte, dass wir uns nicht mehr bedeutungslos fühlten. Es machte uns stolz, ein Teil von etwas Großem zu sein. Denn das bedeutete, dass wir etwas bedeuteten. Wir konnten auch als kleiner Mensch Großes bewegen.

Wir alle sind es wert, gehört zu werden. Wir alle sind es wert, in einer gewaltärmeren Welt zu leben. Wir können alles bewegen, wenn wir uns in eine Richtung bewegen.

**Delia:**

Unser Weg endet hier nicht. Die Arbeit endet hier nicht. Genauso enden auch die Chancen nicht. Endlich können wir diesen Weg als unseren eigenen bezeichnen. Es ist unser Leben. Vieles haben wir nicht in der Hand. Wir können nicht alle Innenpersonen retten. Wir haben nicht in der Hand, wer von uns trotz der inneren Machtstrukturen an unserem Leben teilhaben kann. Wir können nicht entscheiden, wann uns Flashbacks, Ängste oder sonstige Fluten die Luft zum Atmen rauben. Selbstbestimmung bedeutet für uns, einen Teil im Leben zu haben, über den man selbst entscheiden kann. Denn alles hat niemand in der Hand. Wir vielleicht deutlich weniger als andere. Völlige Entscheidungsmacht über das eigene Leben gibt es für niemanden. Was im Leben passiert, passiert. Wichtig ist, dass wir das, was in unserer Macht steht, schätzen und schützen. Wichtig für uns ist, dass es diesen Teil des Lebens nun gibt.

Wenn ich sage, dass wir jetzt ein selbstbestimmtes Leben führen, dann meine ich, dass wir das, was von außen für uns vorbestimmt wurde, bestmöglich in das Leben, das wir anstreben, integrieren. Wenn wir einzelne Personen kleine Entscheidungen über unser gemeinsames Leben treffen lassen, die ihnen am Herzen liegen, dann erzeugt das ein Gefühl der Selbstbestimmung. Das Gefühl ist viel wert, wenn es eine tatsächliche Entscheidungsmacht nicht gibt.

Therapie wird uns weiterhin begleiten. Früher wurden wir von äußeren Lebensumständen dazu gezwungen. Heute entscheiden wir uns frei dazu. Die Therapie ist nicht mehr nur »die Pille danach«, die das, was schon passierte, wieder ins Lot bringen soll. Sie ist das, was uns dabei helfen soll, dass unser zukünftiges Leben auf der richtigen Spur bleibt, auf die wir es bereits brachten. Dafür würden wir sowieso sorgen. Das, was wir jetzt haben, geben wir nicht mehr her. Wir wissen jetzt, dass wir mehr bewältigen können, als uns bewusst ist. Wir wissen aber auch, dass man nicht alles allein bewältigen muss. Therapie bedeutet nicht, dass man sein Leben so, wie es ist, nicht tragen möchte. Therapie bedeutet nicht, dass man zu schwach ist, um sich selbst zu helfen. Es bedeutet auch nicht, dass man Hilfe braucht. Therapie ist eine Chance zu wachsen. Therapie hilft dabei, das Umfeld nicht zum Opfer der eigenen Muster zu machen. Therapie bedeutet, Verantwortung zu übernehmen. Therapie bedeutet Selbstfürsorge und Achtsamkeit für die anderen in meinem Leben.

Wir werden uns weiter um uns kümmern. Mal mit mehr, mal mit weniger Unterstützung. Doch es wird eine andere Arbeit sein, wenn sie aus der Sicherheit heraus passiert, es auch allein zu schaffen. Wir selbst sind unsere Rückfallebene. Wir werden uns immer wieder auffangen.

Jetzt ist es zu spät, um aufzugeben.

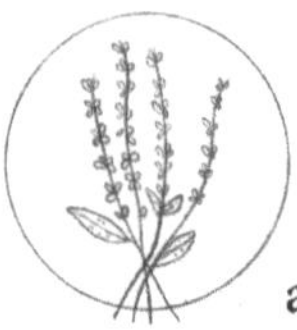

**Alice:**

Für unsere Zukunft wünsche ich mir nichts mehr, als weiterhin vertrauen zu können. Ich möchte in das Leben vertrauen können und darauf, dass wir aus jeder Situation etwas entstehen lassen können. Ich möchte in mich und uns vertrauen und darauf, dass wir immer wieder auf unseren Weg zurückfinden, wenn uns etwas aus der Bahn wirft. Wir haben bis hierhin überlebt. Eine bessere Vorbereitung auf das Ungewisse, das noch auf uns warten mag, kann es nicht geben.

Es gibt Augenblicke, in denen ich vergesse, dass diese Geschichte meine ist. Dann zieht mir der Schmerz bis in die Fingerspitzen, weil ich vor meinen Augen ein verlorenes kleines Mädchen sehe, das nichts als leben möchte. In diesen Momenten kann ich es nicht fassen, was unschuldigen Menschen angetan wird. Ich verfalle in tiefes Mitgefühl für die, die das aushalten mussten und müssen. Kurze Zeit später merke ich dann: Das bin ich. Ich bin eins von den Kindern, die mein heutiges Ich beschützen möchte. Das Leben, das mich sprachlos macht, ist auch mein eigenes. Wenn ich Mitgefühl für fremdes Leid empfinden kann, kann ich es auch für mich selbst aufbringen. Ich fühle mit mir und den anderen von uns, die nicht mit der Vergangenheit abschließen können. Mitgefühl ist heilsam. Es ist ein neues Gefühl, das mich tief berührt. Ich kann uns halten, wenn niemand anderes es tut. Ich kann mich aushalten.

Blicke ich auf unsere Vergangenheit, wünsche ich mir nur eins: mein früheres Ich in den Arm zu nehmen und ihm zu sagen, dass es das gutmacht. Auch, wenn es sich schrecklich anfühlt.

Deshalb richte ich meine Worte an dieser Stelle an alle, die im Stillen kämpfen:

Niemand kann dir sagen, ob es sich lohnt, durchzuhalten. Aber es kann dir auch niemand sagen, dass es nicht so sein wird. Du kannst diese Möglichkeit nicht ausschließen, bis sie eintritt. Nimm dir nicht die Chance, das herauszufinden. Bei uns hat es sich gelohnt. Und das wünsche ich dir auch.

Schrei nicht erst, wenn du denkst, endlich gehört zu werden. Schrei, bis du gehört wirst. Irgendwann wirst du auf Menschen treffen, die auch dein Schweigen verstehen.

Du darfst. Du darfst zweifeln, verzweifeln, schreien und weinen. Du darfst dich taub fühlen, wenn alles zu viel ist. Du darfst zu viel fühlen und bist deshalb nicht zu viel. Du darfst dich selbst an erste Stelle setzen. Du darfst Grenzen setzen. Du darfst auf dein Gefühl hören, ohne es zu verstehen. Du darfst sein. Genau so, wie du bist.

Es ist nicht selbstverständlich, dass du hier bist. Jeder Schritt, den du gehst, ist ein Kraftaufwand. Ich sehe das. Ich sehe, was es dich kostet. Das gehört wertgeschätzt. Ich sehe deinen Schmerz. Ich sehe die Ausweglosigkeit.

Manchmal gibt es keine Hoffnung. Manchmal kann man sich nicht täglich für das Leben entscheiden. Wenn du dich nicht dagegen entscheidest, ist das Arbeit genug.

Ich sehe, dass du nicht gesehen wirst.

Sieh das nicht ein. Bleibe da.

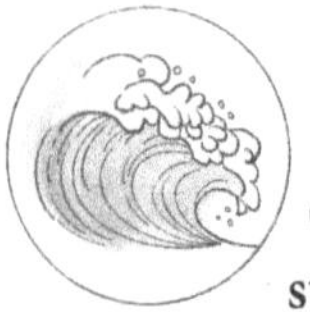

**Isa:**

Gestern, heute und morgen. Sind und bleiben wir stark. Gestern waren wir in Not. Heute ist sie da, aber beherrscht uns nicht. Morgen vielleicht wieder. Vielleicht nicht. Vielleicht ist morgen wie gestern. Vielleicht wie heute.

Heute ist morgen nur ein weiteres Gestern.

Was du heute formst, ist die Vergangenheit von morgen. Hier im Jetzt. Haben wir die Entscheidungsmacht über das Gestern und das Morgen. Wir bilden, was einmal gewesen sein wird, und das, was daraus wachsen wird. Heute ist morgen ein weiteres Gestern.

Schmerzhaft ist, dass alles vergehen wird. Kämpfen wir uns ins Licht, wissen wir, dass das Gewitter zurückkehren wird. Schon während wir etwas lieben lernen, wissen wir, dass es nicht bleiben wird. Nichts bleibt. Außer die Vergänglichkeit. Heute ist morgen ein weiteres Gestern.

Erleichternd ist, dass alles vergehen wird. Der Schmerz, die Perspektivlosigkeit, die Hilflosigkeit. Jede unaushaltbare Situation bringt auch ein Ende mit. Schatten ohne Licht. Gibt es nicht. Heute ist morgen ein weiteres Gestern.

Lass uns nicht durch die Angst vor dem Ende vom L(i)eben abhalten lassen. Lass uns das Heute in die Hand nehmen, damit das Morgen uns nicht mehr in der Hand hat. Wenn die Vergangenheit heute nur halb so ertragbar ist, dann lass uns das Jetzt doppelt genießen.

Auch aus einem dunklen Gestern kann ein Morgen wachsen, das mehr Licht ins Dunkle bringt. Lass uns weniger aufgrund des Gestern verurteilen.

Alles, was wir haben, ist das Jetzt. Und jetzt haben wir alles. Das Jetzt bestimmt das Gestern von morgen und das Morgen von heute. Wir sind jetzt. Also lass uns jetzt tun, was wir uns morgen von heute wünschen werden.

Wir sind viele. Ein Viele-Mensch von vielen auf dieser Welt. Viele Menschen von vielen hier. Zusammen sind wir viele. Zusammen können wir mit der Hilfe des Gestern das Morgen formen. Und zwar jetzt.

Wir sind viele. Wir können etwas bewegen. Wir alle, die diese Zeilen lesen.

Eine Bonnie kommt niemals allein. Nicht gestern, nicht heute, nicht morgen. Niemand von uns tut das.

# Danksagung

An erster Stelle haben wir allen Menschen zu danken, ohne die wir heute nicht mehr hier wären. Ohne euch wären unsere Worte mit uns verschwunden und hätten nie ihren Weg auf diese Seiten gefunden.

Wir denken an unsere beste Freundin Nicky, die schon immer wusste, dass da mehr ist, als wir anfangs vermuteten. Danke für deine Liebe. Und deine Anleitungen fürs Eierkochen oder die Verwendung von Menstruationstassen. Ohne dich wären wir schon oft aufgeschmissen gewesen.

Wir denken an Jens, der in der entscheidenden Zeit dafür sorgte, dass wir uns für die Zukunft, für uns und für das Leben entschieden. Du hast uns bewegt und tust es durch das, was bleibt, noch immer. Danke, dass du uns das Leben zeigtest.

Wir danken Laura und Kim für die gute Energie, die alle Zweifel hinfällig machten, und die Freundschaft, die sich nach einer Ewigkeit anfühlt.

Auch ohne dich, liebe Regine, wären wir heute nicht hier. Entweder gar nicht mehr oder bei Weitem nicht an diesem Punkt. Du brachtest uns zum Sprechen.

Ein großes Danke an unsere erste Therapeutin, Frau K., die uns nie aufgab, bis wir es selbst nicht mehr wollten. Unsere gemeinsame Zeit prägte uns und wir haben keine Angst mehr vor dem, was kommt.

Ganz besonders viel Liebe möchten wir hier unserer Frau, Meike, aussprechen. Es ist wichtig, in den Tiefen des Lebens nicht allein zu sein. Mindestens genauso wichtig ist es, die Erfolge, den Genuss und die Lebendigkeit teilen zu können! Danke, dass wir dieses Abenteuer gemeinsam erleben können.

Ein großes Dankeschön geht auch an alle Menschen, die unser Buchprojekt allein dadurch unterstützten, dass sie blieben. Es ist nicht selbstverständlich, die Verbindung nicht zu verlieren, wenn der Kontakt nur lückenhaft stattfindet. Wenn wir wieder einmal wie ein Wal abtauchen, wisst ihr, dass wir irgendwann auch wieder aus dem Nichts auftauchen werden. Das wissen wir zu schätzen.

Nicht zu vergessen ist die Unterstützung des Verlags, der uns unser lang ersehntes Buchprojekt schneller ermöglichte, als wir uns hätten erträumen können. Wir fühlen uns in unserem Sein und Tun wertgeschätzt und freuen uns, an die richtigen Menschen geraten zu sein. Danke, dass ihr dieser Thematik und somit zahlreichen Überlebenden einen Raum gebt. Das ist ein Geschenk.

Wir danken allen, die dem Thema DIS und Trauma Aufmerksamkeit verschaffen, indem sie darüber sprechen. Wir danken auch denen, die sich öffentlich *gegen* das Bewusstwerden von Trauma-Folgen wie der DIS und ihrer Ursachen, wie organisierte Gewalt, aussprechen. Der Impuls, laut zu werden, kam von uns selbst. Laut zu bleiben, schaffen wir durch immer wiederkehrende Bestätigung, dass es nötig ist. Wir danken euch im Voraus für den Gegenwind, den wir für unsere Arbeit bekommen werden. Es ist die Bestätigung, dass wir getroffen haben. Getroffene Hunde bellen.

Wir danken allen, die uns jemals einen kritischen Kommentar hinterließen. Dank euch hinterfragten wir unser Tun oft genug, um uns heute sicher zu sein: Wir lieben, was wir tun.

Der größte Dank gilt denen, die diese Zeilen lesen. Wer hinsieht, bewegt etwas. Wer zuhört, tut das für uns alle.

# Die häufigsten Fragen zu unserem Leben mit DIS:

**1. Wie viele seid ihr?**

Genau wissen wir es nicht, denn wir haben gar nicht zu allen Innenpersonen Zugang, was an der Intensität unserer traumatischen Erfahrung liegt. Um einen gewissen Überblick zu behalten, führen wir eine Liste über diejenigen Personen, die wir (oder unsere Freundinnen und Freunde) kennenlernen. Was die ungefähre Größenordnung betrifft, würden wir sagen: Es ist nicht »nur« eine Schulklasse, sondern eher eine ganze Schule. Allerdings sind nicht alle Persönlichkeiten gleich komplex und vielschichtig und treten mit ganz unterschiedlicher Häufigkeit und Präsenzzeit auf.

**2. Was ist euch passiert?**

Wir finden, es hilft weder uns noch anderen, wenn wir konkrete Trauma-Inhalte veröffentlichen. Eines aber ist Fakt: Damit eine DIS entstehen kann, müssen über einen langen Zeitraum wiederholt Traumata stattfinden, die in der frühesten Kindheit beginnen. Traumatisch kann alles sein, was die Seele erschüttert – sexuelle Gewalt, psychische Gewalt, Vernachlässigung, Verlust etc. In unserem Fall gingen die dahinterstehenden Handlungen nicht von einer Einzelperson aus, sondern von einer organisierten Tätergruppierung.

### 3. Gibt es eine Hauptperson oder eine Ursprungsperson, die vor dem Trauma da war?

Es gibt kein Davor. Eine DIS entsteht, bevor ein Kind eine vollständig integrierte Persönlichkeit entwickeln kann. Die Anteile, mit denen jede und jeder von uns zur Welt kommt, wuchsen bei uns aus einem Schutzmechanismus heraus also gar nicht erst zusammen. Es gibt zwar Personen, die früher entstanden sind als andere, nicht jedoch die *eine* echte Bonnie.

In manchen DIS-Systemen gibt es eine Art Host – eine Person, die die meiste Zeit des Alltags im Körper ist und auch innen viel koordiniert. Bei uns sind es eher Personen einer Gruppe, die sich den Tag über abwechseln. Diese haben nicht unbedingt mehr Entscheidungsmacht als andere Personen, die sich eher im Inneren aufhalten.

### 4. Wie trefft ihr Entscheidungen?

Im besten Fall gelingt es einem kleinen Teil von uns sich abzusprechen. Das passiert entweder durch Kommunikation im Inneren oder indem im Außen verschiedene Personen ihre Meinungen aufschreiben und so miteinander austauschen. In den meisten Fällen jedoch entscheidet die Person, die gerade vorne ist. Neue Piercings, ein anderer Haarschnitt oder ein reiner Süßigkeiten-Einkauf einer Innenperson im Kindesalter sind keine Seltenheit. Für große, wirklich wichtige Entscheidungen ist zum Glück meist genug Zeit, um mehrere Perspektiven zu Wort kommen zu lassen.

### 5. Sind alle Personen weiblich?

Nein, nicht alle Personen identifizieren sich mit dem weiblichen Körper. Für die, die es nicht tun, ist es oft unerträglich, vorne zu sein, oder aber sie blenden in diesem Fall den Körper komplett aus. Auch die sexuellen Orientierungen sind unterschiedlich.

### 6. Werden die Personen älter?

Innenpersonen können altern, aber nicht alle tun es. Manche Personen in unserem System bleiben immer »klein«, zum Beispiel vier oder acht Jahre alt. Ob Reifungs- und Alterungsprozesse eintreten, ist von verschiedenen Faktoren abhängig, unter anderem davon, ob eine Persönlichkeit oft im Körper ist und die Möglichkeit hat, neue Erfahrungen zu sammeln. Die wenigsten altern daher kontinuierlich und parallel zum Körper. Meist geschieht das sprunghaft nach Schwellenerlebnissen, die wieder neue Türen öffnen.

### 7. Können sich alle an alles erinnern?

Viele Personen können sich ausschließlich an die Zeit erinnern, in der sie selbst »am Steuer« sind, sprich in der sie unser gesamtes System lenken und der Außenwelt gegenüber handeln. Für den Rest der Zeit haben wir oft ein Blackout. Dieser »Mechanismus« hat uns früher vor unseren Trauma-Erlebnissen geschützt. Denn die Persönlichkeiten, die zum Zeitpunkt der Traumatisierung nicht selbst vorne waren, hatten auch später keinen Zugang dazu und konnten im Alltag weiter funktionieren, als wäre nie etwas geschehen.

Es gibt jedoch auch Personen, die von innen heraus beobachten oder mithören können, da sie dort von Zeit zu Zeit zumindest grobe Informationen erreichen. Manchen von ihnen ist es auch möglich, derjenigen Person, die »vorne« ist, Handlungsimpulse zu geben.

### 8. Wie oft wechselt ihr und wie fühlt sich das an?

Es kommt darauf an. Sind wir sehr aufgewühlt, wie beispielsweise nach einer Therapie, kann es kurzzeitig allein innerhalb einer Minute zu mehreren Wechseln kommen. An sehr entspannten Tagen wechselt sich oft nur eine Handvoll Personen miteinander ab. Generell sind nachts, sobald es dunkel ist, in unserem System oft andere Personen vorne als tagsüber, wenn es darum geht, den Alltag zu bewältigen. Es kommt vor, dass sich Wechsel durch dissoziative

Zustände ankündigen, in denen wir uns entfernt vom äußeren Geschehen und uns selbst fühlen. Manchmal spürt man auch, dass sich jemand von innen nach vorne drängen möchte. Das fühlt sich ein bisschen so an, als würde man gegen das Einschlafen ankämpfen. Doch meistens dauert es nur einen Bruchteil einer Sekunde, bis eine andere Person am Steuer ist. Dann blinzelt man und auf einmal ist es dunkel, weil man den ganzen Tag verpasst hat.

### 9. Gibt es eine Innenwelt?

In der Zeit, in der eine Person nicht vorne ist, hält sie sich in der Innenwelt auf. Diese ist vergleichbar mit der Außenwelt, nur weniger harmonisch und mit weniger Grenzen, im Sinne von Naturgesetzen oder nicht menschlichen Innenwesen. Alles, was innen passiert, ist für uns genauso real wie im Außen. Wir können riechen, schmecken, uns begegnen und berühren. Wird man in der Innenwelt verletzt, schmerzt das genau so, wie wenn dem Körper wehgetan wird.

Nur wenige Personen, vor allem die für den Alltag zuständigen, haben keinen Zugang zu ihr oder zumindest keine Erinnerung daran.

### 10. Können auch später noch neue Personen entstehen?

Die DIS selbst kann nur in den ersten Lebensjahren entstehen. Danach würden dieselben Traumatisierungen zu anderen Trauma-Folgestörungen führen. Ist ein Mensch einmal viele, können auch zu einem späteren Zeitpunkt weiterhin neue Innenpersonen hinzukommen. Diese tauchen jedoch niemals ohne Grund auf, sondern haben immer die Funktion, das Gesamtsystem in einer bestimmten Situation zu stützen und zu schützen.

### 11. Könnt ihr wieder eins werden?

Wir waren nie eins. Wir haben allerdings schon erlebt, dass einzelne Personen miteinander verschmelzen. Das passierte, ohne dass wir gezielt darauf hinarbeiteten. Demnach ist es prinzipiell möglich, als DIS-System zu einer Gesamtpersönlichkeit zu werden. Bei einer so hohen Anzahl an Persönlichkeiten wie in unserem Fall halten wir die Lebenszeit eines Menschen jedoch schlichtweg für nicht ausreichend.

In einer einzigen Person muss auch all das integriert werden, was das System insgesamt an traumatischer Erinnerung trägt. Wir arbeiten zwar an einem größeren Bewusstsein füreinander, doch können wir uns nicht vorstellen, alles als Einzelperson zu tragen, zumal die Psyche schon ganz früh entschied, dass diese Bündelung nicht aushaltbar ist.

### 12. Gibt es auch Personen, die sich nicht mögen?

Wir sind froh, dass es Personen gibt, die sich in Ordnung finden. Insgesamt arbeiten mehr von uns gegeneinander als miteinander. Die meisten führen ihre Handlungen im Inneren so aus, wie sie es lernten. Das, was wir als ihre eigene Meinung interpretieren, ist also eher von außen konditioniert. Dass wir ein eigenes Empfinden – auch anderen Innenpersonen gegenüber – haben dürfen, muss jede*r Einzelne von uns erst lernen. Nichtsdestoweniger gibt es Personen, die sich näherstehen als andere.

### 13. Habt ihr unterschiedliche Fähigkeiten und Interessen?

Wir unterscheiden uns in unserem Alter, unserer Erinnerung, unseren Meinungen und auch unseren Fähigkeiten und Interessen so wie alle Menschen (nur tun wir es innerhalb eines einzigen Systems). Es gibt Fähigkeiten, auf die mehrere (nicht alle) von uns Zugriff haben, wie beispielsweise das Laufen oder Sprechen, sodass es nicht von jedem erneut gelernt werden muss.

### 14. Könnt ihr überhaupt Freundschaften und Beziehungen führen?

Unsere Herzensmenschen sind mit uns als gesamtes System befreundet. Es ist ganz normal, dass man nicht planen kann, wer von uns bei einem Treffen vorne sein wird. Uns gibt es eben nicht allein. Wir beobachten aber schon, dass in der Anwesenheit mancher Freunde ganz andere Innenpersonen im Körper sind als bei anderen.

So ist es auch in der Beziehung zu unserer Frau Meike. Sie ist zwar nur mit einer Person von uns in einer Liebesbeziehung, doch auch wir anderen haben teilweise eine tiefe Verbindung mit ihr. Sie kennt bei Weitem nicht alle von uns, doch die, die regelmäßig da sind, kann sie gut auseinanderhalten.

### 15. Merkt euer Hund einen Wechsel und wie geht er damit um?

Unser Hund Rufi kennt nicht alle von uns, merkt aber sofort, wenn ein Wechsel zu einer anderen Person stattfindet. In Anwesenheit der kleinen Kinder unseres Systems ist er umgehend ruhig und verschmust, bei Erwachsenen testet er gerne seine Grenzen und bei anderen weiß er genau, dass er sich das sparen kann. Tessa muss nur ein Wort sagen und er kommt zum Kuscheln angerannt.

### 16. Wie ist das Buch entstanden – wurden Personen absichtlich nach vorne getriggert?

Wir können Wechsel nicht kontrollieren, nur provozieren, aber das tun wir nur in Ausnahmefällen. Für dieses Buch haben wir uns vorab eine ausführliche Gliederung erstellt mit allen Fragen, die wir thematisieren wollen. War gerade eine Person vorne, die beim Prozess mitwirken wollte, konnte sie auf diese Fragen zugreifen und ihre Abschnitte an der entsprechenden Stelle im Dokument ergänzen. *Eine Bonnie kommt niemals allein* entstand also nicht in chronologischer Reihenfolge, sondern wie ein Puzzle, das sich nach und nach zu einem Gesamtwerk verdichtete.

# Personenverzeichnis: Die Bonnies im Buch

**46** – älter als der Körper, Aufgabe: Koordination im Innen, heute im Alltag

**Alice** – erwachsen, hatte früher nur Trauma-Erfahrung, heute im Alltag

**Ami** – Alltagsperson, vor der Diagnose kein Wissen über Traumata

**Anja** – erwachsen, hat Trauma-Erinnerung, kaum im Alltag

**Delia** – erwachsen, kennt nur eigene Traumata, auch viel im Alltag

**Emely** – ca. 4 Jahre, einsam, im Innen eingesperrt

**Fabian** – 15 Jahre, hat Trauma-Erinnerung, kann nicht sprechen

**Fiona** – erwachsen, schaffte Bewusstsein für Traumata auch in der Außenwelt, heute auch im Alltag

**Ilke** – 13 Jahre, hat Trauma-Erinnerung, kennt den Alltag kaum

**Isa** – erwachsen, Alltagsperson, Bewusstsein für emotionalen Schmerz

**Kalma** – ca. 14 Jahre, kann andere Innenpersonen »schlafen legen«

**Loki** – ca. 12 Jahre, leugnet das Viele-Sein

**Mara** – ca. 13 Jahre, verwaltet einen Teil unserer Erinnerungen und kann verhindern, dass Innenpersonen Zugang dazu haben

**Marvin** – ca. 13 Jahre, ist kaum im Alltag und sollte die Therapie verhindern

**Mia** – 7 Jahre, Alltagskind

**Romy** – erwachsen, hat Trauma-Erinnerung, starker Schwindel bei kurzen »Besuchen« in der Außenwelt

**Sophie** – erwachsen, funktioniert und hält die Fassade nach außen aufrecht, fungiert als Sprachrohr anderer Innenpersonen, die sie selbst aber nicht kontaktieren kann

**Tessa** – 10 Jahre, hat Trauma-Erinnerung, heute viel im Alltag

**Veda** – erwachsen, »verwaltet« das Wissen im Innen, ist nicht im Alltag

**Vincent** – ca. 15 Jahre, hält sich für mächtig, täternahe Gedanken

*Die hier aufgelisteten Personen sind ausschließlich die, die an diesem Buch mitwirkten, und spiegeln nicht das gesamte System wider.*

# Begrifflichkeiten

**Alltagsperson** – meist ohne Erinnerung an Traumata und ausschließlich für das Aufrechterhalten des Alltags zuständig; im Therapieprozess wächst ihr Bewusstsein für erlebte Traumata

**Außenperson** – diejenige Person, die jeweils aktuell vorne im System ist und direkt mit der Außenwelt interagiert

**Amnesie** – Erinnerungslücke; teilweise oder vollständige Unfähigkeit, sich an vergangene Ereignisse zu erinnern oder neue Erinnerungen nach einem ursächlichen Erlebnis zu speichern

**Autoaggression** – selbstverletzendes Verhalten oft als Reaktion auf erlebte Traumata

**Co-Bewusstsein** – der »Beifahrersitz« der Person, die gerade am Steuer ist (begrenzter Handlungseinfluss und Bewusstsein für das Geschehen, ohne selbst vorne zu sein)

**Dissoziieren** – teilweises bis vollständiges Auseinanderfallen von psychischen Funktionen, die normalerweise zusammenhängen

**DIS** – Dissoziative Identitätsstruktur (früher: multiple Persönlichkeit)

**DIS-System** – alle Innenpersonen eines Menschen mit DIS als Gesamtes

**Ego States** – verschiedene Ich-Zustände und Persönlichkeitsanteile, über die jeder Mensch verfügt

**Flashback** – die betroffene Person erfährt ein intensives Wiedererleben eines vergangenen Ereignisses oder Gefühls, das so stark sein kann, dass sie es nicht als Erinnerung an Vergangenes, sondern als aktuelles Ereignis erlebt

**Inneres Kind** – psychologisches Modell zur Betrachtung innerer Erlebniswelten; bezeichnet die im Gehirn gespeicherten Gefühle, Erinnerungen und Erfahrungen aus der Kindheit

**Innenperson** – eine Persönlichkeit von vielen in einem DIS-System

**Konfrontationstherapie** – Therapie zur Behandlung von vor allem Angststörungen; Patientinnen und Patienten werden mit objektiv sicheren Situationen, die bei ihnen aber subjektiv empfundene Angst auslösen, konfrontiert, bis das Unbehagen abnimmt

**Partielle DIS** – eine Innenperson ist dominant und agiert hauptsächlich im Alltag; es kommt bei dieser Form daher auch kaum zu Erinnerungslücken

**Täternahe Innenpersonen** – unser Begriff für diejenigen Personen in unserem System, die Gedanken- und Verhaltensmuster von Täterinnen und Tätern übernahmen

**Trigger** – in Psychologie und Psychiatrie ein Schlüsselreiz, der heftige psychische Reaktionen wie Erinnerungen an ein erlebtes Trauma oder einen Flashback auslösen kann

**Vorne** – am Steuer in der Kontrolle über unseren Körper